世界中医药学会联合会儒医文化研究专业委员会　推荐作品

当代中医古籍校订系列

外科正宗考訂

陈实功·原撰

徐慎庠·考订

中国科学技术出版社

·北京·

图书在版编目（CIP）数据

外科正宗考订 / 陈实功原撰；徐慎庠考订 . -- 北京：中国科学技术出版社，2023.6（2023.9 重印）

ISBN 978-7-5236-0082-5

Ⅰ.①外⋯　Ⅱ.①陈⋯　②徐⋯　Ⅲ.①中医外科学 – 中国 – 明代　Ⅳ.① R26

中国国家版本馆 CIP 数据核字（2023）第 037658 号

外科正宗考订　WAIKE ZHENGZONG KAODING

策划编辑	卢紫晔
责任编辑	符晓静
正文设计	中文天地
封面设计	泽匠创意
责任校对	吕传新
责任印制	徐　飞

出　版	中国科学技术出版社
发　行	中国科学技术出版社有限公司发行部
地　址	北京市海淀区中关村南大街16号
邮　编	100081
发行电话	010-62173865
传　真	010-62173081
网　址	http://www.cspbooks.com.cn

开　本	710mm×1000mm　1/16
字　数	425千字
印　张	20.5
插　页	8
版　次	2023年6月第1版
印　次	2023年9月第2次印刷
印　刷	北京博海升彩色印刷有限公司
书　号	ISBN 978-7-5236-0082-5 / R·3046
定　价	128.00元

（凡购买本社图书，如有缺页、倒页、脱页者，本社发行部负责调换）

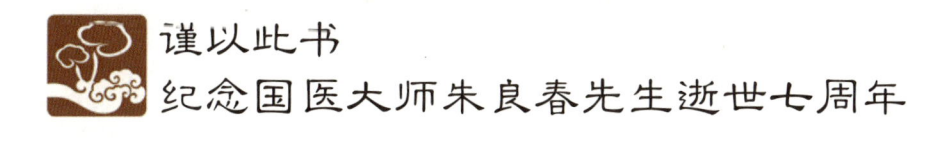

谨以此书
纪念国医大师朱良春先生逝世七周年

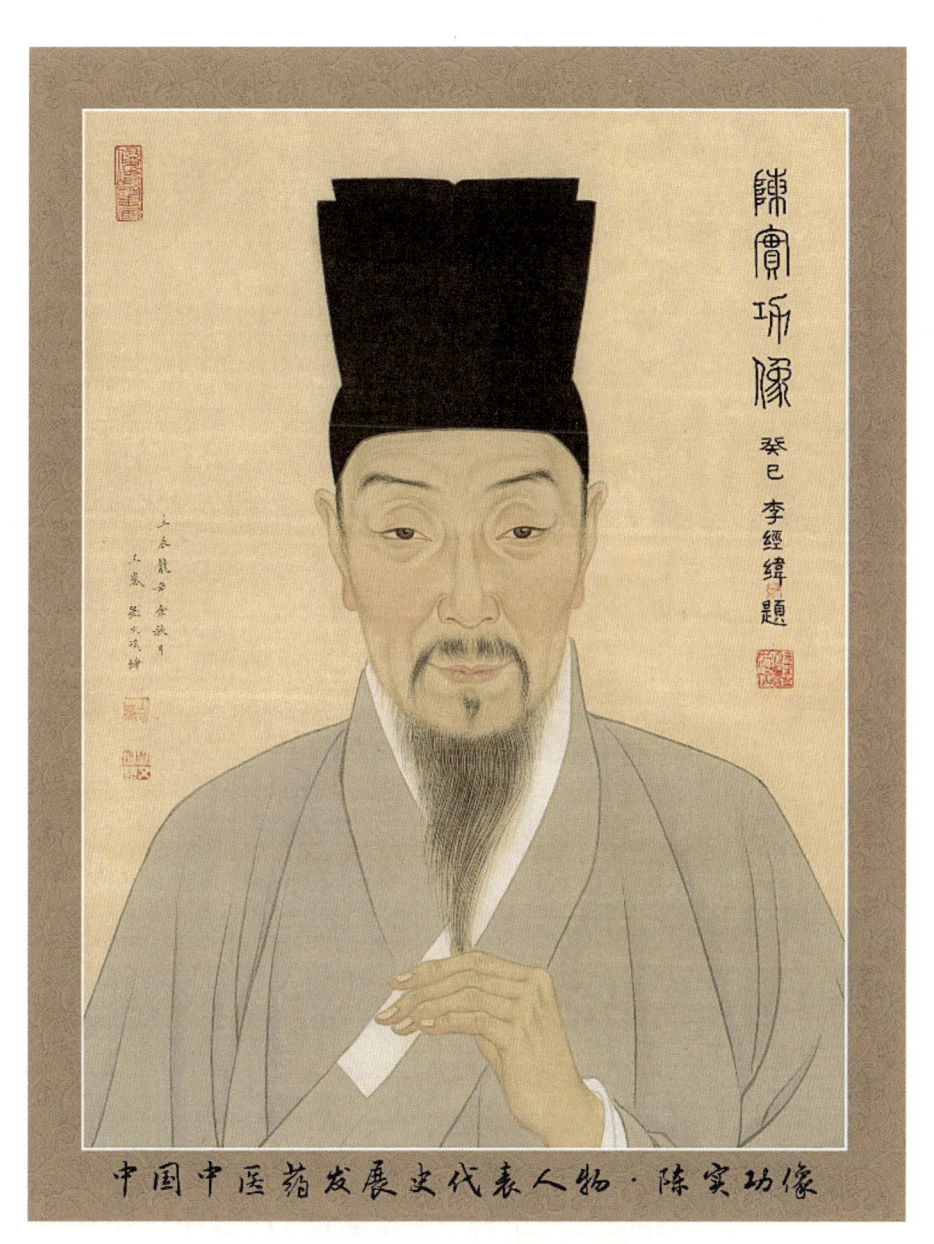

明代著名中医外科学家陈实功画像

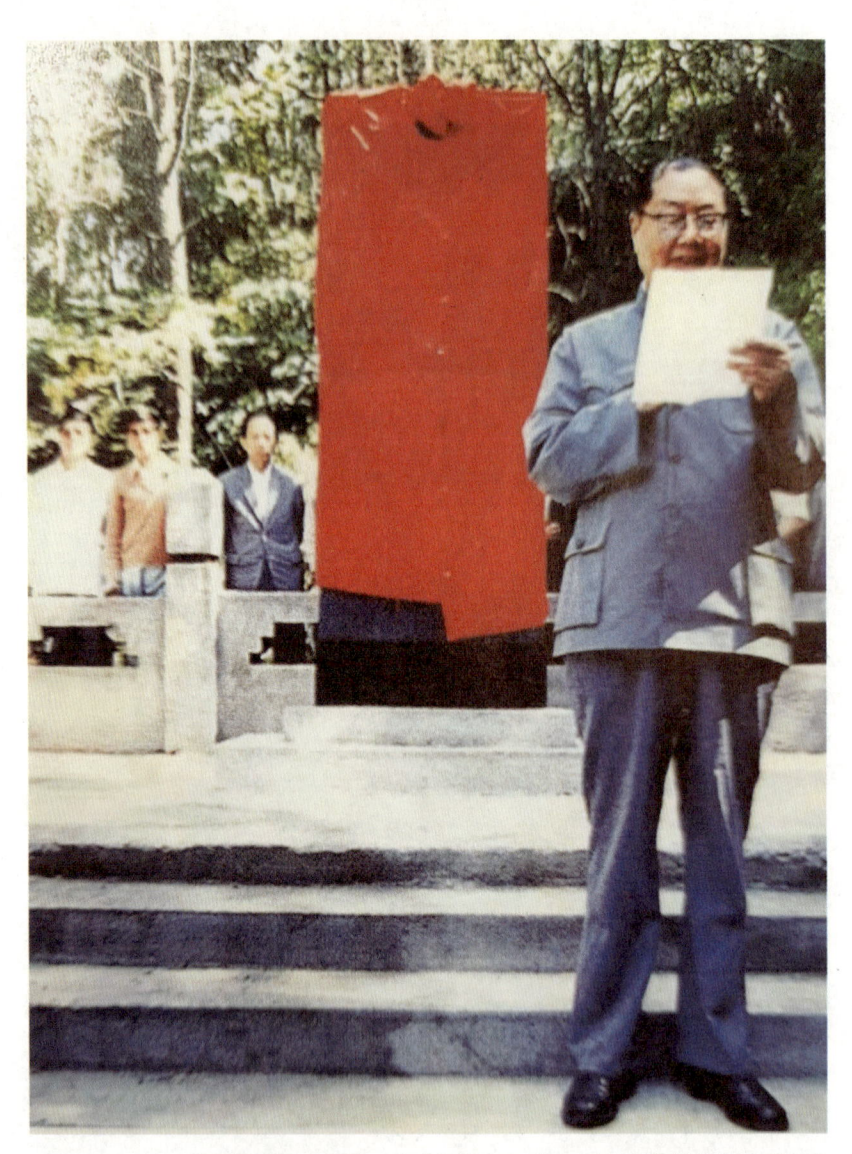

1986年10月，在南通市振兴中医工作会议期间，朱良春主持陈实功先生纪念碑落成仪式，并在揭碑前宣读碑文

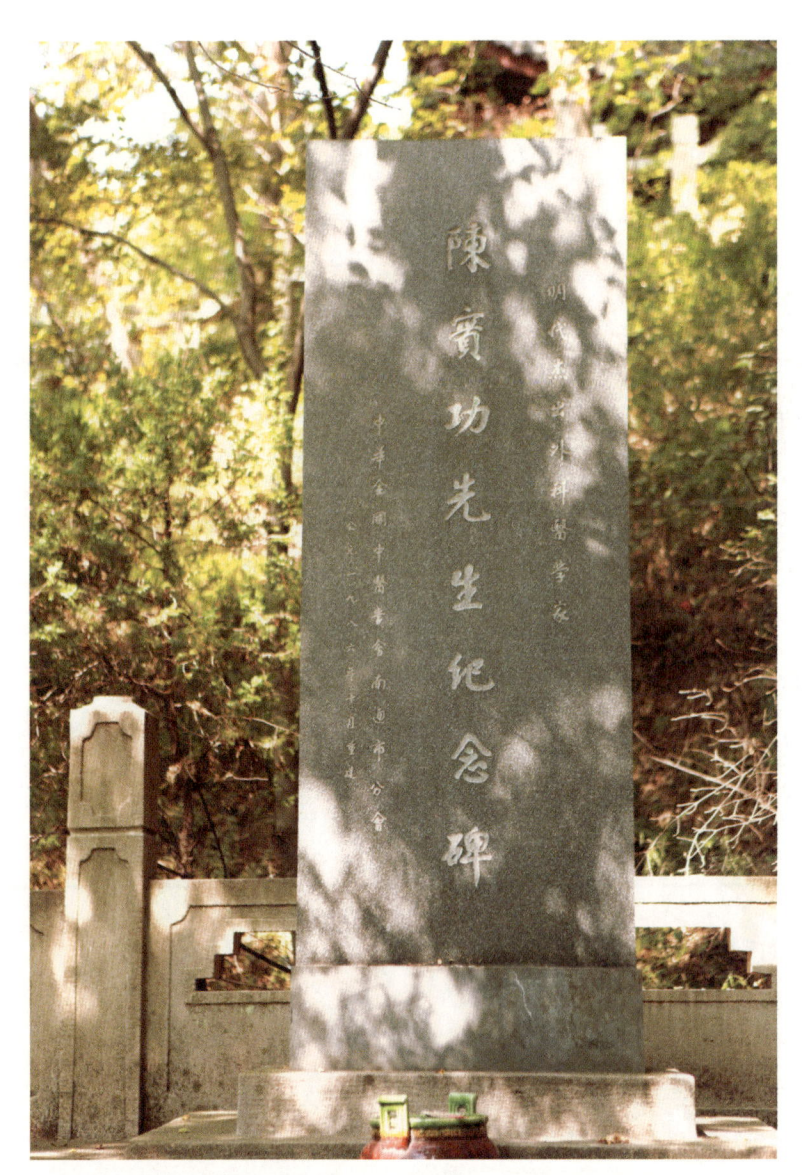

陈实功纪念石碑近景（坐落于南通剑山西北麓半山腰）

陈实功先生　字毓仁　号若虚　南通人　生于明嘉靖三十四年　卒于明崇祯九年　享年八十有二　先生精研岐黄　学识渊博　尤擅外科　善施刀圭　发明器械　医术精湛　为我国杰出外科医学家　著有《外科正宗》四卷　创外症必根于内之说　立消托补三法　倡开户逐贼　使毒外出为第一　列症详尽　论治精辟　集外科之大成　为后世外科医者所宗　清康熙四十四年传至日本　蜚声寰宇　先生医德高尚　谦恭豁达　手订五戒十要　为医家轨范　臻美备焉　海外誉为最早之医德法典　先生宅心仁厚　博施济众　贫病施诊畀药　修山路　筑桥梁　建药王庙　奉祀先贤　世人称颂　其医术医德医风堪为百世典范

　　今值先生三百五十周年祭　勒石远擒　庶几后学　是则是效

朱良春、曹从坡等文
吴沐初书

陈实功先生纪念碑全文

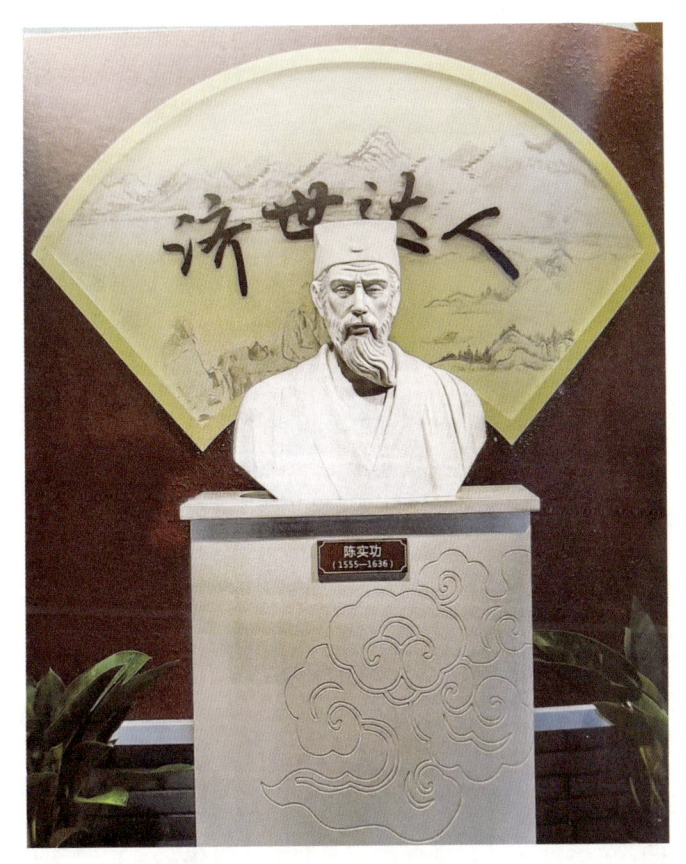

2016年5月18日，南通中医药文化博物馆成立，正式免费对外开放。陈实功先生事迹列为首展。图为博物馆的陈实功先生半身塑像

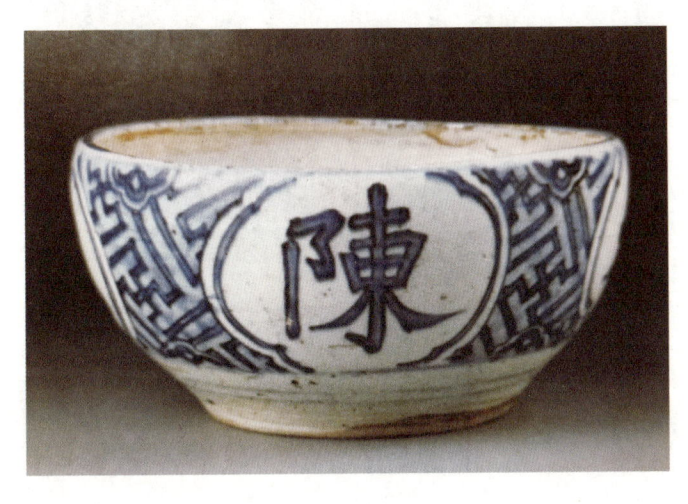

陈实功先生曾经专用的青花瓷乳钵，现为南通博物苑馆藏国家一级文物

明天启元年（1621年），陈实功先生捐款，将年久失修的南濠河木结构吊桥改筑石桥，南通人称"纪功桥"，以资怀念陈公之盛德。又因石条超长，俗称"长桥"。陈实功塑像初立于桥的西北堍

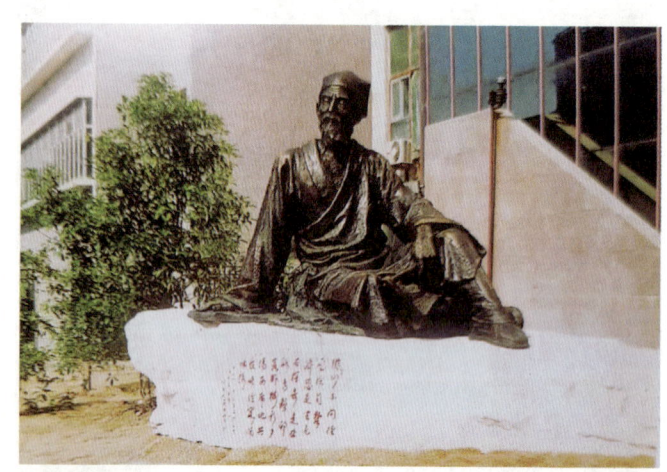

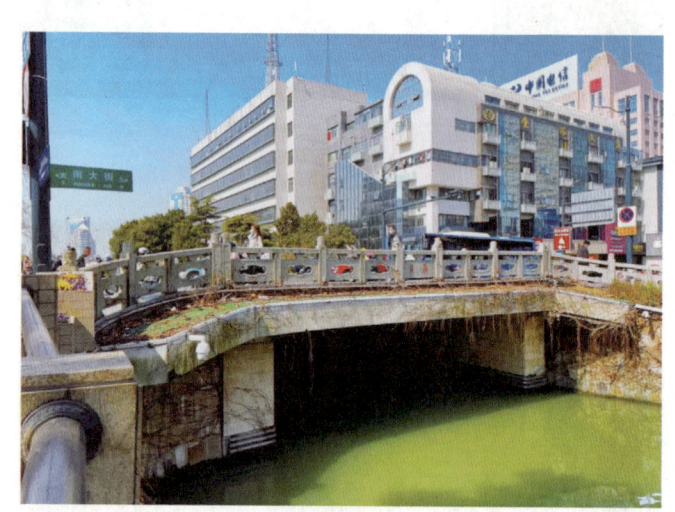

几经修葺后，现在的长桥

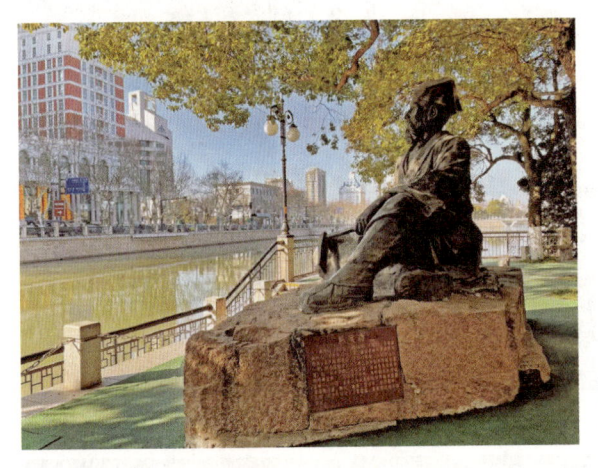

陈实功先生的塑像搬迁至南濠河沿，其地与陈实功先生曾经的故居相邻

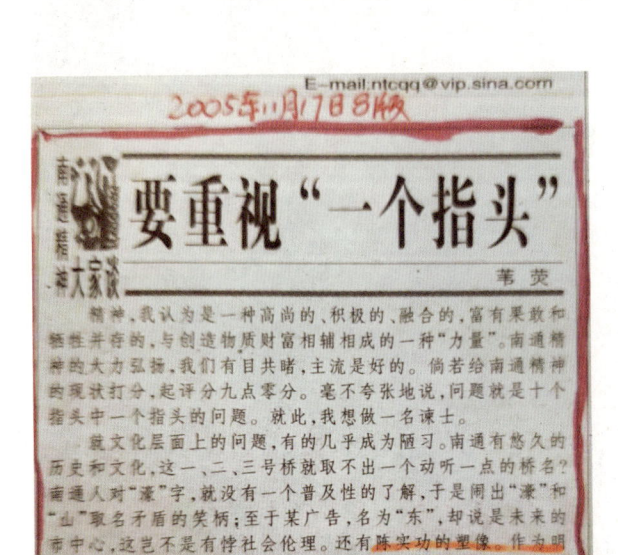

考订者用笔名"苇荧"于2005年11月17日，在《南通广播电视》报"南通精神大家谈"专栏，刊载《要重视'一个指头'》的短文。市有关部门对此建议相当重视，及时将塑像搬迁，并在座像基石加刻《陈实功》塑像记

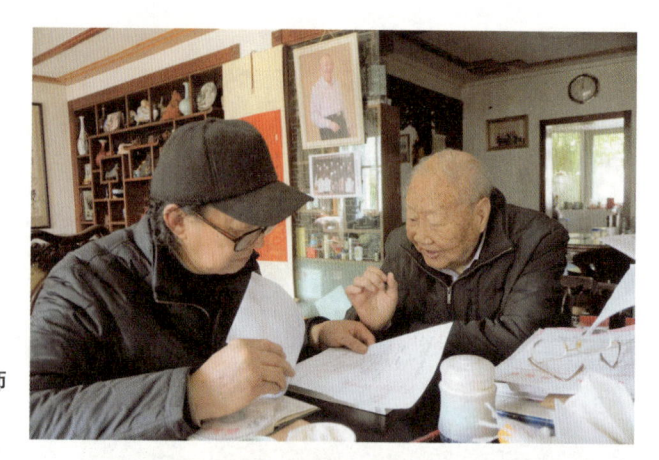

弟子徐慎庠认真聆听朱良春老师教诲

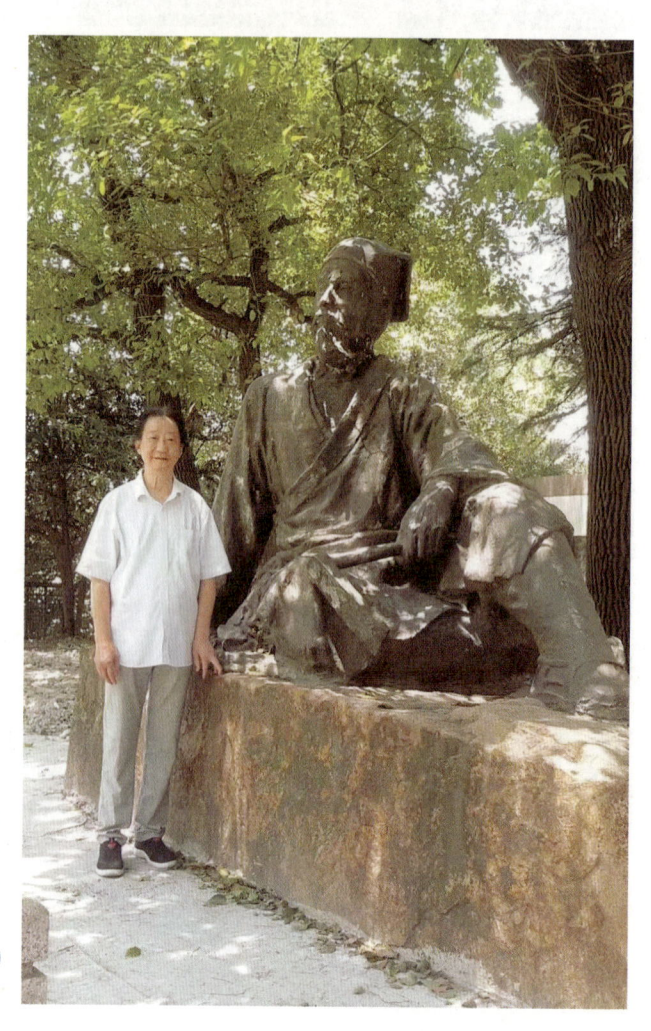

2019年7月29日，考订者陪同四川成都大诚中医诊所的朋友踏访先贤陈实功遗迹，其后考订者在陈实功先生座像前留影
（蔡其龙　摄）

序

中国医学之外科学，发展到明代，达到了令人十分赞赏的高度，其时外科名医辈出，学术争鸣也形成了很好的局面，东海（今江苏南通）陈实功头属其传承者杰出代表。

实功从少年学医到中老年，孜孜不倦。他一面接受长辈文学家李攀龙指教，一面恭身临床实践，不断丰富自己的外科医疗技术经验，四十余年如一日，从理论到实践，由实践到理论，反复钻研，不断切磋，终于实现了自己的夙愿。晚年，他颇多感慨地回顾了自己的一生，"余少日即精此业，内主以活人心，而外悉诸刀圭之法，历四十余年，心习方，目习症，或常或异，辄应手而愈""既念余不过方技中人一耳，此业终吾之身……可不一广其传，而仅韬之肘后乎？于是贾其余力，合外科诸证，分门逐类，统以论，系以歌，殿以法""名曰外科正宗"。

《外科正宗》实明代外科诸家外科著作之佼佼者，影响中医外科学之发展十分卓著，虽有清代王洪绪之批评，实难撼动其光辉之形象。

《外科正宗》自明万历四十五年（1617）首刻本以来，历年翻刻印本达20余种，清代医学家《重订外科正宗》多达24种，《（徐评）外科正宗》也多达25种，总计恐有近百种者流行之广，可知影响之大。

徐慎庠同志是朱良春教授的早年弟子。毕业后因故未能从医，但他坚持研读医史文化，终在退休以后重回朱良春老师身边，并且有所著述。2010年6月，他曾为吴江宗祖徐灵胎头像一事与我联系，因《中医史》彩图附页上有载，经我同意作为《学医随笔》有关文章的配图。2018年2月初，他寄来一信，顺附《外科正宗考订》前言初稿见示。整理并考订明陈实功《外科正宗》曾得朱良春先生嘉许，与朱老倡导的"博极医源，精勤不倦"相契合。

江苏南通明代著名外科学家陈实功，身处"鱼盐之地"，环境卫生欠佳，痈疽疮疡、瘰疬时毒、肺痈流注、肠痈骨疽、脏毒下疳、结毒悬痈、疔疮梅疮等大症，尤以百余种杂疮毒微至疥癣肆虐,"如不得其方,肤俞之疾亦膏肓之莫救矣"。陈实功少年时代刻苦研习经典,继承家传的经验良方,在临床实践中又不断创制新方新技,用亲身实践印证"外之证则必根于其内",强调"开户逐贼",使毒外出,在外科手术上饶有建树,如脱疽截趾术、鼻息肉摘除术、咽喉异物剔除术、骨结核死骨剔除术,以及食管、气管吻合术,下颌骨脱臼整复手法,这在中医外科史上颇具时代特色,也为世所公认。有如"开割铍针喉针形",在详细叙述铍针制作工艺后,补充描述用于刺血排脓治疗咽喉脓肿,可证其专制铍针,匠心独具,医术精湛。

江苏南通濒江临海,得天时地利人和,有"崇川福地"之称,明季陈氏外科蜚声大江南北。朱良春先生精研岐黄,对这位杰出的明代外科医家情有独钟,曾于1986年经南通市中医学会发起,与另外两位主任中医师考察南通风景游览胜地,选定剑山的西北麓,传说中陈实功炼制外科丹药之处,立"明代杰出外科医学家陈实功先生纪念碑",并撰写碑文。翌年6月9日,朱良春主持陈实功先生纪念碑落成仪式,并在揭碑前宣读碑文。1988年1月,《新中医杂志》载《陈实功先生的生平及其〈外科正宗〉》一文以志纪念。2015年5月,朱良春先生年届98岁,邀约早年弟子徐慎庠协助整理撰写《〈外科正宗〉超凡发明,五戒十要传遍寰宇——纪念陈实功先生诞辰460周年》,并编入《国医大师朱良春全集·杏林贤达卷》。弟子徐慎庠向老师汇报阅读和整理心得,认为对《外科正宗》原著版本有进一步发掘和深入研究的空间,朱良春也认为当今中医外科如若像陈氏那样为患者所信任和崇拜,也亟须让陈实功《外科正宗》得到继承和发扬,他支持爱徒徐慎庠的动议和想法。

《外科正宗》的版本,初刻于万历四十五年(1617),因狼山副总兵王扬德得到陈氏送给他一册《外科正宗》后,"弗敢私,即参订而付之梓"(明·邵潜《州乘资》卷四),即崇祯四年(1631)经过增删修改的重刻本。可以佐证的是陈氏在"保安万灵丹"下有"此方原载于诸风瘫痪门"句,"诸风瘫痪"乃内科病证,应予删改,亦可见陈氏有内科诊籍的记录。

徐慎庠同志考订《外科正宗》已经四校,部分内容做数次校勘并另做笔记以便校阅,自订编写说明,除标明陈氏"原创"方剂外,按次编以顺序号,用"注释"说明方剂"源自"和"抄自"的传承关系。还按书中涉及的外科病名、病症名作[考订者按],方便阅读,乃是著书的一种善举。

陈氏立论"外之证必根于内",在《痈疽原委论第一》即开宗明义地讲述清楚,"痈者壅也,为阳,属六腑毒腾于外……""疽者沮也,为阴,属五脏毒攻于内……"在具体外科病证和病症中都加以阐述并有临床验证。就"痈""疽"之名,出《灵枢·痈疽》始有内痈、外痈,及有头疽、无头疽之分。临诊体验《外科正宗》学派确有鲜明的特点。陈氏著述还有一个较为突出的地方，即偶尔夹杂了南通方言俚语。徐慎庠是南通人，有功夫详释解读。《外科正宗》原著正版继后有张鹭翼《重订外科正宗》，及徐灵胎《徐评外科正宗》，今又有徐慎庠《外科正宗考订》或为继后成书一家之言，为读者研读之参考。应约特为之序。

李经纬

2019 年 5 月 15 日

自序

　　历下[1]李沧溟[2]先生尝谓："医之别内外也，治外较难于治内。"何者？内之证或不及其外，外之症则必根于其内也。此而不得其方，肤俞之疾亦膏肓之莫救矣。乃今古治外者岂少良法神术哉！或缘禁忌而秘于传，或又蹈袭久而传之讹，即无所讹，而其法术未该其全，百千万症，局于数方，以之疗常症，且不免束手，设以异症当之，则病者其何冀焉？余少日即研精此业，内主以活人心，而外悉诸刀圭之法，历四十余年，心习方，目习症，或常或异，辄应手而愈。虽徼[3]及岐黄之灵，肉骨而生死，不无小补于人间，自叩之灵台[4]，则其思虑垂竭矣。既念余不过方技中一人耳，此业终吾之身，施亦有限，人之好善，谁不如我，可不一广其传，而仅韬之肘后乎？于是贾其余力，合外科诸证，分门逐类，统以论，系以歌，殿[5]以法，则微至疥癣，亦所不遗。而论之下从以注，见阴阳虚实之原委也；方之下括以四语，见君臣佐使之调停也；图形之后，又缀以疮名十律，见病不可猜、药石之不可乱投也。他若针灸、若炮炼、若五戒十要、造孽报病之说，不啻详哉其言之也，余心其益燠[6]矣。集既成，付之梓，名曰《外科正宗》。既而揽镜自照，须鬓已白，历下所云治外较难于治内，庶几识余之苦心哉。里中顾比部[7]诸君似亦嘉余之有禆于世，各褒以言而弁其端。余则惶悚逊谢曰："韩伯休[8]名根未划[9]耶？"第诸君且褒余，余敢不益广诸君意，谨唯命，而以是公之养生家前。

　　　　　　　万历丁巳之秋，七月既望[10]　东海陈实功谨识

注释：

［1］历下：古邑名。春秋战国时齐地，在山东济南市西，因南对历山，城在山下故称"历下"。

［2］李沧溟：即李攀龙（1514—1570），字于麟，号沧溟，山东历城人。明嘉靖二十三年（1544）甲辰科三甲214名进士。官至河南按察使。诗以声调胜，与王世贞同为"后七子"首领，著有《沧溟集》。

［3］徼：(yāo 腰) 通"邀"。求取。

［4］灵台：此处指"心"。与"灵明""灵府"同。

［5］斅：(xiào)通"效"。效法。

［6］爇：(hàn汉)燃烧。

［7］顾比部：比部，明清指刑部司官的一般称呼。南通州顾家为官的住城中柳家巷，故称"里中"，姓顾刑部为官的暂无考。

［8］韩伯休：即韩康，字伯休，一名恬休，东汉京兆霸陵（今陕西西安东北）人。山中采药，到长安市上出售，三十余年口不二价。

［9］刬：(chǎn)通"铲"，铲除。

［10］既望：夏历每月十五日为望，十六日为既望。万历丁巳（明万历四十五年）。著者自序的落款时间为明万历四十五年七月十六日（公元1617年8月16日）。

编写说明

一、本书采用人民卫生出版社 1964 年 11 月第 1 版（1973 年 6 月第 2 次印刷）之《外科正宗》为底本。据《出版说明》"是以明崇祯四年辛未（1631）刻本为蓝本，并以明万历四十五年丁巳（1617）刻本以及其他刻本等为校本，对原书做了一些必要的校雠"。本书考订时，对所发现的错字、误衍及异体字都加以订正。

二、本书着重对原书的方剂，包括其应用都进行稽考和研求。尊重原著，按顺序编号，同名的方剂，其内容不同，亦加（一）、（二）编次。凡属陈氏原创，则在方名后标明［原创］；凡属引用前人以及古籍方剂的，均在方剂后以［注释］说明，用"源自""抄自"等做必要的说明。

三、原书仅在"第十七方回阳三建汤"有"愚按"。其实，正如陈氏《外科正宗自序》中说得明白："论之下从以注，见阴阳虚实之原委也。"确是见诸文字，但未专门用"按语"标明。为此，本书遵原著者论断文章标明［按语］。

［注释］对非陈氏原创方剂使用说明。

注①②……是考订时对原文修改的简介。

［考订者按］是对原著做了具体有益的补充。

四、原书许多章节内容大段叙述，考校时按文理分段，或另附为按语。

五、本书《治病则例歌》及其他诊例叙述中，有应用方剂，但未加详述，今根据原著"补遗方第一百五十七"意添加。

六、经云："临病人，决死生。"陈实功先生做到了，也是其治验特色。本书附录索引，方便读者查阅。

目 录
CONTENTS

编写说明 ……………………………… 1

【卷之一】 痈疽门 …………………… 001
痈疽原委论第一 ……………………… 001
痈疽治法总论第二 …………………… 005
痈疽阳证歌第三 ……………………… 014
痈疽阴证歌第四 ……………………… 015
痈疽半阴半阳证歌第五 ……………… 015
痈疽五善歌第六 ……………………… 015
痈疽七恶歌第七 ……………………… 016
治病则例歌第八 ……………………… 016
痈疽灸法并禁灸疮穴第九 …………… 017
论病生死法第十 ……………………… 018
察形色顺逆第十一 …………………… 018
病有三因受病主治不同论第十二 …… 019
调理须知第十三 ……………………… 019
杂忌须知第十四 ……………………… 020
痈疽图形第十五 ……………………… 049

【卷之二】 上部疽毒门 ……………… 060
脑疽论第十六 ………………………… 060

疔疮论第十七 ………………………… 067
脱疽论第十八 ………………………… 078
瘰疬论第十九 ………………………… 083
鬓疽论第二十 ………………………… 094
咽喉论第二十一 ……………………… 098
时毒论第二十二 ……………………… 105
瘿瘤论第二十三 ……………………… 110
肺痈论第二十四 ……………………… 116

【卷之三】 下部痈毒门 ……………… 124
流注论第二十五 ……………………… 124
乳痈论第二十六（附：乳岩）……… 130
附骨疽第二十七（附：鹤膝风）…… 136
肠痈论第二十八 ……………………… 146
脏毒论第二十九 ……………………… 150
痔疮论第三十 ………………………… 153
下疳论第三十一 ……………………… 162
鱼口便毒论第三十二 ………………… 167
囊痈论第三十三 ……………………… 170
悬痈论第三十四 ……………………… 174
臀痈论第三十五 ……………………… 176

001

杨梅疮论第三十六………………179
　　结毒论第三十七…………………183
　　多骨疽论第三十八………………189

【卷之四】　杂疮毒门…………192

　　阴疮论第三十九…………………192
　　伤寒发颐第四十…………………195
　　痦发第四十一……………………196
　　瘰疬第四十二……………………196
　　小腹痈第四十三…………………197
　　鹳口疽第四十四…………………197
　　龙泉疽　虎须毒第四十五………198
　　石榴疽第四十六…………………199
　　穿踝疽第四十七…………………199
　　大麻风第四十八…………………200
　　翻花疮第四十九…………………202
　　腋痈第五十………………………202
　　胁痈第五十一……………………203
　　鼻痔第五十二……………………203
　　骨槽风第五十三…………………204
　　紫白癜风第五十四………………205
　　齿病第五十五……………………207
　　脑漏第五十六……………………209
　　破伤风第五十七…………………210
　　跌仆第五十八……………………211
　　金疮第五十九……………………213
　　杖疮第六十………………………214
　　汤泼火烧第六十一………………215
　　甲疽第六十二……………………216
　　茧唇第六十三……………………216
　　痣癜第六十四……………………217
　　天蛇毒第六十五…………………218
　　头痛第六十六……………………219

　　合谷毒第六十七…………………220
　　鼻出血第六十八…………………220
　　牙缝出血第六十九………………221
　　血箭　血痣第七十………………222
　　鹅掌风第七十一…………………222
　　肾囊风第七十二…………………223
　　疥疮论第七十三…………………224
　　臁疮论第七十四…………………226
　　血风疮第七十五…………………228
　　顽癣第七十六……………………228
　　脓窠疮第七十七…………………230
　　冻风第七十八……………………231
　　火丹第七十九……………………232
　　天泡第八十………………………233
　　肺风　粉刺　酒齇鼻第八十一…234
　　雀斑第八十二……………………235
　　油风第八十三……………………236
　　白屑风第八十四…………………236
　　耳病第八十五……………………237
　　漆疮第八十六……………………238
　　竹木刺第八十七…………………239
　　痤痱疮第八十八…………………239
　　痄腮第八十九……………………240
　　痰包第九十………………………240
　　癜风第九十一……………………241
　　湿肿第九十二……………………241
　　咬伤第九十三……………………242
　　疯犬伤第九十四…………………243
　　女人面生䵟黑斑第九十五………244
　　钮扣风第九十六…………………244
　　枯筋箭第九十七…………………244
　　妇人脚丫作痒第九十八…………245
　　手足破裂第九十九………………245

眼丹第一百 ……………… 246	落下颏拿法第一百三十一 ……… 265
黑子第一百一 ……………… 246	救自刎断喉法第一百三十二 …… 266
眼胞菌毒第一百二 ……… 246	阴毒第一百三十三 ……………… 266
体气第一百三 …………… 247	失荣症第一百三十四 …………… 267
白秃疮第一百四 ………… 248	试知百病死生法第一百三十五 … 268
奶癣第一百五 …………… 249	造孽报病说第一百三十六 ……… 269
蟮拱头第一百六 ………… 249	仙方活命饮今古不同论
小儿遗毒烂瘫第一百七 … 250	第一百三十七 ……………… 270
蝼蛄窜第一百八 ………… 251	拾遗症第一百三十八 …………… 270
小儿痘风疮第一百九 …… 251	唇风第一百三十九 ……………… 271
小儿赤游丹第一百十 …… 252	绷缚背疮第一百四十 …………… 272
走马疳第一百十一 ……… 254	痈疽内肉不合法第一百四十一 … 272
重舌第一百十二 ………… 255	炼玄明粉法第一百四十二 ……… 272
胎瘤第一百十三 ………… 256	人中黄　金汁制取
鹅口疮第一百十四 ……… 257	第一百四十三 ……………… 273
痘痈第一百十五 ………… 257	炼金顶砒法第一百四十四 ……… 273
痘疔第一百十六 ………… 258	炼消石法第一百四十五 ………… 273
黄水疮第一百十七 ……… 258	取蟾酥法第一百四十六 ………… 273
大人口破第一百十八 …… 259	制附子法第一百四十七 ………… 274
臭田螺第一百十九 ……… 260	升白灵药法第一百四十八 ……… 274
牛程蹇第一百二十 ……… 260	制寒食面法第一百四十九 ……… 274
蜣螂蛀第一百二十一 …… 261	逐日人神歌第一百五十 ………… 274
田螺疱第一百二十二 …… 261	十二时人神歌第一百五十一 …… 275
皱痛第一百二十三 ……… 261	尻神歌诀第一百五十二 ………… 275
阴虱疮第一百二十四 …… 262	制炒诸药第一百五十三 ………… 276
葡萄疫第一百二十五 …… 262	医家五戒第一百五十四 ………… 277
百虫入耳第一百二十六 … 263	医家十要第一百五十五 ………… 278
恶虫叮咬第一百二十七 … 263	开割铍针　喉针形
人面疮第一百二十八 …… 264	第一百五十六 ……………… 279
误吞针铁骨哽咽喉第一百二十九 … 264	补遗方第一百五十七 …………… 279
中砒毒第一百三十 ………265	

附录（一） 朱良春：陈实功先生的生平及其《外科正宗》……………… 285

附录（二） 陈实功先生研读古医籍及引用方剂一览 ……………… 289

附录（三） 陈实功先生临床治验

索引 …………………………………… 292

附录（四） 主要参考用书 ………… 299

附录（五） 方剂索引 ……………… 300

后记 …………………………………… 308

【卷之一】 痈疽门

痈疽原委论第一

痈疽发背为何生，好好身躯出此形

凡人处世而无疾病者，水升火降，精秘血盈也。养生篇曰："毋摇尔精，毋劳尔形，飯心静默，可以长生。"此皆远世俗、忘名利、无贪嗔、却疾病，此惟修身保命之士所能，今人岂能及哉！盖谓静则生水，动则生火；又水能生万物，火能克万物，故百病由火而生。火既生，七情六欲皆随应而入之；既入之后，百病发焉。发于内者，为风劳、蛊膈、痰喘、内伤；发于外者，成痈疽、发背、对口、疔疮，此皆言其大略也。

故成痈者壅也，为阳，属六腑毒腾于外，其发暴而所患浮浅，因病原禀于阳分中。盖阳气轻清浮而高起，故易肿、易脓、易腐、易敛，诚为不伤筋骨易治之症也。

疽者沮也，为阴，属五脏毒攻于内，其发缓而所患深沉，因病原禀于阴分中。盖阴血重浊性质多沉，故为伤筋蚀骨难治之症也。

凡年壮气血胜毒则顺，年老毒胜气血则险。治法载于第二论中，宜详观之。

痈疽

[考订者按] 痈疽，病名。出《灵枢·痈疽》。疮面浅而大者为痈，疮面深而恶者为疽。

发背

首见于《刘涓子鬼遗方》卷三。

内被七情干脏腑，忧愁思虑总关心

七情六欲者，盗人元气之贼也。人能疏于此者，无不多安多寿，人若亲于此者，无不有损有伤，但人能味之者鲜矣。盖情欲之动作，无所不好，无所不为，故喜伤心，怒伤肝，忧伤肺，思伤脾，悲伤于魂魄，恐伤肾，惊伤胆。此等七情，皆耗人一身元气之萌蘖也。至于六欲者，耳听声音，眼观物色，鼻闻香气，舌贪滋味，心帷大地，意幄万方，此等六欲，皆损人三世钟灵之真性也。又所以为苦、为疾、为夭、为疼，以及休废衰败，诸病诸疮，尽皆出于此等之情欲也。医者患者咸宜慎察之。

外又六淫伤气血，风寒暑湿火相临

六淫者，风、寒、暑、湿、燥、火是也。风为四时不正浩荡肃杀之气，发而最能中人；寒乃节候不调、疾风暴雨、冰雪严寒所伤，或口贪生冷之物；暑因亢阳酷日、烁火流金、湿热熏蒸而中；湿从坐卧久阴卑湿之地，或身骤临风雨潮气所侵；燥为阴虚内热，消铄津液，不能滋润脏腑，以致皮肤枯槁、便干为燥；火生于心绪烦扰、醇酒膏粱、房欲不闲所动。

此六淫者，皆从外而入之，体实之人遇而不中者有，体弱之人感而随发者多。又有感之不发，邪气客于脏腑、经络、关节之内，积袭日久，或待内伤，或因外感，邪气触而发之，既发之后，当参寒热温凉、邪正胜负而治之。

膏粱厚味多无忌，劳伤房欲致亏阴

膏粱者，醇酒肥鲜炙煿之物也。时人多以火炭烘熏，或以油酥燥煮，其味香燥甘甜，其性咸酸辛辣，又至于涂藏厚料，顿煮重汤，以取其爽口快心，不顾其消阴铄脏。又得于宠妾满前，精神飞旷，温床厚被，炉火围匡，每至于未饥先食，未冷先绵，快意从心，色力太过，稍有不及，便去兴阳，惟取快意于一时，不觉阴消于平日。况所生是疾者，不起于藜藿，尽属于膏粱，谁识膏粱味短不及藜藿味长，凡知命者，当远之避之，择而用之可也。

故将五脏多乖变，自然六腑不调匀

五脏属五行，金、木、水、火、土是也。常欲相顺相生，所得木生火，火生土，土生金，金生水，水生木。此五脏相合相生，理禀太和之气，其疾何以生焉。是为疾者，五脏必相反相克，所被木克土，土克水，水克火，火克金，金克木。此五脏相刑相克，理返互变之机，其疾再无不作者，所谓相生者昌，相克者亡。此诚为万物生克一定之理，岂止于疾病言哉！又谓五脏不和则六腑不通，六腑不通则九窍疲癃[①]，九窍疲癃则留结为痈。盖痈疽必出于脏腑乖变，开窍不得宣通而发也。治当寒邪而痛者，以温热散之；湿肿强痛者，渗而导之；燥搐挛痛者，滋而润之；泄而痛者温之，塞而痛者通之，虚而痛者补之，实而痛者泻之，阴阳不和者调燮之，经络秘涩者冲和之，脓胀而痛者开之，恶肉侵蚀者去之，劳而痛者逸之，损而痛者续之，此等皆为活法，

[①] 疲癃，衰颓老病也。《后汉书·殇帝记》："疲癃羸老，皆上其名。"

惟在用者详之。

发于心上多危险，五脏相干事可明

五脏者，心、肝、脾、肺四脏皆系于背，惟肾经一脏独居于下。虽居于下，其脏精华、津液、元气、元神尽行灌溉荣注于上，故四脏之火，皆赖一脏之水以济之，所谓五脏根本皆系于背，即此之意也。

凡发痈疽者，未有不先伤五脏而后发之，况背乃太阳膀胱、督脉所主，太阳者，六经之首领也；督脉者，十二经络之统脉也。所以疮生于背，毒犯于此，况心乃又属君主之位，岂容毒相犯之。凡发于此，故多成危险难治之症，医者不可不慎而察之。

心之以下多成顺，六腑之因亦许评

凡疮生于心之以下者，除肾俞一穴外皆为缓。六腑者，足阳明胃经、手太阳小肠经、足太阳膀胱经、手厥阴心包络经、手少阳三焦经、足少阳胆经，此六经，其名属腑，其形在下，其气主表，其病为痈。故疾发于五脏者为重，生于六腑者为轻，此为表里脏腑轻重之别也。

脾家积毒生肩脊

发生于肩下脊上者，乃因饮食膏粱积毒所致。发出高肿鲜明，根脚不过两肩者为顺。先宜解毒护心为主，次宜内托清心为要，间用蜡矾丸、护心散防毒攻心。如肿平坚硬，渐大渐开，攻注两肩胸项、肿而不定者危。

心经火毒对心临

对心发者，乃心火妄动热极而发之也。况心为主宰，周身蕴热流会于此，其结为患，又称"毒刬[1]君位"，最易伤人，刑截督经，害非轻浅。况此穴背脊多坑，固难起发，疮形落陷，肿不高尖，治当大降心火，急疏蕴热，顶用针通，随行拔法，务使毒气内外疏通，各从门出，庶不内攻，方为成守。保至十五日后，内无变症，得脓为解。如是期变症渐生，坚硬渐大不作脓者，死在二十二朝先后。但此症贵在乎早治，十中可保其三四也。

两肩左右双生发，肺肝积受不虚名

左搭属肝，右搭属肺，俱生于左、右肩骨移动之处为可治。古云：左搭串右，右搭串左，俱为难治。今治不然。余每医左、右相串者，未尝见其死，惟在治法得宜。

---

[1] 刬，此处读作 chǎn（忏），作"过错"解。"毒刬君位"，以及"刑截督经"，为陈氏临床体会。原文为"又称毒刬。君位最易伤人，"今改。

有此症者，先用保安万灵丹①发汗疏通内外，次以清肝解郁汤、柴胡清肝汤；气用四君子汤，血用四物汤，溃后八珍汤，俱兼六郁汤参而调治，诚为妥当。但此症原起于痰凝、气滞、火郁，气血不调所生。正谓郁者开之，滞者行之，如误用疮科解毒泄气，误补误攻之药，必致多危。

莲子蜂窠防毒陷

蜂窠、莲子二发，多生于背，与心相近，与脊中平，轻者形长高肿，或偏半背；重者形斜平塌，两胁俱伤，孔似蜂窠，突如莲子，疮形虽畏，常能多险。多生老弱不堪，反取常安常稳。大规只怕不纯阳，治法何妨疮势恶。护心护膜，丸丹须要调停；执药执方，活法在乎医意。机参总论，法决存亡。

腰间肾俞发难生

肾俞发者，生于两腰内肾陷肉之间，或正中亦发，凡生于此者，最为险候。盖内肾乃为性命根本，藏精、藏气、藏神，又谓受命先天，育女、育男、育寿，此等皆出于肾脏之一窍也。是为疾者，房劳过度，气竭精伤，欲火消阴，外阳煽惑，以致真水真阴从此而耗散，既散之后，其脏必虚，所以诸火诸邪乘虚而入，既入之后，浑结为疮。如本脏稍有真阴制火，疮形自可红活高肿为脓，治以人参养荣汤加山萸、五味子、黄柏、知母及加减八味丸以救其源也；若疮形色紫黑干枯、坚硬不作脓者，为真阴内败，再无可生之理，必死在十五日前后为期也。

督脉经虚从项发，俗名对口故相称

对口者，生于项后而对前口者是也，但有偏正之不同。发于正者，属督脉所主；发于偏者，乃太阳膀胱所司。二者皆起于湿热上攻凝结而成也。督脉者，发疮虽正而反为易治，因督脉起于下，而贯脊行于上，故毒气得之，反能冲突高肿，使邪毒不致下流低陷，乃为外发，故多易治。膀胱者，发疮虽偏，而每为难治，盖膀胱之脉起于巅顶，贯项两旁，顺下而行，乃与疮毒交会下流，故疮多平塌；又太阳膀胱主司寒水，其质多冷多沉，故疮于此多难起发，形色多难红活，坚硬难溃，又易流注，两肩、胸、项作肿，十五日外无脓者，必然变黑归阴，故多不治。俗呼以正为重，以偏为轻，此皆庸说，不得其消息故也。治以黄连消毒饮②主之，余皆降火、化痰、解毒、清心、托里为要也。

---

① 保安万灵丹，原书简称"万灵丹"，为方便阅读改为"保安万灵丹"全名。其后类同的简称方名亦改为全名。

② 经考，脑疽治验首例应为陈氏原创"黄连救苦汤"，其首用二服称"黄连消毒散"，乃"黄连救苦汤"之笔误。这里的"黄连消毒饮"，《外科理例》附方目录所载之名，而正文释为"黄连消毒散"，查"黄连消毒散"原为《东垣试效方》首创，读者可以辨识。

何期耳后多生发，天疽锐毒亦非轻

发生于耳后一寸三分致命之处，诚为险恶之候。又左为天疽，右为锐毒。天者妖变之物也，故属肝木；锐者锋利之器也，是属肺金。二者皆起于积想在心，谋虑不决，致火旺而又郁，郁而又旺以成此疾也。故形多坚硬，头多隐伏，未溃先黑，未脓先腐，臭秽易生，元气易败，常得此者，毒气多致不得外发，后必内攻而死。但此症者，初生起于隐微，令人多不知觉，及其知觉，毒已入内矣，如红活高肿，易脓易腐者无妨。

又有脱疽生手足，丹房补术孽根因

脱疽之发，脱者，落也；疽者，黑腐也。此毒皆起于丹石补药，房术秘法兴阳涩精，行幸不觉药性暴烈……恣情戏谑，毒积腑，真阴枯灼，积祸在身，经久必发，此是根因。多生手足，发在骨筋，初生如粟，色似枣形，渐开渐大，筋骨伶仃，乌乌黑黑，痛割伤心，残残败败，污气吞人，延至踝骨，性命将倾，此非天命，自丧其身，古人有法，截割可生，今人谁肯，割截为名，治法虽有，详在后文。

慢肿难治焮肿易，总论中间法可凭

慢肿者，肉肿疮不肿是也；焮肿者，疮肿肉不肿亦是也。此二者，发疮阴阳之大体，辨证顺逆之末节，由此观之，一决而定也。疮之初起，理当升发；溃脓之后，不可用内消，宜用托药。如不应者，乃毒胜气血，死在旬日。或已发出而不腐溃，根脚坚硬；或软而散大者，急投托药，大补脾胃，不应死在二旬。若已溃而色不变红活，亦不生肌收敛，疮口晕大，肿痛不减，胃气不回，急须峻补；不应者，乃脾崩，死在月余。

诸疮另有分门说，岂许轻于紊此呈

痈疽治法总论第二

痈疽发背怎生医？不论阴阳先灸之，不痛灸至痛，疼灸不疼时

凡看痈疽脑项等发大疮，先要从容立定主意，以见标日期为始，到今几日，看疮形与日期可否相对？相应则多吉，不应则多险。次看受病之源，发于何脏腑，出于何部位，但身体有上下，部位有险否？形色辨顺逆，精神论有无。再看年纪老壮，气血盛衰，发阴发阳，毒深毒浅，以阳为易治者多生，以阴为难治者多死。方诊脉之虚实，可知顺险，以决其终。

凡疮未溃前，脉要太过一二至，已溃后，又宜不及二三分，此为脉病相应，首尾

自不变生；如其相反，须防不测。但看法全在目力精巧，与心相应，一一参明，表里透彻，然后方定治法。

凡疮七日以前，形势未成，元气未弱，不论阴阳、表里、寒热、虚实，俱先当灸，轻者使毒气随火而散，重者拔引郁毒，通彻内外。所得火引毒气混合转阳，方能发肿作痛，然后可汗可攻，或消或托，兼求标本参治，必以脉合药，以药合病，如此治之，自然无错矣。故药难执方，全在活法。大抵关节首尾，俱不可损伤元气、脾胃为要。

内服蟾酥丸一服，外将神火照三枝

凡疮初起，七日之前，或已灸之，后未服他药，宜用蟾酥丸一服得汗解为妙，或保安万灵丹发汗亦可。所谓毒气随汗而散，最为捷径。如二药服后，发汗不出，此乃表里闭密之故，毒亦不轻，当神妙拔根方施治，神灯照法（按：即熏发背奇方）甚效。亦不可用之太早，如疮四五日之间，形未聚，毒未出，若用之早，恐留郁而内毒反致难出，用须在八九日之后，疮势已定，毒气已聚，未成脓腐之时，用此照之，已成者自高，未成者自消，不溃者自溃，不脱者自脱，亦且解毒活血、消肿散瘀之良法也。

用膏贴顶上，敷药四边围

凡疮最忌风寒所袭，初起之时，或已灸之后，俱当用加味太一膏盖贴顶上，功效在于拔毒、提顶、提脓、防御风寒不入；如焮痛高肿，阳疮七日以后，疮头自有黄色稠脓相黏膏上，余肿红色，光亮鲜明，每日宜用葱汤洗净，换药贴之，其正脓定在十一日前后出也，此为易治易安之症。如七日之后，疮不大肿高，四边又不焮痛，疮头亦无脓意相黏，此为阴阳相等之症，宜用化腐紫霞膏涂疮顶上，外以膏药盖之，换至十日外，疮顶渐腐，余肿渐高，似有脓意之象，其正脓只在十五日之后可出也，此为半阴半阳以险成顺之症。至于二十日以后无脓者，乃纯阴之症，纵治亦无效矣。又如疮之四边根脚余肿，其功又在敷药收束根脚庶不开大，初起宜用如意金黄散敷于四边，乃拔毒、消肿、止痛；既溃后，当用铁桶膏箍之，庶疮根渐收渐紧。但诸疮皆因气血凝滞而成，切不可纯用凉药，冰凝肌肉，多致难腐难敛，必当温暖散滞行瘀、拔毒活血药用之方为妥当也。

气盛兮，顶自高而突起；血盛兮，根脚束而无疑

气血者，人之所原禀，老者尚或有余，少者亦有不足，人之命脉，全赖于此。况百病生焉，失此岂能无变，独疮科尤关系不浅。但肿疡时若无正气冲托，则疮顶不能高肿，亦不能焮痛；溃脓若无真阴相滋，则疮色不红活，根脚不能收束。凡视疮之

顶高根活，不论老少，定知气血有余，故知老幼俱可无妨。又宜了然交会明白，交会者，疮根与好肉交界之处，高低自然；分别明白者，疮形与好形各无混杂，自然分明也。

高肿起者，忌用攻伐之药，勿伤元气；平塌漫者，宜投补托之剂，以益其虚

凡疮初发自然高起者，此疮原属阳证，而内脏原无深毒，亦且毒发于表，便宜托里以速其脓，忌用内消攻伐之药，易伤脾气[1]，脓反难成，多致不能溃敛。又疮初起，不高不赤，平塌漫者，此乃元气本虚，急宜投托里温中健脾之药，务催托毒气于外[2]，庶无变症矣。

内热甚者，量加消毒清剂；便秘燥者，必须通利相宜；使脏腑得宣通，俾气血自流利

肿疡时内热口干，脉实烦躁，便秘喜冷者，此为邪毒在里，急与寒凉攻利，宜内疏黄连汤、四顺清凉饮、内消沃雪汤俱可选用。又兼有表证者，防风通圣散去麻黄，或双解复生散加桔梗、天花粉。又或小便不利者，兼入天水散、五苓散[3]俱可合用，务使二便通利以杜其源。又有元气素虚者，恐不胜前药，以托里消毒散加蜜炒大黄，或大便燥结者兼猪胆汁导[4]亦得，通利为度。首尾俱要闭而不结，通而不泄，得脏腑和平，表里透彻，方可使用托里、排脓、内补之药。

又如溃疡时虽有口干便闭，脏腑不和，小水不利等症，此因溃后脓水出多，内亡津液，气血虚耗，不能荣润脏腑所致。其人必脉细而数，口和而干，饮食减少，好饮热汤，此乃虚阳之火为病，非前说有余所比，只宜养气血、滋津液，和脏腑、理脾胃。如此治之，则二便自和，亦无变症，常有误行攻利，多致不救者有矣。

十日之间疮尚坚，必用铍针[5]，当头点破

凡疮十日以后，自当腐溃为脓，如期不作脓腐，仍尚坚硬者，此属阴阳相半之症，疮根必多深固，若不用铍针当头点入寸许，开窍发泄，使毒气无从而出，必致内攻也。倘内有脓，又便易出，此为开户逐贼之意也。亦有十日外，疮虽不腐溃，形尚红活，焮热、肿痛，此属脓迟，后必有出，此又不必针之，盖缘元气不能充足，或失

---

[1] 原文"以伤脾气"，今改为"易伤脾气"。
[2] 原文"务要催托毒气在外"，今改为"务催托毒气于外"。
[3] 两则方剂本书均未详列。天水散，即益元散，又名六一散，源出金·刘完素《宣明论方》卷下方。五苓散，《伤寒论·辨太阳病脉证并治》方。由猪苓、白术、茯苓、泽泻、桂枝组成。
[4] 此即《伤寒论·辨阳明病脉证并治》猪胆汁方，本书未列。
[5] 原作"披针"，今改。铍针，原出《灵枢·九针论》。陈实功制"针长六寸，细柄扁头，锋尖，刺喉脓血者皆善"。

用补托之药，又误用寒凉，或覆盖未暖，多致脓迟。有此症者，宜用补中健脾、大托补药，以得脓为效。又以十五日至二十一日为期，过此外者，纵有稀脓，但元气被毒相拒日久，必致耗散，诚难奏效也。

半月之后脓亦少，须将药筒对顶拔提，有脓血之交黏，必腐肉之易脱

如疮半月后仍不腐溃，不作脓者，毒必内陷，急用铍针品字样当原顶寸许点开三孔，随疮之深浅一寸、二寸皆可入之，入针不痛，再深入不妨，随将药筒预先煮热，对孔窍合之良久，候温取下，如拔出之物，血要红而微紫，脓要黄而带鲜，此为血气营运活疮，其人必多活；又谓脓血交黏，色鲜红活，腐肉易脱，用药可全。如拔出瘀血紫黑，色败气秽，稀水无脓者，此为气血内败死疮。所谓气败血衰，神仙叹哉！此等之疮难久，候其人必在月终亡。

且如斯时内有脓而不得外发者，以针钩向正面钩起顽肉，用刀剪当原顶剪开寸余，使脓管得通流，庶疮头无闭塞

已用药筒拔脓之后，外既有孔，内窍亦通，疮期又当大脓发泄之候，如脓尚少，亦非自然得出，故疮头必有瘀腐堵塞①，内肉亦有顽膜阻隔，以②致脓管不通，自难出也。须用针钩钩起疮顶顽肉，以铍针、利剪随便取去寸余顽硬之肉，取之微痛，亦自血出，俱自不妨，随用两手轻重得宜，从疮根煅处渐渐捺至中间，剪出脓管处，内有聚脓，自然涌出；以黄色稠厚为吉，其脓日渐多者为轻，反此为虑。此功务使堵塞处开之③，令脓毒外发也。

［考订者按］顽肉，系陈实功临床实践经验所得体会。与《治病则例歌第八》中所述"顽疮"截然不同。

频将汤洗，切忌风吹

凡疮未溃前，或已用照药后，俱要煎葱艾汤④每日淋洗疮上一次，甚者早晚二次，使气血疏通，易于溃散。又已溃时及药筒提拔之后，尤宜避风，先去旧药，用方盘靠身疮下放定，随用猪蹄汤以软绢淋汤疮上，并入孔内轻手捻净内脓，庶败腐宿脓随汤而出，以净为度。再以软帛叠成七八重，勿令大干，带汤覆于疮上，两手轻盈旋按片时，帛温再换，如此洗按四五次，使血气得疏，患者自然爽快。亦取瘀滞得通，毒气得解，腐肉得脱，疼痛得减，此手功之要法，大疮不可缺也。候腐脱已见红肉时，洗

---

① 原作"涂塞"，今改。
② 原作"多"，今改。
③ 原作"务使涂塞者开之"，今改。
④ 葱艾汤，此方名原书未列。循作者写作思路及方药组成应为"第二十七方煮拔筒方"。

后随用生肌玉红膏,用抿脚^①挑膏于手心上捻化,搽涂患处,外用加味太一膏盖之,四边根脚已消处不必箍药,每日如此,用之不数日间,脓腐尽脱,新肉顿生,更加内补调理得宜,轻疮只在月余,大疮不过七十日必完口而愈。

又关节在于斯时,变生出于此候

关节者,阳疮以十四日为关,阴疮二十一日为节。此时务要出脓势定,不可过攘,但脓出方自腐脱,腐脱方自肌生,肌生方自收敛,收敛方自疮平,此为疮之关节,亦由次序来也。如期不得脓者,后必便有变生,故一关顺后必多顺,一关逆后必多逆,以此观之,不可不察也。

【注释】"关节"一词为陈氏首创,指疮病势发展的一般规律,根据对阳疮、阴疮的观察,到一定的时日可知其顺逆。前面《痈疽治法总论第二》第三自然段末尾已指出"大抵关节首尾,俱不可损伤元气、脾胃为要"。

治当大补,得全收敛之功;切忌寒凉,致取变生之局

凡疮溃脓之后,五脏亏损,气血大虚,外形虽似有余,而内脏真实不足,法当纯补,乃至多生。但见将溃时发热恶寒、脓多自汗作痛者,便进十全大补汤;但见虚热少睡、饮食不甘者,便进黄芪人参汤^②;但见皮寒虚热、咳嗽有痰者,便进托里清中汤;但见四肢倦怠、肌肉消瘦、面黄短气者,便进人参养荣汤;但见脓多、心烦少食、发躁不睡者,便进圣愈汤;但见脾亏气弱、身凉脉细、大便溏泄者,便进托里温中汤;但见饮食不甘、恶心呕吐者,便进香砂六君子汤;但见脾虚下陷食少、虚热间作者,便进补中益气汤;但见肾虚作渴、不能相制心火者,便进加减八味丸,仿此选用。盖托里则气血壮而脾胃盛,使脓秽自排,毒气自解,死肉自溃,新肉自生,饮食自进,疮口自敛,若不务补托,而误用寒凉,谓之真气虚而益虚,邪气实而益实,多至疮毒内陷,脓多臭秽,甚则脉洪大渴,面红气短,此真气虚而死矣。

盖疮全赖脾土,调理必要端详

脾胃者,脾为仓廪之官,胃为水谷之海。胃主司纳,脾主消导,一表一里,一纳一消,运行不息,生化无穷,至于周身气血,遍体脉络、四肢百骸、五脏六腑,皆借此以生养。又谓得土者昌,失土者亡。盖脾胃盛者,则多食而易饥,其人多肥,气血亦壮;脾胃弱者,则少食而难化,其人多瘦,气血亦衰。命赖以活,病赖以安,外科

---

① 抿脚,中医外科挑取膏药的用具。形似旧式妇女平整头发所用刷子的手柄。抿(mǐng 敏),刷子俗称"抿子",陈实功称此为"抿脚",恰当。
② 黄芪人参汤,即溃疡主治方之人参黄芪汤,详见其【注释】。

调理脾胃尤关紧要①。善养生者，节欲食，调寒暑，戒喜怒，省劳役，此则不损其脾胃也。如不然，则精神气血由此而日亏，脏腑脉络由此而日损，肌肉形体由此而日削，所谓调理一失，百病生焉。故对"脾胃"不可不端详矣。

冬要温床暖室，夏宜净几明窗

但人之气血，喜暖而恶寒。又谓遇寒则结，遇热则散，况疮乃肌肉破绽之病，若不御风寒，最为易袭。凡看疮时，冬要着柴炭②之火，温床暖室③，逼尽余寒；夏宜净几明窗，亦御④外风不入，然后方可揭膏洗贴疮面⑤。常见患者夏月纵意当风取凉，或睡卧阴湿之处，冬又不从温床暖室，多致寒侵，轻则有妨生肌收口⑥，重则变为平塌⑦不脓、不敛阴证，此常有也。凡重命君子，可不预慎哉。

饮食所思何须戒口；冷硬腻物有伤脾胃

饮食者，人之所赖以生养，必要适其时而食之。如人之病中肿痛时，自然痛伤胃气，诸味不喜，直待溃后，脓毒一出，胃气便回，方欲思食，彼时但所喜者，便可与之以接补脾胃。如所思之食而不予，此为逆其胃气，而反致不能食也。饮食不可太过，惟忌者，生冷伤脾，硬物难化，肥腻滑肠，当所禁之，余随便用之。

痈疽虽属外科，用药即同内伤

古之以外科推为杂病之先，盖此伤人迅速，关系不浅，故特设于前也。如痈疽、脑项疔毒大疮，形势虽出于外，而受病之源实在于内也。及至所治，岂可舍内而治外乎？所以，外不起者内加托药；表热甚者内必清解。血虚宜用四物汤；气虚宜用四君子。脉虚足冷温中；脉实身热凉膈。以此推之，内外自无两异。但世以疮形言之，曰外科；治以气血言之，即内伤。凡医者治法，不可悖于内理，以致徒生变症。

脉虚病虚，首尾必行补法；表实里实，临时暂用攻方

丹溪云："凡疮未破，毒攻脏腑，一毫热药断不可用；凡疮既破，脏腑已亏，一毫凉药亦不可用。"诚哉斯言。兹说未尽然，如疮未破时，脉得微、沉、缓、涩、细、数、浮，外形又兼身凉、自汗、便利、呕吐少食，疮形又不起发，不焮不痛，无溃无

---

① 原句"外科尤关紧要"，现增"调理脾胃"4字。
② 原为"紫炭"，今改。
③ 原为"旺旺暖气"，今改。
④ 原文为"庶"，今改为"御"。
⑤ 原文为"上"，今改为"面"。
⑥ 原文为"完口"，今改为"收口"。
⑦ 原文为"崩塌"，今改为"平塌"。

脓，此皆气血虚弱之故。若执前云疮未破毒攻脏腑之说，必投凉药攻之，复损元气，患者其生乎？其死乎？予论治病，不论首尾，难拘日数，但见脉证虚弱，便与滋补，乃可万全。如补不应，未可安然，虚弱甚者，须用参术膏、八仙糕；阳虚自汗、食少者，人参膏①或六君子汤加砂仁、木香，甚至加附子；泄泻肠鸣、胃虚呕逆者，参苓白术散②加豆蔻、山药、木香、柿蒂；脾虚下陷溏泄及肛门坠重者，补中益气汤加山药、山萸、五味子，随症选用。

表实者，身体发热，无汗恶寒；里实者，脉大身热，便燥口干。假如表症急者，先用荆防败毒散以解其表；里症急者，先用四顺清凉饮以攻其里；表里相兼者，宜防风通圣散发表攻里。此随症表里先后，皆在活法之用也。受补者，自无痰火内毒之相杂；不受补者，乃有阴火湿热之兼攻。又谓补而应药者多生，虚而不受补者不治。

病要论久新，要法善于宽治猛治

人之病有新久，势有缓急。如受病之初，元气未弱，治当随症迎刃而解。若惧行猛剂，焉能决效于危急时也。然猛药在中病即已，故谓"药不瞑眩，厥疾不瘳"。且如表症盛者，用保安万灵丹大加表散；里症急者，以内疏黄连汤急与通行。又如受病日久，邪正相拒，其元气未有不衰弱者，纵有余症、杂症、坏症，俱当先固其本，而后调之、和之、散之，使病气渐退，元气渐醒，饮食渐进，根本渐实，则余患再无不愈之理。

所谓"势孤则守，本立道生"③。常见治者，不论病之新久，本之盛衰，又不悟因虚致病，因病致虚，其中又有虚热、虚寒之别，倘若妄行攻治，如盲人骑瞎马，半夜临深池，岂不危哉。

药必求标本，功莫别于先医后医，若一概之攻补，恐两途之误用

凡物理皆有标本，而身体、疾病之标本，尤莫不切焉④。且以天地运气标本言之，以五运为本，六气为标，此所以参天地之化育，明五行之生克，考节候之寒温，察民病之吉凶，又主万物荣者皆荣，疾者皆疾，此所属天地气运之标本也。

以身体标本言之，以五脏为本，六腑为标。五脏主里、主血，六腑属表、属气，

---

① 人参膏，即指溃疡主治方之独参汤（一）。
② 参苓白术散，本书未列。出《太平惠民和剂局方》卷三方，莲子肉、薏苡仁、砂仁、炒枳梗各一斤，白扁豆一斤半，茯苓、人参、炒甘草、白术、山药各二斤。为细末，每服二钱，枣汤调下。治脾胃气虚而夹湿之证，症见饮食不消，或吐或泻，形体虚弱，四肢无力，胸脘满闷，脉缓弱等。
③ "势孤则守"是对上一段尤其是后半段文字的概括，体现了陈氏的临证积极思维。"本立道生"是成语，意即"树立了根本，其中的道理可迎刃而解"。如上段末句"则余患再无不愈之理"。这些话被清·祁坤《外科大成》卷一"论证治·虚实"一节所引用。
④ 原句"而身病之标本，尤莫切焉"，今改。

此所以主脏腑气血之盛衰，禀筋骨髓脑之强弱，司疾病之浅深，发生成之寿夭，此所属身体阴阳之标本也。

以疾病标本言之，先以初病为本，后以传病为标；又以元气为本，病气为标。此所主寒热、表里、缓急之病，应汗下、补泻、和解之方。

凡治病者，必先治其本，后治其标，诚为妥当；若先治其标，后治其本，使邪气滋甚，其病益增。又谓缓则治其本，急则治其标，假如先得疮疾，而后得泄泻、呕吐、食少等症，此又宜舍本从标之法治之，候泄止、呕定、食进，方再治疮，余皆仿此。若一概攻补，必两途误用，此所属疾病邪正之标本也。

又说阳变为阴，内外被寒凉克伐

疮本发于阳者，为痈、为热、为实、为疼。此原属阳证易治，多因患者不觉，或以为小恙，不及时求治①，反又外受风寒，内伤生冷；或又被医者失于补托，而又以凉药敷围，图其内消之以合病家之意，多致气血冰凝，脾胃伤败，使疮毒不得外发，必致内攻，凡此症往往不救者多矣。

如疮变在十一日未出脓之前，形势与好肉相平，不疼不热，软硬相兼②，疮孔仅流清稀脓水③，更兼身体不热，脉亦细微，饮食不思④，精神昏短，有此症者，疮毒变入真阴，虽强投温中健脾之剂⑤不应者，百无一生之理。

如疮变在十五日之后已出脓时，毒气已将外发，如有调摄失宜，误餐冷物，忽变为阴者，急投托里温中汤、十二味异功散，轻者十全大补汤，俱倍加参、芪、桂、附以救之，须得疮热作痛，脓出身温，脉起食进者为吉。但疮原本为阳，其人故得多生者有矣。

岂期阴变为阳，首尾得辛热扶装，病分真似，理究阴阳

疮本发于阴者为疽、为冷、为硬、为虚，此原属阴证难治，患者知觉，将辛香酒煎大方热药服之，医者又欲患处高肿焮热作脓，敷以热药，图其起发，故疮得药性大热而转阴为阳。其疮虽呈微肿、微热、微痛、微脓，但疮形终不似真阳红活，亦不能得其真厚黄脓，如此者，其疮不久复归阴矣。但疮原本属阴，其人故多死，凡值此症，若患者方寸不杂，托信于医，而医者又须机关透彻，治法得宜，内外融和，偶偶中节⑥，其中亦有可生者，十中一二矣。其要如救焚拯溺，可施者毋待少顷；其切临渊

---

① 原句"以为小恙，不早求治"，今改。
② 原句"软慢相兼"，今改。
③ 原句"疮孔止流清稀肥水"，今改。
④ 原名"饮食厌餐"，今改。
⑤ 原文"疮毒变入，真阴虽强，投温中健脾之剂"，今改。
⑥ 中节，指合于法度，谓无过、无不及，适度。《礼记·中庸》："喜怒哀乐之未发，谓之中；发而皆中节，谓之和。"

履冰①，可禁者毋妄丝毫。如此而得其生，患者实天命矣②。

既有针工之异说，岂无线药之品详

凡疮毒已成，当托其脓；脓已成，当用针通③，此举世自然之良规也。必当验其生熟、浅深、上下而针之。假如肿高而软者，发于肌肤④，脓熟用针只针四五分；肿下而坚者，发于筋脉，脓熟用针只在六七分；肿平肉色不变者，毒气附于骨也，脓熟用针必须入深寸许方得见脓。又轻按即痛热甚者⑤，有脓浅且稠⑥；重按方痛微热者，有脓深且稀⑦。按之陷而不起者，脓未成；按之软而复起者，脓已成。按之都硬不痛者无脓，非是脓即瘀血也；按之都软不痛者有脓，非是脓即湿水也。凡疮有脓即当针，脓孔宜顺下。若脓生而用针，气血反泄，脓反难成；若脓熟而不针，腐溃益深，疮口难敛；若脓深而针浅，内脓不出，外血反泄；脓浅而针深，内脓虽出，良肉受伤。元气虚者，必先补而后针其脓，则诸症悉退。

又有气瘿，肿而绵软不痛者；血瘿，肿而内垒成块者；顽毒结之日久，皮腐、肉紫、根硬，四边红丝缠绕者；以及结核之症渐大、渐痛、渐腐者。以上四症，俱不可轻用针刀戳破⑧。若妄用之，必然出血不止而立危。

用针之法，妙在脓随针出而寂然无所知觉也。至于瘿瘤、瘰疬、诸痔、诸漏、疔毒、坚硬顽疮，此等症者，若非线药之功，亦不能刻期取效。夫线药乃有五六种，难以概说，与其各病相应者，亦随症附例于各门，以便选用，故未述于此篇。凡用者，宜善而用之。

[考订者按] 气瘿、血瘿、顽毒、结核四证，此处作为外科针刀手术，陈氏提醒须谨慎从事，均为经验之谈。气瘿，病名，出《备急千金要方》卷二十四。血瘿，病名，出《三因极一病证方论》卷十五。陈氏根据临床在瘿瘤论中详解。顽毒，泛指皮肤表面难以治愈的顽疮。结核，也是没有专论，但从瘰疬论中可以找到较为全面的证治方法。

至于线药，是中医药线疗法。药线，又名纸捻，是中医外治法的特色，针对具体病证，用治痈疽、疮疡、流痰、结核、瘿瘤、痔漏等，所以陈氏说"线药乃有五六种，难以概说"云云。

---

① 原句"似履冰渊"，今改。
② 原句为"如此而不得其生，患者实天命而已"，今改。
③ 原文"凡疮毒既已成，当托其脓；脓既已成，当用针通"，今改。
④ 原为"肌肉"，今改。
⑤ 原句"轻按热甚便痛者"，今改。
⑥ 原句"有脓且浅且稠"，今改。
⑦ 原文"重按微热方痛，有脓且深且稀"，今改。
⑧ 原为"掘破"，今改。

汤散丸丹，要在发而必中；神圣工巧，诚为初学绳墨

医善用方，犹将善用兵。善于水者，涉海潜波，拥津扑浪[1]；善于陆者，穿山越岭，附葛攀藤。奇耦者[2]，鼓舞飞扬；蹊径者，浮沉钻凿。弱者可守，强者当敌，此为将得兵用兵之大法也。如为医者，理皆仿此。其要在知人之强弱，识病之内外，究病之浅深，察时之顺逆，然后可汗可攻，或吐或下，或宜和解，或宜补益；识[3]某汤善汗，某散善攻，某丸善和，某丹善补，有其病而用其方，知矢发机，投之必中，中之必胜，胜之则病愈矣。此为医得方，用方之大法也。又如望、闻、问、切，神、圣、工、巧亦可兼之，所谓望其形而通其神，闻其声而明其圣，问其由而得其工，切其脉而续其巧。此四者，诚为初学之绳墨也。

[考订者按] 原标题为"汤散丸丹要在发而必中，神圣工巧诚为学者机关"，今根据原撰所叙内容将句末4字改为"初学绳墨"。

至于千方百症，难以说尽短长

方不在多，心契则灵；症不在难，意会则明。方不心契，症不意会，如疏淡之交，寡游之地，性情形势不切，何以便托用哉！故药不应病，病不应药，即此据也。

治在活法，贵在审详

尝谓昔者承平，今时扰攘，所以动静世务不同，劳逸机关已异，当原受病，从外而来；今之受病，从内而发。又古者多实，设方宜散宜宣；今者多虚，治法宜滋宜补。若医者不识古知今，一概施治，必致弊端。

[考订者按] 作者两段话语道出"受病"之因内外的微妙区别。承平，相承平安之意。陈氏四十余年从医经历，社会秩序比较持久安定。然而万历四十四年（1616）松江董其昌父子豪横乡里，民怨沸腾，翌年山东中部大旱，灾民大批南徙，所以"今时扰攘"，应该是陈氏"谨唯命"动笔撰著《外科正宗》的因素之一。

用之必得其当，医斯可以称良；词虽近于粗鄙，可为后学提纲

痈疽阳证歌第三

痈疽不论上中下，惟在阴阳二证[4]推，发背虽有正与偏，要取高低两样看。纯阳

---

[1] 原为"瞒津扑浪"，今改。
[2] 原为"奇偶者"，《易·系辞下》："阳卦奇，阴卦耦。"今改。
[3] 原作"又知"，今改。
[4] 原为"症"，今改。

初起必焮肿，更兼身热有微寒，顶如尖字高突起，肿似弯弓根有盘。七日之间多焮痛，二七之间脓渐漫，动息自宁食知味，二便调匀无泻干。肿消脓溃精神爽，脱腐生新气血完，五善①自然臻并至，七恶②全无半点干。痛便随脓减，肿退自肌宽；新肉已生红艳艳，腐皮自敛白漫漫，一身多爽快，五脏尽和欢。此属纯阳俱易治，百人百可保全安。

痈疽阴证歌第四

纯阴初起不知疮，粟米之形疙瘩僵，不红不肿不知痛，少热少焮少提防。七朝之后身体倦，疮根平大喜浇汤，顶不高兮根不活，色不光兮腐不穰。陷软无脓空结聚，脉浮散大细飞扬，饮食不餐身战战，尝汤止许意忙忙。疮上生衣如脱甲，孔中结子似含芳，胀多臭秽身难便，举动怆惶韵不长。疮形成紫黑，面色变青黄；精神昏愦多鼾睡，言语无人自发扬，口干多舌强，痰喘定身亡。此属纯阴俱不治，百人百可到泉乡。

痈疽半阴半阳证歌第五

阴阳之证两相交，生死同兼事可招，微热微寒微赤肿，半昏半爽半平高。脉来虽数多无力，饮食虽餐便不消，肿而不溃因脾弱，溃而不敛为脓挠③。大便多溏小便数，上身有汗下身焦。五善虽兼有，七恶未全逃；口渴喜茶肠腹痛，面浮餍饮足心高。心烦不稳睡，神乱怕音闹④；投方应病方为妙，阴转为阳渐可调。心真造化，尔命坚牢，逢之任是神仙手，半死余生定莫逃。

痈疽五善歌第六

心善精神爽，言清舌润鲜，疮疼兼不渴，睡醒得安然。肝善身轻便，因烦自不烦，指头红活色，坐起觉平康。脾善唇滋润，衾帏兰麝香，凡餐俱有味，脓厚更肥

---

① 五善，《太平圣惠方》："动息自宁，饮食知味，一善也；便利调匀，二善也；脓溃肿消，脓色鲜而不臭，三善也；神采精明，语声清朗，四善也；体气和平，五善也。"陈氏自编《痈疽五善歌》可互参。
② 七恶，《太平圣惠方》："烦躁时漱，腹痛渴甚，或泄利无度，或小便如淋，一恶也；脓血大泄，肿焮尤甚，脓色败臭，痛不可近，二恶也；喘粗短气，恍惚嗜睡，三恶也；目视不正，黑睛紧小，白睛青赤，瞳子上视者，四恶也；肩项不便，四肢沉重，五恶也；不能下食，服药而呕，食不知味，六恶也；声嘶色脱，唇鼻青赤，面目四肢浮肿，七恶也。"陈氏自编《痈疽七恶歌》可互参。
③ 原为"饶"，今改。
④ 原为"焦"，今改。

黄。肺善声音响，无痰韵更长，肌肤多滑润，大便自寻常。肾善诚为要，水升火自降，口和兼不渴，小水得稀长。

痈疽七恶歌第七

一恶神昏愦，心烦舌上干，疮形多紫黑，言语自呢喃。二恶身体强直，目睛斜视，疮流血水，惊悸不宁。三恶形容消瘦，脓清臭秽，疮形软陷，不知疼痛。四恶皮肤枯槁，鼻煽声嘶，痰多喘急。五恶形容惨黑，口渴囊缩。六恶周身浮肿，肠鸣呕呃，大便滑泄。七恶恶疮倒陷，形如剥鳝，四肢逆冷，污水自流。

治病则例歌第八

外科之疮有治例，说与君家须切记，病端百出别根因，方法一囊岂同类。热与寒，通与秘，其中消息知端的。通多不足秘多余，热实寒虚分症治；阳似阴，阴似阳，个中妙理要推详。倘若不分表里一律治，轻变重而重变亡。

医者贵乎多应变，不可偏执用其方，且如表症恶寒，宜用荆防败毒散；里症发热，可将内疏黄连汤。疮势已成，托里消毒散诚为正法；内脓将溃，十全大补汤最得相当。人参养荣汤治溃后虚热发作；木香流气饮散结肿祛寒湿。饮食不甘，定用香砂开胃；精神怯少，须将参术回阳。阴虚阳虚，以八珍最为要领；盗汗自汗，得独参一味可强。

溃后多疼，乳香定痛散①功奇莫缓；脾虚下陷，补中益气汤功效尤良。口燥谵言，泻实火须黄连解毒（汤）；心烦衄血，理虚阳必犀角地黄（汤）。古法治痈疽，称述仙方活命饮②；今时医发背，还期神授卫生汤。蟾酥丸在外科称为独品，护心散解内毒号曰无双。讵知琥珀蜡矾丸护膜、护心，可羡淡中有味；还赞生肌玉红膏生肌、生肉，堪夸怀里呈祥。身凉自汗，腹痛肠鸣、呕逆，首选神应异功散；睡卧不宁、虚阳发躁、脓多定用圣愈汤。生脉散③接虚羸脉来微细，归脾汤除惊悸睡得安康。竹叶石膏（汤）④治虚烦、身热者何须疑虑，麦冬平肺（饮）除膈热有痰者毋待商量。

金鲤汤治肺痈吐脓气急，玄龟丹⑤攻结毒臭腐顽疮。风热生疮防风通圣散，疮疡

---

① 此处实指明·王肯堂《证治准绳·疡医》卷二方乳香黄芪散，即本书第十三方乳香黄芪散，陈氏临床发挥效显，故称"功奇莫缓"。
② 南宋·陈自明《校注妇人良方》卷二十四方。本书有《仙方活命饮今古不同论第一百三十七》。
③ 生脉散，原载《千金方》，药用人参、麦门冬、五味子。功能益气敛汗，养阴生津。列本书补遗方。
④ 竹叶石膏汤，《伤寒论》方。药用竹叶、石膏、麦门冬、半夏、人参、炙甘草、粳米，功能清热生津，益气和胃。列本书补遗方。
⑤ 即结毒主治方中的第二百七十八方结毒紫金丹，又名玄龟丹。

狂躁破棺丹①。小柴胡（汤）除客邪往来潮热；大防风（汤）攻腿膝寒湿为殃。咽肿咽疼定用清咽利膈汤，斑红斑紫岂逃化斑解毒汤。加减八味丸蠲口干妙药，二神丸止脾泄奇方。香连丸②为脏腑泻痢通用，甘露饮③治口齿腐烂相当。六和汤④和脾止吐泻，双解散解表理内伤。逍遥散善治女人诸病，保元汤常扶赤子多伤。皮肤毛发干焦，芦荟丸效应甚捷；咽喉口齿肿痛，冰硼散功实非常。

滋肾丸⑤治下元肾虚不固，凉膈散解上焦膈热多烦。九龙丹消鱼口吞之灭迹，二蛟散行湿肿服下安康。吕祖一枝梅止痢定惊，称为仙药；真君妙贴散消疼止痛，号曰神方。痔漏、瘿瘤、疔毒，古夸三品锭；痈疽、流注、诸风，今羡保安万灵丹。柴胡清肝汤治鬓疽肝胆有效，黄连救苦汤医对口督脉尤良。小儿口内生疳必用人中白散，大人咽喉肿痛须将金锁匙汤。下疳新久珍珠散，小便淋涩解毒木通汤。玉真散破伤风效，复元汤⑥跌仆称强。提肩散⑦治胳膊强直作痛，当归拈痛汤除痛腿风湿相伤。小便生疳，龙胆泻肝汤可羡；大头肿痛，普济消毒饮何妨。便毒悬痈，内消沃雪何足虑；臀痈腿病，内托芪柴汤下自无殃。

又有女子阴疮，能肿能疼能致痒，在人活法，或消或补或驱虫。盖男子之囊痈，泻肝经之湿热；小儿赤游丹，解毒兼砭血。凡治杨梅疮，戒熏为至切；舌下发痰包，利剪方能泄，出如鸡蛋清，消痰是真诀。结毒与顽疮，解毒紫金膏可设；风疮彻骨痒，雄黄散效绝。疔疮先刺血，内毒宜汗泄；禁灸不禁针，怕绵（绵者，毒陷也）不怕铁（铁者，入针坚硬有声）。又有失荣肿，坚硬如岩凸；强阴失道症，形状要分明。妇人之乳岩，此中一例决；未破肉嶒棱，已溃流臭血。

如此几般症，古今无治说；疮有数百种，难以都陈诉；惟在一点心，何须三寸舌。学者若精灵，万事皆通彻，此为粗糙歌，可诵亦可阅。

痈疽灸法并禁灸疮穴第九

凡疮初起，惟除项之以上，余皆并用艾火，随疮势之大小，灸艾壮之多少，用蒜切成薄片，安于疮顶上，着艾炷蒜上，点火三壮，一换蒜片，初灸觉痛，以不痛似痒为止；初灸不痛，以知痛痒为住。如初灸，全然不觉痛痒，宜去蒜，当明灸之。

又阴疮日数多者，艾炷不及其事，以蒜捣烂铺于疮上，以艾亦铺蒜上，点火灸

---

① 破棺丹，元·罗天益《卫生宝鉴》卷十三方。列本书补遗方一百五十七，下同。
② 香连丸，宋·唐慎微《经史证类备急本草》卷七引《兵部采集方》。
③ 甘露饮，《太平惠民和剂局方》卷六方。
④ 六和汤，《太平惠民和剂局方》卷二方。
⑤ 滋肾丸，金·李杲《兰室秘藏·小便淋闭方》方，又名通关丸。
⑥ 复元汤，金·李杲《医学发明》卷三方，名复元活血汤。
⑦ 提肩散，明·万全《保命歌括》卷十五方，治风热乘肺，肩背强直作痛。

之，必知痛甚为效。此为火气方得入里，知痛深处方是好肉。盖艾火拔引郁毒，透通疮窍，使内毒有路而外发，诚为疮科首节第一法也。贵在乎早灸为佳。

又有禁灸数症，亦应参详：头乃诸阳之首，纯阳无阴之处，凡生疮肿俱有亢阳热极所致，如再加艾火使毒气炽甚，随后反加大肿，最能引动内痰，发之必死，面生疔毒亦然。又有肾俞一穴，在于两腰脊傍，系内肾命根所系之处，此穴发疮，多因房劳素亏，肾水枯竭而成。若再加艾灸，火烁其源，必致内外干涸，多成黑陷，昏闷而死。又有患者元气素虚，发疮多不高肿，其人体必倦怠，精神必短而昏，脉必浮散空虚数而不鼓，此内无真气抵挡火气，如灸之，其人必致昏愦而死。常谓"艾火不亏人"，此言误之多矣，医者亦宜详察之。

论病生死法第十

初生如粟，里可容谷；外面如麻，里面如瓜；外面如钱，里可容拳。起势大，终无害，未老先白头，无脓软陷休。疮从疙瘩起，有脓生方许；脓溃气昂昂，不治自安康。根高顶又高，八十寿还饶；燎痛易腐烂，任大终无恙。疮高热燎疼，虽苦必然生；疮软无神气，应补方为益。肉肿疮不肿，毕竟生疑恐；脓秽不进食，泄泻黄泉客。疮色猪肝紫，无脓必定死；绵溃不腐烂，内怕葡萄嵌。仰卧不知疼，阴证命难生；腐尽有败气，笑里终生戾。根散疮平塌，神仙无治法；久病目露神，毕竟命难存。面忽似涂脂，十日后分离；败中有红肉，虽重生门路。新肉如板片，不食终须变；手足皮枯槁，血败身难保。唇白眼无神，腹胀泻将倾；淹气不漩气，虽重多生意。眼眶黑气浓，痛疽怕此逢；房中香馥馥，是病终为福。疮热身微热，轻病何须说，生死此中求，片言便可决。

察形色顺逆第十一

凡看人病，兼视其形色，后与脉病相参，诚识于始，以决其终，百无一失矣。何以知之？阴病见阳色，腮颧红献；阳病见阴色，指甲呈青，此二者俱死。又身热脉细，唇吻反青，目珠直视者死。面如涂脂，色若土黄，油腻黑气涂抹者死。唇舌干焦，鼻生烟煤，眼神透露者死。形容憔悴，精神昏短，身形缩小者死。喘粗气短，鼻翕睛露，语言谵妄者死。循衣摸床，小便失禁，撮空者死。头低项软，眼视无神，吸吸短气者死。皮破无血，肉绽斑烂，麻木不知痛痒者死。齿黄色如煮豆，唇白反理无纹，耳黑枯焦不听，人中缩而坦平，口张气出无回闭，鼻翕相随呼吸行，汗出如珠不散，痰若胶而坚凝，白血红如肺色，指甲弯而带青，神昏神浮、神乱神离，缁衣生满面，黑气惨天庭，逢之都没命，法在此中评。

病有三因受病主治不同论第十二

三因者，内因、外因、不内外因，此说从于先古，其词意尚有发而未尽者。

内因者，皆起于七情蕴结于内，又兼厚味膏粱熏蒸脏腑，房欲劳伤亏损元气，乃五脏受之，其病由此内发之多在富贵肥胖者十有八九。其见症，疮多坚硬，根蒂深固，外软内坚，平陷无脓，二便不调，饮食少进，表实里虚，毒多难出，得此者即病证之内伤也，故曰内因。

外因者，皆起于六淫体虚之人，夏秋露卧，当风取凉，坐卧湿地，以致风寒湿气袭于经络；又有房事后得之，其寒毒乘虚深入骨髓，与气血相凝者尤重；或外感风邪，发散未尽，遂成肿痛。此肌肉血脉筋骨受之，其病由此外来者，发之多在不善调摄，淳朴劳碌人，十有八九。见症多寒热交作，筋骨疼痛，步履艰辛，湿痰流毒以及诸风瘫痪，口眼歪斜，半身不遂，风湿、风温、天行时毒等症，得此者即疾病之外感也，故曰外因。

又有不内外因，内无七情扰内，外无六淫伤外，何由来也？其病得之于饥饱劳役，喜怒不常，饮食者冷热不调，动作者勤劳不惜，以致脏腑不和，荣卫不顺，脾胃受伤，经络凝滞。故为疾者，外无六经形症，内无便溺阻隔，其病多生于膜外肉里肌肤之间，似瘰疬、痰注、气痞、瘿瘤之属，不必发表攻里，只当养气血，调经脉，健脾和中、行痰开郁治之，法为最善。此是三因理之尽矣。

调理须知第十三

凡人无病时不善调摄，而致生百病。既病之后，若不加调理，其病岂能得愈乎。须知调治有法，初起病时，先看病者元气虚实，次察疮之阴阳险否，然后用药调治，当攻即攻，可补便补，不可因循耽误，以致变症有虞也。患者且当安定心神，相忘诸念，毋使怆慌，乃保神气不致变乱也。再顺天时，夏热坐卧，不可当风，忌置水于榻前床下；冬寒须避起居，有风寒侵袭，常要温和，非柴火取暖不可开疮看视，免寒侵致生多变。

又未溃之先，毒气内作，倘有口干渴症者，凉物须当少少与之，以解蕴热。至脓溃之后，生冷硬物一概禁之，不然伤脾损胃，脓必难成，致疮软陷，又难收敛。饮食须当香燥甘甜，粥饭随其喜恶，餐毋过饱，宜少、宜热、宜浓，方无停滞，又得易化也。

如大疮溃后，气血两虚，脾胃并弱，必制八仙糕，早晚随食数饼以接补真元，培助根本，再熬参术膏[①]。如患者脾胃俱虚，饮食减少，胸膈不宽，饮食无味者，用白术

---

① 参术膏为陈氏独创的熬制方法，将人参、白术、地黄三味分别熬膏，具体熬制法见"溃疡主治方"。

膏三匙，人参膏二匙，清米汤空心化服，喜饮者酒化亦可。若精神短少，昏沉多睡，自汗劳倦，懒于动作者用人参膏三匙，白术膏二匙，亦酒化服；如肌肤粗涩，面苍不泽，或大便血少虚秘，以及皮干发槁者，用地黄膏二匙和服，或饮阳春酒更妙。其功强健精神，顿生气血，开胃助脾，润肌荣骨，此二药功胜非小，大疮不可缺之，实非草药之比，病者当信用之，乃无更变。虚视者，又多反复不常，故有易愈难愈之态，实在乎得此失此之规也。

杂忌须知第十四

凡病虽在于用药调理，而又要善于杂禁之法，先要洒扫患房使之洁净，冬必温帏，夏宜凉帐，庶防苍蝇蜈蚣之属侵之。牛、犬、腥膻、腌腊、熏藏之物，俱能致渴口干；瓜、果、梨、柿、菱、枣生冷等类，又能损胃伤脾；鸡、鹅、羊肉、蚌、蛤、河豚、虾、蟹海腥之属，并能动风发痒；油腻、煎、炒、烹、炙、咸、酸厚味等件，最能助火生痰；赤豆、荞面动气发病。恼怒急暴，多生痞满；饮食太过，必致脾欤。疮愈之后，劳役太早，乃为羸症。入房太早，后必损寿；不避风寒，复生流毒；不减口味，后必疮痒无度。大疮须忌半年，小疮当禁百日，此诚为知命君子也。

疮疡顺逆看法

初起顶高根活，色赤发热，焮肿疼痛，日渐高肿者顺。
已成焮痛，皮薄光亮，饮食如常，二便调和，身温者顺。
已溃脓稠，色鲜不臭，腐肉自脱，焮肿易消，身轻者顺。
溃后脓厚稠黄，新肉易生，疮口易敛，饮食渐进者顺。
初起顶平根散，色暗微肿，不热不疼，身体倦怠者逆。
已成肿坚色紫，不作脓，不腐溃，惟口干多烦躁者逆。
已溃皮烂，内坚不腐，肿仍不消，痛仍不减，心烦者逆。
溃后脓水清稀，腐肉虽脱，新肉不生，色败臭秽者死。

疮疡

[考订者按] 疮疡，病名。出《素问·六元正纪大论》。

肿疡治法

初起知痛或不痛，起发或不发，毋论阴阳表里，日数远近，但未见脓者，俱宜灸之。既灸不知痛痒，明灸之。
焮肿发热，疼痛有时，脉来浮数，无便秘者，宜药托之。

身体拘急，脉紧恶寒，饮热就暖者，邪在表也，宜汗之。
肿硬痛深，口干便秘，身热脉实者，邪在里也，宜下之。
焮痛势甚，烦躁饮冷，舌干口燥者，火在上也，宜清之。
肿痛坚硬，背如负石，恶心干呕，邪毒在内，解毒拔之。
肿痛日深，内脓不出，瘀肉涂塞疮口者，急宜开割之。
软慢不作脓，及不腐溃者，阳气虚也，壮脾胃、助阳气。
身凉自汗，手足并冷，六脉虚细，便泄阳脱也，急温之。

痈疽治验

（1）一男子年五十余，背心生疽十三日矣。汤水全然不入，坚硬背如负石，烦闷不语，请视之。疮势虽重，皮色亦紫，喜其根脚交会明白，毒尚结局于此，未经入内，故可治之。须行拔法使毒气外发，不致内攻为要。随煮药筒提拔二次，共去恶血碗许。又脉实便秘，以内疏黄连汤及猪胆汁导①，大便通利二次，使内外毒气皆得通泄，当夜睡卧得宁，背重失其大半。次用托里排脓之药，外以桑木灸法，肿硬渐腐，脓毒渐出，换服十全大补汤加麦冬、五味数服，腐肉自脱，饮食渐进，疮口渐合，调理两月余而愈。

（2）一老妇年近七旬，背疮已过半月，形势全然可畏，彼家俱置不治，怆惶准备后事。召予看童稚疮恙，见问其故，举家大小咸言待毙朝夕，予强借观可否？视之疮形半背皆肿，疮虽不高，亦不内陷，以手按之外实而内腐。老年内虚，脓毒中隔，不得外发故也。虽饮食不餐，且喜根脚两无混杂，脏腑各无败色，乃有生之证也。病家故执不信，又言求签问卜，俱断必死，治岂生乎？予嗟可惜也！若延迟三四日不药，内膜穿溃必死，此命陷于无辜矣。次日予心不服，自往讨治，喟然叹曰："予非相强，实见其有生，不忍舍其待死，固欲强之，医后药金分毫不取，直待患者果愈，随其酬补何如？"彼众方肯。先用葱艾汤②淋洗疮上，外面俱是不腐顽肉，随用铍针、利剪正中取去二寸顽肉，放通脓管，以手轻重之间捺净内蓄脓血，交流不住约有三碗，旁视者无不点头失色。待脓血稍尽，仍换前汤洗净，用膏封贴。内用回元大成汤③二服以接补真气，后用人参养荣汤倍参、术加香附，早以八味丸、八仙糕相兼调理，欲其脾健食进，腐脱肌生。况此妇谨慎调理，并未更变，不出百日，疮愈身健而安，自后方信予言无谬也。

（3）一监生年过五旬，素有渴症，身又肥胖腴极，生背疽约有尺许，至十二朝

---

① 猪胆汁导，出《伤寒论·辨阳明病脉证并治》，用猪胆汁加入醋少量，和匀，灌入肛门内。适用于病后或老年、新产，因肠胃津液不足，大便秘结，体虚不任攻下者。
② 葱艾汤，药物以煮拔筒方为基本方，陈氏针对病证配制。
③ 即流注主治方之调中大成汤。

后①请治。视其疮势微肿，色淡微红，根脚半收半散，此阴阳相等之症也。况肥人内虚，疮势又大，非补托疮必难起，且毒必易陷，恐后不及事也。初服便以托里清毒散固其内，候至十五日外，用铍针小小从顶放通三孔，庶使内脓内毒有路而出，势大不可过放走泄元气，恐脓难成，内用参苓内托散倍加人参、黄芪各三钱，服至二十日，大脓将发，日至升许，早以参术膏，午用十全大补汤加参、芪各四钱，麦冬、五味子各一钱，服至月余，肉腐通溃，脓似泉涌，间用圣愈汤、八仙糕兼之调理，保助脾胃，增进饮食，后恐前药不胜其事，药中加熟附一钱，喜其脾健、脓稠色黄而止，至四十日外，疮势方得微退。

时值仲夏，天炎酷热，患者生烦，误饮冷水二碗，至晚疮随下陷，忽变为阴，不痛无脓，身凉脉细，腹痛足冷，彼觉请视，疮形软陷，脉亦细微，此疮因寒变之故也，非辛热不可回阳。急用十二味异功散（即神应异功散）倍人参、熟附各三钱，不应，此药力不胜其寒也；换用生附、人参各五钱，早晚二服，方得身温脉起，疮高腹痛，又二服，脓似前流，大脓出至一月，约有百碗余，竟不减少，外皮红退，亦不腐烂，此肥人外实而内虚，皮故不腐而内溃也。又用红玉膏②搽于棉花片上推入患内膏盖之，其内腐渐脱渐出，又十日后，出大腐一块，约有六两，自然肿消，身便脓少，渐长生肌，百日外方得平复。人参服过五斤外，附子亦用十两余，方得全安。此症设用解毒、伤脾、宣利等药，不用辛热峻补，岂有得生之理。

（4）一乡官年逾七旬，发疮右背，已经八日。外视之，疮虽微肿，色淡不红，势若龟形，根漫不耸，此老年气血衰弱之故也。诊其脉微数而有力，此根本尚有蒂也，虽老可治，随用排脓内托散加皂刺以溃脓、托里为要。服至十三日后，疮渐肿高，色亦渐赤，然不能腐溃为脓，此食少脾弱，不能培养之故也。又用十全大补汤数服，脓亦渐出，不能快利；凡脓涩滞者，内膜中隔不通故也。不可嫌其老而误其大事，随用铍针当头取开寸许，捻通脓管，脓即随出，以猪蹄汤洗净膏盖后，用照药每日一次，外肉渐腐为脓。患者形色枯槁不泽，更用人参养荣汤倍加参、芪托里，腐肉将脱者取之，新肉欲生者培之，但老年气血不能速效，又加服参术膏早晚二次，以后新肉方生，饮食顿倍，调理七十五日而安。

（5）一庠生年六十余，患背疽十日，外视其疮形坚硬，色亦深紫，头发甚多，含若螺子，竖长尺余，根横半背，且喜其弓肿光亮，发热焮痛，脉得洪数而有力，此疮得于膏粱、醇酒湿热交蒸之故也，虽重不妨。随用照药三条相应照毕，其头内含螺子尽欲吐出，亦用抿脚刮去，又流恶血盅许，葱汤洗净搽上腐药，用纸盖贴，周围根脚

---

① 朝后，南通口语，朝，音cháo。"至十二朝后"，意即自生背疽病者回忆至少有十二天。
② 此应为陈氏原创生肌玉红膏，列第三十一方。查红玉膏乃清顾世澄《疡医大全》卷七方。蛇蜕、蜈蚣各一条，血余、黄蜡各二两，香油四两。同熬滤清，用黄丹收膏，再下黄蜡熔化，摊贴患处。功能拔毒去脓、治疮毒。供参考。

用吸毒散（即如意金黄散）敷之，收其毒气，庶不开大，次日仍照旧敷。三日后，外肉渐腐，内加托药培助脾胃，解毒为脓，早服八味丸①以滋肾水；换洗蹄汤（即猪蹄汤，或洗药方），仍将膏贴，候其腐尽深入寸余，随用红膏日渐日长。但此公素性好饮，虽在恙中不能相忌，两月后新肉虽平，娇嫩不能结皮完口，因嫌戒饮，复将浮嫩之肉尽行剪去，用膏贴数日，待肉老平，换用珍珠散掺上数次，方结老盖，八十日而安。

（6）一老年人患疽半月，其疮贯脊，遍背皆肿，上至肩膊，下至腰胁，肿若瓜形，头计数百，彼家口以为势重不治。予诊其脉微洪而不鼓，又兼肿焮外发，询问饮食知味，其年虽老，而根本尚有余也，虽老何虑。先用托里消毒散二服，其势稍定。外用桑木灸法助力腐溃，根以铁筒膏箍之，更服排脓内托散，候正脓渐出。但老年气血外肉不能易腐，视其肉色相变不能腐化者，随用针钩、利剪徐徐剪去其形腐凹寸余长，低尺许，凡见红肉便用膏涂，其新肉已生将半时，值隆冬，患家自行开疮洗看，未着炭火缸②，又兼盖护未暖，外被寒侵，次后疮色淡白，脓反清稀，饮食减少，气体不舒。请视之，此不遵调法爱护，乃被寒气侵入也。虽变不妨，因疮原禀于阳，故能不失阳矣，房中即着炭火，烘熏暖气，逼尽余寒，开疮相看，果应前言也。随用浓葱汤乘暖淋洗，将红膏烘化搽上，外用膏贴，以热绵软绢复叠数层绷盖甚密，用神功内托散③早晚连进二服，次早复看，其疮自回阳矣。以后遵法调理，百日而安。

（7）一老人年过六旬，患背疽十二日矣。视其疮形，半肿半红，微痛微热，其患发于背心之下，肾俞之上，高低平等，广开八寸，根脚泛肿，状若水喷，顶软无神，似腐非腐，兼诊脉浮而大，重按而虚。此疮利于肿溃，不利于收敛，辞不可治。彼家哂然而笑，复请里中老医视之，见患者起居平和，言语清利，举动如常，饮食有味，此为五善俱具，是安若泰山之证也，何必相虑。彼家得此欣跃万态，随用其药，日渐有功，脓溃肿退，腐尽肌生，彼此以为万全之象也。予数次对患家亲族言：此病不可待，必死于收口至钱大时也。众若以予为胡说，后问收口只有钱许未合，予曰："不久居也，急备后事，恐不及矣。"不数日，变症一出，不四朝④而死。后里人始信予之前言是矣。

（8）一男人六旬有二，发生右搭。先用艾灸，次渐形势高肿，坚硬不痛。十五日后，尚未溃脓，日生烦闷，恐其毒陷，先用针通，随行拔法，拔出恶血盅⑤许，以

---

① 即《金匮要略》方肾气丸。干地黄八两，山药、山茱萸各四两，泽泻、茯苓、牡丹皮各三两，桂枝、炮附子各一两。为末，炼蜜为丸，梧桐子大，每服十五至二十五丸，酒送下，日二次。功能温补肾阳。陈氏第一百六十一方肾气丸无桂枝、附子。此八味丸殆为市售成药。
② 原文为"失着柴炭之火"，今改。
③ 原文为"内用神功托里散"，今改。
④ 四朝，南通口语，即四天。此处的"朝"读作 zhāo。
⑤ 原文为"钟"，今改。

后①稍得轻便，搽上化腐之药膏盖。用至三日，其疮渐作腐溃，至二十日，亦出正脓，坏肉渐脱，新肉渐生，此外治之法尽矣。因病家与内科一医平交甚切，托彼用药内服，而不遵外科补托之法，自执己见。不听予言，失于峻补。每日人参不过二钱，以为足用。予曰："不足，法当五钱，兼熟附二钱方为称病，不然必生变矣。"彼不信予言②，果肉色淡白，疮口散大，脓水清稀，饮食减少，此败症具矣。后虽强投温中健脾大补之药，终至不应，以致形体消削，脓水臭秽，延至六十日，历尽气血而亡，方自懊悔。

【按语】殊不知凡大疮每日脓出一碗，用参必至三钱。以此为例，本病脓出日有三碗，用参二钱，谓之"大损小补"，岂不归死？又，外科乃破漏之病，最能走泄真气，如补不敌损，无以抵挡，往往至于不救者多矣！此不信予峻补而执俗见，自取败亡者也。可惜！

（9）一男子年近六旬，时值仲夏，背生热疖二十余处。彼家邀请视孙疮恙，见彼坐于堂，满背皆疖，予略视之，内有一疮比疖甚小，其毒甚大。予曰："此非疮疖比也，后发势不可及。"彼笑而答之："无恙也。"乃即送至门外，予又嘱曰："可急请他医治之，不可缓待。"俱不听信。又十日，形势稍发，延③里中一医治之，曰："是疖也。"又至十日，形势内陷，败症齐出，稍信吾④言，方央亲友邀予诊⑤视。其人睡卧于堂，帛覆疮上，予登堂未进，二三步即退，问曰："何也？"予曰："败气满前，死期速矣，何必视疮，急备后事，再七日死。"后果如予言⑥，不差时刻，此为讳疾忌医致其自败者也。可惜！

【按语】以上治法种种，不胜枚举，聊陈数条与同志者采访观之，所谓"知其要者，一言而终；不知其要，流散无穷"。但病不参透，举手错乱；医理精明，决断自成。

肿疡主治方

第一方：神授卫生汤 [原创]

神授卫生方芷甲　羌乳红沉石决明

皂翘归尾银花草　大黄花粉效如神

治痈疽、发背、脑疽、对口、丹瘤、瘰疬、恶毒疔疮、湿痰、流注及外科一切疮证，但未成者即消，已成者即溃。能宣热散风，行瘀活血，解毒消肿，疏通脏腑。且

---

① 原为"已后"，今改。
② 原文为"彼此不信"，今改。
③ 原为"命"，今改。
④ 原为"前"，今改。
⑤ 原为"相"，今改。
⑥ 原文无"予"，今加。

药性平和，功效甚速，诚外科首用方也。

羌活八分　防风　白芷　川山甲（土炒研）　沉香　红花　连翘　石决明（煅）各六分　金银花　皂角刺　归尾　甘草节　花粉各一钱　乳香五分　大黄（酒拌炒二钱，脉虚便利者不用）

水二碗，煎八分，病在上部先服药，随后饮酒一杯；病在下部先饮酒一杯，随后服药以行药势。

[考订者按]南宋·陈自明《校注妇人良方》卷二十四方有仙方活命饮。炙穿山甲、白芷、天花粉、炒皂角刺、当归尾、甘草、赤芍药、乳香、没药、防风、贝母各一钱，陈皮、金银花，用酒一大碗，煎五七沸服，功能清热解毒，消肿溃坚，活血止痛。可相较，参阅陈氏《仙方活命饮古今不同论》。

第二方：内消沃雪汤[原创]

内消沃雪青陈皮　乳没翘针甲芷芪
射干芍贝银花粉　木香甘草大黄归

治发背并五脏内痈，尻臀诸肿，大小肠痈，肛门脏毒，初起但未出脓，坚硬疼痛不可忍者并服。

青皮　陈皮　乳香　没药　连翘　黄芪　当归　甘草节　白芷　射干　天花粉　川山甲　贝母　白芍　金银花　皂角刺各八分　木香四分　大黄二钱

水、酒各一碗，煎至八分，量病上下，食前后服之。

第三方：内疏黄连汤

内疏黄连汤木香　栀归芩芍薄荷榔
桔梗甘草连翘等　大黄加倍效能强

治痈疽肿硬，发热作呕，大便秘涩，烦躁饮冷，哕呃心烦，舌干口苦，六脉沉实有力，此邪毒在脏也。急宜服此以内除之，使邪气不得传变经络。

木香　黄连　山栀　当归　黄芩　白芍　薄荷　槟榔　桔梗　连翘各一钱　甘草五分　大黄二钱

水二碗，煎八分，食前服，临服加蜜二匙亦可。

【注释】本方源自金·刘完素《素问病机气宜保命集》卷下，前11味共研末，每服一两，水煎服，先服一二服，以后每服加大黄一至二钱，以利为度。功能清热解毒，消肿散结。治疮疡肿硬木闷，根盘深大，皮色不变，呕哕烦热，大便秘结，脉象沉实者。陈氏抄自明·汪机《外科理例》内疏黄连汤，组方及主治内容基本相同。冉小峰《历代名医良方注释》云："痈疽的治法，分为扶正和抗炎两大法则。所谓内疏，即加强代谢功能，以助血中邪毒的排除。"

第四方：保安万灵丹 [原创]（又名万灵丹、绀珠丹）

保安万灵丹术蝎　天麻归斛草芎朱
羌活荆防细辛等　麻雄黄二共三乌

治痈疽、疔毒、对口、发颐、风湿、风温、湿痰、流注、附骨阴疽、鹤膝风症，左瘫右痪，口眼㖞斜，半身不遂，气血凝滞，偏身走痛，步履艰辛，偏坠疝气，偏正头痛，破伤风牙关紧闭，截解风寒，无不应效。

茅术八两　全蝎　石斛　明天麻　当归　甘草（炙）　川芎　羌活　荆芥　防风　麻黄　北细辛　川乌（汤泡、去皮）　草乌（汤泡，去皮尖）　何首乌各一两　明雄黄六钱

上为细末，炼蜜丸弹子大，每药一两分作四丸，一两作六丸，一两作九丸三等做下，以备年岁老壮、病热缓急取用。预用朱砂六钱，研细为衣，磁罐收贮。

如恶疮初起二三日之间，或痈疽已成至十朝前后但未出脓者，状若伤寒，头疼烦渴，拘急恶寒，肢体疼痛，恶心呕吐，四肢沉重，恍惚闷乱，坐卧不宁，皮肤壮热。

又治伤寒四时感冒，传变疫症，但恶寒身热表症未尽者俱宜服之。用连须大葱白九枝煎汤一茶盅，将药一丸乘热化开，通口服尽，被盖出汗为效。如服后汗迟，再用葱白汤催之，后必汗如淋洗，渐渐退下覆盖衣物，其汗自收自敛，患者自然爽快，其病如失。但病未成者，随即消去；已成者，随即高肿溃脓。如诸疾无表症相兼不必发散者，只用热酒化服。

【按语】此方原载于诸风瘫痪门[①]，予每用之发散疮毒，其功甚捷，故移录于此。详观此方，治肿疡甚效者何也？凡疮皆起于荣卫不调，气血凝滞，乃生痈肿。观此药性专发散，又能顺气搜风，通行经络，所谓结者开之，况疮毒又乃日积月累结聚所发，苟非甘温辛热发泄，以汗疏通安能得效。所谓发散不远热，正合此方之意无谬也，服后避风，当食稀粥，忌冷物、房事，孕妇勿服。

第五方：双解复生散 [原创]

双解荆防芎芍芪　麻黄甘草荷山栀
归翘滑石银羌活　参术硝黄共得宜

治痈疽、发背，诸般肿毒，初起憎寒发热，四肢拘急，内热口干，大小便秘，宜此药发表攻里并效。

荆芥　防风　川芎　白芍　黄芪　麻黄　甘草五分　薄荷　山栀　当归　连翘　滑石　金银花　羌活　人参　白术各八分　大黄　芒硝各二钱。

---

① 原载于诸风瘫痪门，这句话，"原载"是指明万历四十五年丁巳（1617）年初刻本，"诸风瘫痪门"殆不归属外科，故删去，陈氏特做此说明。

水二碗，表症甚者，姜三片，葱头二茎；里症甚者，临服加生蜜三匙和服，为发表攻里双解药也。

[考订者按] 明·汪机《外科理例》有双解散，辣桂、大黄、白芍、泽泻、牵牛、杏仁、甘草、干姜。水二钟，煎八分，空心服。治便痈，内蕴热毒，外挟寒邪，或交感强固精气，致精血交错，肿结疼痛，大小便秘，宜此通解，更随症调治。陈氏双解复生散意为"发表攻里双解而复生"，其义明显进一层矣。

第六方：内消散 [原创]

（内外兼用）

内消散内用银花　知贝天花白及加
半夏川山并皂刺　乳香功效病无嗟

治痈疽、发背、对口、疔疮、乳花百种，无名肿毒，一切歹疮。

金银花　知母　贝母　天花粉　白及　半夏　川山甲　皂角针　乳香各一钱

水、酒各一碗，煎八分，随病上下，食前后服之。留药渣捣烂加秋芙蓉叶细末一两，白蜜五匙，同渣调敷疮上，一宿自消，重者再用一服，忌口效。

【按语】此药能令内消，化毒为黑水从小便而出，势大者，虽未全愈，亦可转重为轻，移深居浅。

[考订者按] 本方为陈氏从宋·赵佶《圣济总录》内消散方中受到启发。原方皂荚刺皮一两（为末），乳香二钱（研），治疮肿久不愈。每服二钱匙，酒一盏，煎七分温服，其毒内消，或微利是效。陈氏在此基础上增加了七味在前。并利用药渣加秋芙蓉叶末调敷外用，李时珍曰："芙蓉花并叶……味微辛而性滑涎黏，其治痈肿之功，殊有神效……或干研末，以蜜同涂。"

第七方：清热消风散 [原创]

清热消风散芎芍　归粉银花翘皂角
柴芩防草与红花　陈皮苍术芪无落

治痈疽、诸毒，疮肿已成未成之间，外不恶寒，内无便秘，红赤高肿，有头焮痛，宜服此药和解之。

防风　川芎　当归　黄芩　白芍　天花粉　金银花　甘草五分　连翘　红花　柴胡　苍术　陈皮　黄芪　角刺各一钱

水二碗，煎八分，食远服，妇人加香附、童便炒。

【按语】以上七方，痈疽七日以前疮势未成，形体壮实，表里之证相合者宜服，病退即已。如过七日以后，形势已成，宜用托里等药，催毒在外，以速其脓，禁前表下之药，损伤元气，致生多变矣。

第八方：内固清心散［原创］

　　　　　　内固清心散茯苓　砂雄豆蔻乳香称
　　　　　　甘草绿豆玄明粉　人参冰片可清心

治痈疽、发背、对口、疔疮，热甚焮痛，烦躁饮冷，有此症者可预防毒气内攻，当服此药，庶不变症。

茯苓　辰砂　人参　玄明粉　白豆蔻　甘草　乳香　明雄黄　冰片一钱　真豆粉二两

上为细末，每服一钱五分，蜜汤调下，不拘时候。

第九方：护心散

　　　　　　护心散中豆粉佳　乳香甘草共朱砂
　　　　　　每服二钱频送下　敢叫呕吐自无他

治疮毒内攻，口干烦躁，恶心呕吐者，宜用此药。
真豆粉一两　乳香（净末）三钱　朱砂一钱　甘草末一钱
上共研极细，每服二钱，白滚汤调服，早晚二次。

【注释】本方抄自明·李梴《医学入门》卷七。绿豆粉四钱、乳香一钱，为末，甘草煎汤调，时时细呷。治发背、疔疮，曾经汗下，毒气攻心，迷闷呕吐，喘嗽泄泻而痛，喉舌生疮。

第十方：琥珀蜡矾丸［原创］

　　　　　　琥珀蜡矾丸琥珀　明矾黄蜡与朱砂
　　　　　　雄黄蜂蜜丸成就　护心护膜效堪夸

治痈疽、发背已成未脓之际，恐毒气不得外出，必致内攻，预服此丸护膜护心，亦且散血解毒。

白矾一两二钱　黄蜡一两　雄黄一钱二分　琥珀（另研极细）一钱　朱砂一钱二分　蜂蜜二钱临入

上四味，先碾研极细，另将蜜蜡铜勺内熔化，离火片时，候蜡四边稍凝时方入上药，搅匀共成一块，以一人将药火上微烘，众手急丸小寒豆①大，用朱砂为衣，磁罐收贮。每服二三十丸，白汤食后送下，病甚者，早晚日进二次，其功最效。

［考订者按］本方受明·汪机《外科理例》腊矾丸的启发，白矾、黄蜡等分为丸，云："治一切痈疽，托里止痛护脏腑，神效，不问老幼皆可服。"陈氏增琥珀等四味。冉小峰认为"此属缓效长效的剂型"。

---

① 小寒豆，南通方言，指豌豆。

第十一方：托里消毒散

　　　　　　托里消毒散人参　芎芍芪归术茯苓
　　　　　　角针白芷银花等　桔梗甘草效如神

治痈疽已成不得内消者，宜服此药以托之，未成者可消，已成者即溃，腐肉易去，新肉易生，此时不可用内消泄气、寒凉等药，致伤脾胃为要。

人参　川芎　白芍　黄芪　当归　白术　茯苓　金银花各一钱　白芷　甘草　皂角针　桔梗各五分

水二碗，煎八分，食远服，脾弱者去白芷、倍人参。

【注释】本方抄自明·汪机《外科理例》托里消毒散。前十味药相同，剂量稍有变化，后二味新增。主治内容基本相同。脾弱者之增减是陈氏临诊体会。

第十二方：排脓内托散［原创］

　　　　　　排脓内托散芎归　参术苓陈芍附芪
　　　　　　甘草桔梗并肉桂　随方加减在人为

治痈疽、脑项诸发等疮已溃流脓时，宜服此药。

当归　白术　人参各二钱　川芎　白芍　黄芪　陈皮　茯苓各一钱　香附　肉桂各八分　甘草五分　白芷项之上加三分　桔梗胸之上加五分　牛膝下部加五分

姜三片，水二碗，煎八分，食远服。

第十三方：乳香黄芪散

　　　　　　乳香黄芪散乳没　粟壳参芪甘草撮
　　　　　　芎归白芍与陈皮　加上熟地疼即脱

治痈疽、发背、诸毒、疔疮疼痛不可忍者。或未成者速散，已成者速溃，败腐脓毒，不假刀砭，其恶肉自然脱下，及治打仆伤损，筋骨疼痛并服之。

乳香　没药各五分　黄芪　粟壳（去筋膜，蜜炒）　人参　甘草　川芎　归身　白芍　陈皮　熟地黄各一钱

水二碗，煎八分，量病上下，食前后服之。

【注释】明·王肯堂《证治准绳·疡医》卷二乳香黄芪散。黄芪、当归（酒洗）、川芎、麻黄、甘草、芍药、人参、罂粟壳（蜜炒）各一两，乳香、没药各五钱，陈皮一两。为细末，每服三钱，水一盏，煎至七分，去粗温服。如疮在上，食后服；疮在下，食前服。治一切恶疮、发背、疔疮疼痛不可忍者；并治打仆伤损，筋骨疼痛。陈氏方有熟地无麻黄，主治内容较详。

［考订者按］冉小峰《历代名医良方注释》云："此为采用综合措施治疗痈疽的处方，以托里、解表、活血、止疼四法并重，重在机体功能的促进，达到'速效、速

溃'的目的，所以少用或不用消炎抗菌药，是治法之一，实际应用时仍应辨证加减，使症药合拍。"

第十四方：神功内托散 [原创]

神功内托散芎芪　归术陈皮白芍宜
附子木香甘草炙　参苓山甲起颠危

治痈疽、脑项诸发等疮，至十四日后，当腐溃流脓时不作腐溃，更兼疮不高肿，脉细身凉者用。

当归二钱　白术　黄芪　人参各一钱五分　白芍　茯苓　陈皮　附子各一钱　木香　甘草（炙）各五分　川芎一钱　山甲（炒）八分

煨姜三片，大枣二枚，水二碗。煎八分，食远服。

[考订者按] 冉小峰评曰："本方主症说明机体功能低下，治法应以扶正托里为主，所以用附子、人参强心补肾，用黄芪补气，山甲活血，是一种'由阴转阳'的治疗法则，这种治法在西医西药里是没有的，通过进一步研究，无论在疗效上，理论上都可以取得较好的科研成果。"

第十五方：透脓散 [原创]

透脓散内用黄芪　山甲芎归总得宜
加上角针头自破　何妨脓毒隔千皮

治痈疽、诸毒，内脓已成不穿破者宜。服之即破。

黄芪四钱　山甲炒末一钱　当归二钱　皂角针一钱五分

水二碗，煎一半，随病前后服，临入酒一杯亦好。

[考订者按] 冉小峰说："内脓已成而不穿破者，一方面是痈的表面皮肤未溃，阻碍脓不得除；一方面是全身功能有低下衰退的趋势，前者可用手术切口排脓，后者需扶正托里，本方以黄芪为主药，意在托里，重用穿山甲、皂角刺等破血攻坚药，在于助黄芪补气之功达到排脓的目的。实际应用时还应增加消炎清热抗菌药物。"

第十六方：竹叶黄芪汤

竹叶黄芪汤草芩　芎归芪芍共人参
半夏石膏兼淡竹　麦冬生地可回津

治痈疽、发背，诸般疔肿，表里热甚，口干大渴者。

黄芪　甘草　黄芩　川芎　当归　白芍　人参　半夏　石膏　麦冬各八分　淡竹叶十片　生地黄一钱

水二碗，姜三片，灯心二十根，煎八分，食远温服。

【注释】本方源自宋·赵佶《圣济总录》，抄自明·陶华《痈疽神验秘方》。组方药物，主治内容及煎服法基本相同。

第十七方：回阳三建汤［原创］

　　　　回阳三建附参芪　归术芎苓杞活黄
　　　　陈朴木红甘紫草　阴疽危症效堪推

治阴疽发背，初起不疼不肿，不热不红，硬若牛皮，坚如顽石，十日外脉细身凉，肢体倦怠，皮如鳖甲，色似土朱，粟顶多生，孔孔流血，根脚平散，软陷无脓，又皮不作腐，手热身凉者俱急服之。

附子　人参　黄芪　当归　川芎　茯苓　枸杞　陈皮　萸肉各一钱　木香　甘草　紫草　厚朴　苍术　红花　独活各五分

煨姜三片，皂角树根上白皮二钱，水二碗，煎八分，入酒一杯，随病上下，食前后服之。用绵帛盖暖疮上，预不得大开疮孔走泄元气为要。

【按语】凡背疽属阴者，皆由脏腑先坏而内毒不得发越于外也。旧有用鸡冠剪血滴于疽上者，有醋煮雄艾敷用者，猪脑热药敷围者，神灯火气灼照者。此数法皆阴疽之用，予虽常用，未见其实，但阴疽不起者，如树木之根坏，强力培植枝叶，而终无发生之理。予常据理用药，固有得其生者，十中三四。譬如先要疏其嫁土，通其地脉，助其根本，回其阳气，此四者缺一不可。用苍术、厚朴、茯苓、陈皮疏其土；川芎、当归、紫草、红花通其脉；人参、黄芪、枸杞、山萸助其本；附子、木香、甘草、独活回其阳。如此用之，但根本内有一脉未绝之气，服之俱可得其生。又验其手足温暖，疮便发热，渐作焮肿，复生疼痛，色暗得活，坚硬得腐，胃气得回，此是药之效验。必在三服中应之为吉，外兼照法接助回阳，此通治阴疽之大法也。（说明：此大段文字乃陈氏原书仅一处的"愚按"。）

第十八方：黍米寸金丹

　　　　黍米寸金丹乳没　雄黄狗宝麝蟾酥
　　　　轻粉粉霜砒黑石　丁香狗鲤胆蜈蚣

二名返魂丹，三名再生丸，四名追命丹，五名延寿丹，六名来甦圆，七名知命丸，八名得道丸。

【按语】此方昔出异人所传，常有暴中急症，忽然卒倒者，撬开牙关，研灌三丸，其人即活。又能治发背、脑疽、遍身臃肿，附骨痈疽等症，初起憎寒壮热，四肢倦怠沉重者，毋分表里、老幼、轻重，并宜服之。

麝香五分　乳香　没药　雄黄　狗宝　轻粉　乌金石各一钱　蟾酥二钱　粉霜（水银炼白色者）　黄蜡各三钱　砒砂二钱　鲤鱼胆（阴干）三个　狗胆（干用）一

个　白丁香四十九根　金头蜈蚣（全者，酥炙黄色）七条　头胎男乳一合

上件为细末，除黄蜡、乳汁二味，熬成膏滋同药和丸绿豆大，大人三丸，小儿用一丸，病重者五丸，冷病用葱汤、热病用新汲水送下，衣被密盖，勿令透风，汗出为度，诸病如失。后食白粥调理。

【注释】本方源自元·许国桢修订之《御药院方》癸巳（1293）新刊卷十方，名寸金丸。

第十九方：熏发背奇方［原创］（又名神灯照法）

（外用）

发背诸方此独奇　谁期照药罕人知

雄竭麝砂并没药　为灯一照脱藩篱

治发背初起七日前后，未成者自消，已成者自溃，不起发者即发，不溃腐者即腐，诚为良法也。

雄黄　朱砂　血竭　没药各二钱　麝香四分

上五味，研为细末，每用三分，绵纸裹药为燃，长约尺许，以真麻油润透灼火，离疮半寸许，自外而内，周围徐徐照之，火头向上，药气入内，疮毒随火解散，自不内侵脏腑。初用三条，渐加至四、五条，候疮势渐消渐减，熏后随用敷药，如已溃大脓发泄时，不必用此照敷，只宜用膏药盖贴。

［考订者按］"神灯照法"之名在其后"脱疽应用方"中披露，经考实指熏发背奇方。后有清·祁坤《外科大成》卷一正名"神灯照法"，原方照录，前四味药各三钱，用量及熏法一样。又清·吴谦等编《医宗金鉴·外科心法要诀》（1742）中"神灯照法歌"也为原方照抄，剂量与《外科正宗》同，主治相同，仅用法为"红绵纸裹药搓捻，长七寸，麻油浸透听用"。又清·爱虚老人编撰《古方汇精》改方名为"神仙熏照方"，药物、制法、用法相同。冉小峰认为"熏照方为药物疗法与物理疗法合用的剂型，现临床尚有坎离砂、熨剂、灸剂应用者，而熏照法已基本失传"。

第二十方：敷药方［原创］

（外用）

熏后敷方有四般　车前豨莶五龙堪

米粉银花为糨和　敷之百肿自当安

车前草（连根叶）　豨莶草　五龙草① 　金银花各等分

上四味，鲜草药一处捣烂，加三年陈米粉，即常用糨衣者，初起加飞盐末二三分，共打为稠糊，遍敷疮上，中留一顶，以膏盖贴避风，自然拔出脓毒。

---

① 　五龙草，即乌蔹莓。

【按语】若冬月草无鲜者，预采蓄下阴干为末，用陈米醋调敷，亦如前法并效。今恐前敷药内用五龙草，随地或有缺少，不便合用。予常熏后顶以膏盖周围肿上，以如意金黄散代敷亦效。

第二十一方：如意金黄散［原创］

（外用）

如意金黄散大黄　姜黄黄柏芷陈苍
南星厚朴天花粉　敷之百肿自当安

治痈疽、发背、诸般疔肿、跌仆损伤、湿痰流毒、大头时肿、漆疮、火丹、风热天泡、肌肤赤肿、干湿脚气、妇女乳痈、小儿丹毒，凡外科一切诸般顽恶肿毒，随手用之，无不应效，诚为疮家良便方也。

天花粉（上白）十斤　黄柏（色重者）　大黄　姜黄　白芷各五斤　紫厚朴[①]　陈皮　甘草　苍术　天南星各二斤

以上共为咀片，晒极干燥，用大驴磨连磨三次，方用密绢罗筛筛出，磁器收贮，勿令泄气。

【按语】凡遇红赤肿痛，发热未成脓者，及夏月火令时，俱用茶汤同蜜调敷；如微热微肿及大疮已成，欲作脓者，俱用葱汤同蜜调敷；如漫肿无头，皮色不变，湿痰流毒、附骨痈疽、鹤膝风症等病，俱用葱酒煎调；如风热恶毒所生，患必皮肤亢热，红色光亮，形状游走不定者，俱用蜜水调敷；如天疱、火丹、赤游丹、黄水漆疮、恶血攻注等症，俱用大蓝根叶捣汁调敷，加蜜亦可；汤泼火烧，皮肤破烂，麻油调敷。具此诸引理取寒热温凉制之。又在临用之际，顺合天时，洞窥病势，使引为当也。

［考订者按］实验研究：本方具有抗炎、抗感染、消肿、镇痛、抗冻伤和抑菌作用（《中医大辞典》）。清·张德裕《本草正义》："（姜黄），除风热，清痈肿，功力烈于郁金，则正以入血泄散，故痈疡之坚肿可消，疡科敷药之如意金黄散用之，即是此意。"由良石主编，北京科学技术出版社出版的《外治秘方》中如意金黄散可治风湿性关节炎、静脉炎、重度褥疮、内痔便血、小儿脐疮、跌打损伤、流行性腮腺炎、黄水疮、乳腺增生、带状疱疹、麦粒肿，以及脓性指甲炎、甲沟炎共12则病证的治疗。

第二十二方：四虎散

（外用）

四虎散内用南星　草乌半夏效通灵
药内再添狼毒力　痈疽顽肿即安宁

治痈疽肿硬，厚如牛领之皮，不作脓腐者宜用。

---

① 紫厚朴，又称紫油厚朴，以四川、湖北所产质量最佳。

南星　草乌　半夏　狼毒各等分

上为细末，用猪脑同捣，遍敷疮上，留正顶出气。

【注释】本方抄自宋·杨士瀛《仁斋直指方论》卷二十二方。方药、主治同，原制法用醋、蜜同捣成膏。

第二十三方：真君妙贴散（又名妙贴散）

（外用）

真君妙贴散奇功　荞面硫黄白面同
诸般异症皆堪效　常取收功掌握中

治痈疽诸毒，顽硬恶疮，漫肿不作脓者，宜用此药。不痛者即痛，痛甚者即止。

明净硫黄（为末）十斤　荞面　白面各五斤

共一处，用清水微拌，干湿得宜，木箱内晒成面片，单纸包裹，风中阴干收用。临时再研极细，用新汲水调敷；如皮破血流，湿烂疼苦等症，麻油调搽；天疱、火丹、肺风、酒刺，染布青汁①调搽并效。

【注释】本方见于元·杨清叟《仙传外科集验方》，但剂量不同。

[考订者按]此剂下料用量，可与如意金黄散互参，足见陈氏门诊如市。

第二十四方：回阳玉龙膏（又名玉龙膏、回阳玉龙散）

（外用）

回阳玉龙膏肉桂　白芷军姜仍在位
草乌赤芍与南星　热酒同调功更倍

治背疽阴病，不肿高、不焮痛、不发热、不作脓，及寒湿流注、鼓风久损、冷痛痹风、诸湿脚气、手足顽麻、筋骨疼痛及一切皮色不变，漫肿无头，鹤膝风等，但无皮红肌热者，一概用之，俱有功效。

草乌（炒）三两　军姜（煨）三两　赤芍（炒）　白芷　南星（煨）各一两　肉桂五钱

上制毕，共为细末，热酒调敷。

【按语】此药有军姜、肉桂热血生血，既生既热，恐不能散而为害，故有草乌、南星可以破恶气，祛风毒，活死肌，除骨痛，消结块，回阳气；又有赤芍、白芷，足以散滞血，住痛苦；加以酒行药性，攻通气血，虽十分冷症，未有不愈者。诚为寒灰之焰，枯木之春，大抵病冷则肌肉阴烂，不知痛痒，其有痛者，又多附骨之痛，设若不除，则寒根透髓，寻常之药固莫能及矣。

---

① 染布青汁：指板蓝根全草浸出的靛蓝水。《光绪通州志》记载："种蓝成畦，五月刈曰头蓝，七月刈曰二蓝，甓一池水，汲水浸入石灰，搅千下，犀去水，即成靛，用以染布，曰小缸青。"

【注释】本方抄自元·杨清叟《仙传外科集验方》,药物、剂量及调敷方法一样,但主治内容上,《外科正宗》更为具体。杨清叟曰:"凡风寒湿痹,骨内冷痛,及损伤入骨,年久发痛,或一切阴疽肿毒,并宜草乌头、南星等分,少加肉桂为末,姜汁热酒调涂,未破者能内消,久溃者能去黑烂。"

[考订者按] 此属于中医外科的特殊疗法,即"箍围疗法"。用具有截毒、束毒、拔毒作用的箍围药物敷贴,而起到清热消肿、散瘀定痛、温经化痰等作用的方法。(《中医大辞典》)陈氏中医外科最具特色的如意金黄散、回阳玉龙膏、冲和膏、铁桶膏等均在临床中发挥其"箍围疗法"的作用。

第二十五方:冲和膏(又名冲和仙膏、仙膏、黄云膏、阴阳散)

(外用)

　　　　冲和膏内紫荆皮　独活菖蒲赤芍宜
　　　　白芷随方加减法　诸般百症可堪医

治痈疽、发背,阴阳不和,冷热不明者,宜用此药。

紫荆皮(炒)五两　独活(炒)三两　赤芍(炒)二两　白芷一两　石菖蒲一两半

上为细末,葱汤、热酒俱可调敷。

【按语】药中紫荆皮乃木之精,能破气、逐血、消肿;独活土之精,动荡凝滞血脉,散骨中冷痛,去麻痹湿;石菖蒲水之精,善破坚硬,生血止痛,破风消肿;白芷金之精,能去风生肌定痛;赤芍药火之精,能生血活血,散瘀除痛,盖血生则肌肉不死,血动则经络流通。故肌活不致烂痛,经通不致壅肿,此为散风行气、活血消肿、祛冷软坚之良药也。其中五行相配用者,再无不效之理,又流毒、骨疽冷症尤效。

【注释】本方抄自元·杨清叟《仙传外科集验方》。

[考订者按] 药理实验表明,紫荆皮对金黄色葡萄球菌有抑制作用。

第二十六方:铁桶膏 [原创]

(外用)

　　　　铁桶膏中铜绿倍　胆矾轻粉郁金香
　　　　还有晋矾并白及　醋调箍肿不开张

治发背将溃已溃时,根脚走散不收束者用此。

铜绿五钱　明矾四钱　胆矾三钱　五倍子微炒,一两　白及五钱　轻粉　郁金各二钱　麝香三分

上为极细末,用陈米醋一碗,勺内慢火熬至一小杯,候至金色黄泡为度。待温用上药一钱搅入膏内,每用炖温,用新笔涂膏疮根上,以绵纸盖其疮根,自生绉纹,渐

收渐紧，再不开大为效。

第二十七方：煮拔筒方［原创］（又称药筒拔法）
（外用）

拔筒奇方羌独活　紫苏蕲艾石菖蒲
甘草白芷生葱等　一筒拔回寿命符

治发背已成将溃时，脓毒不得外发，必致内攻，乃生烦躁，重如负石，非此法拔提毒气难出也。

羌活　独活　紫苏　蕲艾　鲜菖蒲　甘草　白芷各五钱　连须葱二两

预用径口一寸二三分新鲜嫩竹一段，长七寸，一头留节，用刀划去外青，留内白一半，约厚一分许，靠节钻一小孔，以杉木条塞紧，将上药放入筒内，筒口用葱塞之，将筒横放锅内，以物压勿得浮起。用清水十大碗淹筒煮数滚，约内药浓熟为度候用。再用铍针于疮顶上一寸内品字放开三孔，深入浅寸，约筒圈内，将药筒连汤用大磁钵盛贮患者榻前，将筒药倒出，急用筒口乘热对疮合上，以手捺紧其筒，自然吸住，约待片时，药筒已温，拔去塞孔木条，其筒自脱，将器倒出筒中物色看其何样，如有脓血相黏，鲜明红黄之色，亦有一二杯许，其病乃是活疮，治必终愈。如拔出物色纯是败血气秽，紫黑稀水，而无脓意相黏者，其病气血内败，肌肉不活，必是死疮，强治亦无功矣。

【按语】此法家传，屡经有验。如阳疮易溃、易脓之症，不必用此以伤气血。此法阴疮之用，要在十五日前后，坚硬不溃、不脓者行之最当，此法的有回天之效，医家不可缺也。

第二十八方：猪蹄汤
（外用）

猪蹄汤内羌甘草　赤芍黄芩白芷归
加上露蜂房更妙　诸疮一洗脱凡衣

治痈疽、诸毒已溃流脓时用此汤洗，消毒气、去恶肉、回死肌、润疮口，又能散风消肿，腐尽则已。

羌活　甘草　赤芍　黄芩　白芷　当归　蜂房各等分

上为粗末，看疽疮大小用药多少。先将豶①猪前蹄一只，用白水六碗，煮蹄软为度，将汁滤清，吹去汁上油花，用药一两投于汁中，再用微火煎十数沸，密绢滤去药渣，候汤半热，将软绢蘸汤淋于疮上，轻手挹去瘀脓腐肉，其恶物随汤而下。洗讫，以绢帛挹干，照前总论次第如式用药。

---
① 豶（fén坟），阉割过的猪。

【注释】本方抄自宋·李迅《集验背疽方》。治痈疽肿块，消毒气，去恶肉。凡有疮口，便用此药淋洗。香白芷（不见火）、甘草（生用）、独活（用老羌活）、黄芩（去心）、赤芍药（去皮）、当归（去芦，洗净沙土）、露蜂房（取有蜂儿者用）以上各等分，为粗末。先将獖猪前蹄两只一斤，只用白水三升煮软，将汁水两次澄清，去上面油花、下面滓肉，每次用药粗末一两，投于汁中，再用文武火煎十数沸，滤去滓。以绵帛蘸药温汤，徐徐薄揩疮上，死肉、恶血随洗而下，净洗讫，以绢帛拭干，仍避风，忌入口气吹之。（裘吉生《三三医书·集验背疽方》）

第二十九方：洗药方 [原创]

（外用）

> 洗药方中归独活　葱头白芷甘草撮
> 痈疽腐尽此淋之　生肌长肉常令说

当归　独活　白芷　甘草各二钱　葱头五个

用水三碗，煎至药烂，滤清以绢帛蘸汤挹净疮上，随搽贴红黑二膏盖之，洗时切忌风寒为要。

【按语】常治背疮轻易者，以此代猪蹄汤用，其功亦效。

第三十方：加味太一膏 [原创]（又名加味太乙膏、太一膏）

（内外兼用）

> 太一膏中桂芷归　乳没丹参地芍魏
> 将军木鳖兼轻粉　血余槐柳共称奇

治发背、痈疽及一切恶疮，跌仆伤损、湿痰流毒、风湿、风温，遍身筋骨走注作痛，内伤风郁，心腹胸背攻刺作痛，腿脚酸软，腰膝无力，汤泼火浇、刀伤、棒毒、五损内痈，七伤外证俱贴患处。

肉桂　白芷　当归　玄参　赤芍　生地　大黄　土木鳖各二两　槐枝　柳枝各一百段　真阿魏三钱　轻粉四钱　血余一两　黄丹四十两　乳香（末）五钱　没药（末）三钱

上八味，并槐柳枝，用真麻油足称五斤，将药浸入油内，春五、夏三、秋七、冬十，候日数已毕，入洁净大锅内，慢火熬至药枯浮起为度。住火片时，用布袋滤净药渣，将油称准足数，将锅展净，复用细旧绢将油又滤入锅内，要清洁为美；将血余投下，慢火熬至血余浮起，以柳棒挑看似膏溶化之象，方算熬熟。净油一斤，将飞过黄丹六两五钱徐徐投入，火加大些，夏秋亢热，每油一斤加丹五钱，不住手搅动，候锅内先发青烟，后至白烟叠叠旋起，气味香馥者，其膏已成。即便住火，将膏滴入水中，试软硬适中，如老加熟油，若稀亦加炒丹每各少许，渐渐加火，务要冬夏老嫩得所为佳。候烟尽，端下锅来，方下阿魏，切成薄片，散于膏面上化尽；次下乳没、轻粉搅匀倾入水内，以柳棍搂成一块，再换冷水浸片时，乘温每膏半斤扯拔百转成块，又换冷水投浸，随用时每取一块铜勺内复化，随便摊贴至妙。

【按语】又男子遗精，妇人白带俱贴脐下。脏毒肠痈亦可丸服。诸般疮疖，血气癫痒，诸药不止痛痒者并效。

［考订者按］《太平惠民和剂局方》卷八有神仙太一膏。内服作丸，樱桃大，蛤粉为衣，每服一丸；外用摊纸上，贴患处，治痈疽疮疖，虫兽咬伤，烫伤等。陈氏加土木鳖、阿魏、轻粉、血余、乳香及槐柳枝，剂量也有变化，主治内容也有所拓展，但以外用为主，内服仅用于脏毒、肠痈，酌情施治。

第三十一方：生肌玉红膏［原创］

（外用）

生肌玉红膏更奇　　其中淡味少人知
芷草归身轻粉竭　　白占紫草效堪推

此膏专治痈疽、发背，诸般溃烂、棒毒等疮，用在已溃流脓时。先用甘草汤甚者用猪蹄药汤淋洗患上，软绢挹净，用抿脚挑膏于掌中捻化，遍搽新腐肉上，外以太一膏盖之。大疮早晚洗换二次，内兼服大补脾胃暖药，其腐肉易脱，新肉即生，疮口自敛。

白芷五钱　甘草一两二钱　归身二两　血竭　轻粉各四钱　白占[①]二两　紫草二钱　麻油一斤

先用当归、甘草、紫草、白芷四味，入油内浸三日，大勺内慢火熬药微枯色，细绢滤清，将油复入勺内，煎滚下整血竭化尽，次下白占，微火化尽。先用茶盅四枚，预炖水中，将膏分作四处，倾入盅内，候片时方下研极细轻粉，每盅内投和一钱搅匀，候至一伏时取起，不得加减，致取不效。

【按语】此乃外科收敛药中之神药也。

［考订者按］实验研究：本方有抗炎和伤口收敛作用。（《中医大辞典》）冉小峰评曰："本方用植物油加白蜡，可以调整为任意软化点的软膏，方中当归、白芷和紫草的有效成分均能溶入油中，血竭和轻粉则候油温后再加入，工艺是非常合理的，这种油蜡软膏基质是我国的创造性成果。"

[①] 白占，即白蜡，蜂蜡的一种。性味甘、淡、平。功能收涩、解毒、生肌、定痛。

第三十二方：化腐紫霞膏 [原创]

（外用）

化腐紫霞膏粉竭　巴豆蓖仁金顶砒
螺肉樟冰同共末　敷之铜铁也成灰

治发背已成，瘀肉不腐及不作脓者。又诸疮内有脓而外不穿溃者，俱用此膏。不腐烂者自腐，不穿溃者自破。其功甚于乌金膏[①]及碧霞锭子[②]。

轻粉　蓖麻仁（研）各三钱　血竭二钱　巴豆（研，白仁）五钱　樟脑一钱　金顶砒五分　螺蛳肉（晒干为末）二个

上各为末，共研一处，磁罐收贮。临用时旋用麻油调搽顽硬肉上，以绵纸盖上或膏贴俱可，至顽者不过二次即软，腐烂为脓，点诸疮顶亦破。

[**考订者按**] 陈氏临床应用自己研制的化腐紫霞膏，经过仔细观察比较后有"其功甚于乌金膏及碧霞锭子"二方的结论。

【按语】以上三十二方，凡大疮诸毒初起及已成时选用。

溃疡治法

脓熟不溃，疮不焮热，食少便溏者，脾虚也，补托温中。脓清或多，疮口散大，不生肌者，里虚欲变症，峻补之。腐肉虽脱，新肉生迟，如冻色者，肉冷肌寒，大温气血。溃后食少，心烦不睡，发热作渴，脾弱气虚，补中益气。身凉脉细，倦怠懒言，食不知味者，脾弱也，醒脾助胃。风寒袭于疮口，皮白绽而不收敛者，外照而内温补。溃后面黄肌瘦，脓水清稀，疮色淡白者，当香燥助脾。脉大无力，细涩微沉，自汗身凉者，气血俱虚，峻补之。出血或脓多，五心烦热，燥甚不眠者，亡阳也，急补之。疮口已合，轻犯房劳，或值急暴复崩溃者，仍助气血。

肿疡　溃疡

[**考订者按**] 肿疡、溃疡，病证名。首见《周礼·天官疡医》："疡医上工八人，掌肿疡、溃疡、金疡、折疡之祝药劀杀之齐。"祝（zhú注）药，外敷用的药水或药膏，劀（guā 刮）杀之齐（剂），郑玄注："刮，刮去脓血；杀，谓以药食其恶肉。"

---

① 乌金膏，为《外科理例》方，其内容为"用巴豆去壳炒焦研如膏，点肿处则解毒，涂瘀肉则自化"等，殆为陈氏曾用过。
② 碧霞锭子，出明·徐用诚《玉机微义》，即《普济方》卷二十四青金锭子，铜绿三钱，青矾一钱，轻粉一钱，白丁香一钱，苦葶苈一钱，片脑半钱，麝香半钱，主治疮肿，用法约入疮口深浅纴入，疼者可治，不疼者难治。《玉机微义》云："闭疮口，加砒一钱（生用），名'碧云锭子'；去死肉，加砒一钱（煅），名'碧霞锭子'；生肌肉，加枯矾一钱，名'碧玉锭子'。"

溃疡主治方

第三十三方：十全大补汤（又名十全饮、十补汤）

十全大补参芪芍　肉桂川芎熟地黄
归术茯苓甘草炙　枣姜加上号全方

治溃疡发热，或恶寒、或作痛、或脓多、或清、或自汗、盗汗及遍身流注、瘰疬、便毒诸疮。

人参　黄芪　白芍　肉桂　川芎　熟地　当归　白术　茯苓各一钱　甘草（炙）五分

水二碗，姜三片，枣二枚，煎八分，食前服。

【按语】久不作脓，或脓成不溃，溃而不敛，若气血不足之人，结肿未成脓者，宜加陈皮、香附、半夏、连翘，服之自消。

【注释】本方源自《太平惠民和剂局方》卷五。药用十味（如上）各等分。为粗末，每服二大钱，加生姜三片，大枣二枚，不拘时服。功能温补气血。陈氏照抄明·汪机《外科理例》。《中医大辞典》："实验研究：本方具有显著的免疫增强效果，能明显促进特殊性抗体生成，又具有抗癌活性。"

第三十四方：八珍汤

八珍汤擅理阴阳　芎芍当归熟地黄
还要相兼四君子　何愁虚弱不荣昌

治溃疡诸症。

川芎　白芍　当归　熟地黄　人参　白术　茯苓各一钱　甘草（炙）五分

水二碗，姜三片，枣二枚，煎八分，食前服。

【按语】调和荣卫，顺理阴阳，滋养气血，进美饮食，和表里，退虚热，为气血俱虚之大药也。

【注释】本方源自元·朱震亨《丹溪心法》卷四。当归、赤芍、川芎、熟地黄、人参、茯苓、甘草、砂仁各等分，加生姜三片，大枣二枚，水煎服。功能和血气，理脾胃，治少气懒言，食欲不振。陈氏照抄《外科理例》。

第三十五方：补中益气汤

补中益气汤甘草　黄芪人参白术归
柴胡升陈三味少　还兼姜枣效堪推

治疮疡元气不足，四肢倦怠，口干发热，饮食无味，或饮食失节，或劳倦身热，脉洪大而无力；或头痛而恶寒，或声高而喘，身热而烦，俱宜服此。

黄芪一钱五分　甘草（炙）　人参　当归　白术各一钱　升麻　柴胡　陈皮各三分　麦门冬六分　五味子（炒）五分

水二碗，姜三片，枣二枚，煎一碗，空心热服。

【注释】本方源自金·李杲《内外伤辨惑论》卷中，方用黄芪一钱，甘草（炙）五分，人参（去芦）、升麻、柴胡、橘皮、当归身（酒洗）、白术各三分。为细末，水煎去滓，早饭后温服。功能补中益气，升阳举陷。本方前八味药及剂量与《内外伤辨惑论》同，麦冬、五味子为陈氏另加（歌括中未提）。主治内容及煎、服用方法抄自《外科理例》。

[考订者按]《历代名医良方注释》冉雪峰云："东垣立补中益气一法，遵《内经》'劳者温之，损者温之'之义，选用甘温之品，实脾益胃，以升清阳……东垣生平学力，得力在于治脾胃，而治脾胃之法，得力在于升清阳，于建中炙甘草外，又悟出此实中升陷一法，东垣谊力，煞是可钦，陷升而身热可解，陷升而自汗可止，陷升而形倦可苏，陷升而气高可宁。"

第三十六方：人参养荣汤（又名养营汤、养荣汤）

　　　　人参养荣参术归　陈皮白芍桂心芪
　　　　甘草地黄并五味　茯苓远志枣姜宜

治溃疡发热、恶寒，或四肢倦怠，肌肉消瘦，面色萎黄，呼吸短气，饮食无味，或气血原不足，不能收敛。

白芍一钱五分　人参　陈皮　黄芪　桂心　当归　白术　甘草各一钱　熟地黄　五味子　茯苓各八分　远志五分

姜三片，枣二枚，水二碗，煎八分，食远服。

【按语】若大疮愈后，多服之不变他症。

【注释】本方源自《太平惠民和剂局方》卷五。原方白芍三两，当归、陈皮、黄芪、桂心、人参、煨白术、炙甘草各一两，熟地黄、五味子、茯苓各七钱半，远志（炒、去心）半两。为粗末，每服四钱，加生姜三片，大枣二枚，水煎服。功能"补气养血，养心安神"。陈氏照抄《外科理例》。

第三十七方：人参黄芪汤

　　　　人参黄芪汤罕稀　麦冬二术草陈皮
　　　　黄柏归身五味子　升麻神曲枣姜随

治溃疡虚热，不睡，少食，或秽气所触作痛者效。

黄芪二钱　人参　白术　麦冬　归身　苍术各一钱　甘草　陈皮　升麻　神曲各五分　黄柏（酒拌炒）三分　五味子（炒）五分

水二碗，姜三片，枣二枚，煎八分，食远服。

【注释】本方抄自《外科理例》黄芪人参汤，适应证、药物及剂量、煎服法均相同。"黄芪"及其后四味至"苍术"，其剂量未标，陈氏漏抄，今补。先贤汪机此方重用黄芪，故名"黄芪人参汤"。陈氏针对所治病证，人参助力，在主治之症后加"者效"二字。

第三十八方：内补黄芪汤

    内补黄芪汤桂芍　归苓熟地草门冬
    川芎远志人参等　枣姜加上起疲癃

治痈疽、发背、诸疮已破后虚弱无力，体倦懒言，精神短少，饮食无味，自汗，口干，脉涩不睡并效。

黄芪　人参　茯苓　川芎　归身　白芍　熟地　肉桂　麦门冬　远志各一钱　甘草五分

水二碗，姜三片，枣二枚，煎一碗，食远服。

【注释】本方源自《外科理例》，药十味，黄芪、麦冬各一两、甘草七分、其余未标明用量，主治内容无。明·王肯堂《证治准绳·疡医》卷二，增当归，药物剂量稍有变化，主治项仅"治痈疽溃而反痛者"。陈氏抄自《证治准绳》方，十一味药剂量均衡调整如上，根据临床实践，主治内容明确而具体。

第三十九方：托里清中汤 [原创]

    托里清中汤茯苓　冬参五味术梗陈
    枣姜半夏同甘草　疮疡咳嗽最能清

治痈疽脾胃虚弱，咳嗽痰气不清，饮食少思者。
人参　白术　桔梗　陈皮　半夏　茯苓各一钱　麦门冬　五味子　甘草各五分
水二碗，姜三片，枣二枚，煎八分，食远服。

第四十方：托里和中汤 [原创]

    托里和中汤半夏　白术参苓功不亚
    陈皮甘草木香宜　煨姜效值千金价

治痈疽中气虚弱，饮食少思，肿不消，溃不敛者。
半夏　白术　人参　茯苓　陈皮　煨姜各一钱　木香　甘草各五分
水二碗，姜三片，枣二枚，煎八分，食远服。

[考订者按] 清·吴仪洛《本草从新》："煨姜，和中止呕，用生姜惧其散，用干姜惧其燥，惟此略不燥散。凡和中止呕，及与大枣并用，取其和脾胃之津液而和营

卫,最为平妥。"

第四十一方：托里建中汤 [原创]

托里建中汤炮姜　参苓白术附子强
半夏还兼甘草炙　建中功效可回阳

治痈疽元气素虚，或因寒凉伤脾损胃，饮食少思，凡食无味或作呕、泄泻等症，急服以建中气。

人参　白术　茯苓各二钱　半夏　炮姜各一钱　甘草五分　熟附子八分

水二碗，姜三片，枣二枚，煎八分，不拘时服。

第四十二方：托里温中汤 [原创]

托里温中羌益智　丁木沉香白蔻是
参苓陈术炮干姜　附子加之功全备

治痈疽阳弱阴寒，脉虚身冷，或疮为寒变，反致不疼；或脓水清稀，心下痞满，肠鸣，腹痛，大便微溏，食则呕逆，气短、不得安卧，时发昏愦者服之。

白术　茯苓　木香　丁香各五分　半夏　陈皮　羌活　益智　干姜（炮）　人参　白蔻　甘草各一钱　附子二钱

水二碗，姜三片，枣一枚，煎八分，不拘时服。

【按语】方与旧不同。予制此尝治痈疽阴证及杂症阳气脱陷与寒气逼阳于外者，发热烦躁，口干作渴，投以姜、附之类，其津液顿生，烦热顿退，其应如响。

[考订者按]元·罗天益《卫生宝鉴》卷十三托里温中汤。原方组药丁香、沉香、茴香、益智仁、陈皮各一钱，木香一钱半，羌活、炮姜各三钱，炙甘草二钱，附子（炮，去皮脐）四钱。为粗末，加生姜五片，水煎服。主治内容与陈氏所述相同。《外科理例》亦照抄《卫生宝鉴》方。陈氏组方去沉香、茴香，加白术、茯苓、半夏、人参、白蔻。因此特做了"方与旧不同"的说明。主治内容较《外科理例》增加了"痈疽阳弱阴寒，脉虚身冷，疮不疼，脓水清稀"等语，皆从实践中来。

第四十三方：圣愈汤

圣愈汤凭熟地芪　芎归生地等相宜
人参六品真堪羡　脓甚心烦此最奇

治溃疡脓水出多，气血虚极，脉细、空而无力，以致心烦不安，睡眠不宁，或五心烦躁等症并服。

熟地　生地　川芎　人参各五钱　归身　黄芪盐水炒，各一钱

作一剂，水二碗，煎八分，食远服。

【注释】此方源自金·李杲《兰室秘藏·疮疡门》。原方生地、熟地、川芎、人参各三分，当归、黄芪各五分，为粗末，水煎，不拘时服。功能补气养血。治诸恶疮出血多，而心烦不安，不得睡眠。陈氏配方剂量参照《外科理例》，主治内容有所拓展，如陈氏临诊"气血虚极，脉细，空而无力"，做了具体表述，这是汪氏没有提到的。

第四十四方：保元大成汤 [原创]

　　　　保元大成汤接命　　参苓归术芪陈定
　　　　木香芍附草砂萸　　枣姜五味功奇应

治溃疡元气素虚，精神怯弱，或脓水出多，神无所主；以致睡卧昏倦，六脉虚细，足冷身凉，便溏或秘，胸膈或宽不宽，舌虽润而少津，口虽食而无味，脉弦不紧，肉色微红，总由不足，大补堪提。

人参　白术　黄芪（蜜水拌炒）各二钱　茯苓　白芍　陈皮　归身　甘草炙　附子　山萸肉　五味子各一钱　木香　砂仁各五分

水二碗，煨姜三片去皮，大枣三枚，煎八分，食远服。服至精神回、手足暖、脾胃醒、肉色红为度。

【按语】上数症乃元气虚脱，已欲变坏之病，非此不回也。

[考订者按] 此方后被清·顾世澄《疡医大全》卷九照抄。

第四十五方：独参汤 [一]

　　　　人参一味独称强　　济困扶危立大纲
　　　　气血两亡并自汗　　脉虚寒热并皆尝

治溃疡脓水出多，气血虚极。或恶寒，或发热，或自汗、冷汗，或手足指甲青冷，或身凉脉细并宜。

人参（切片）二两

作一剂，水二碗，枣十枚，煎一碗，徐徐服之，若煎至稠厚，即为膏矣。作三次，用好酒温化服亦可。

【注释】本方抄自元·葛可久《十药神书》。陈氏用参、枣均加倍，主证不同。卷四跌仆第五十八有独参汤 [二]，针对跌仆损伤，出血过多，昏沉不醒，采用不拘时口服。

第四十六方：香砂六君子汤

　　　　记得香砂六君子　　参苓白术陈皮比
　　　　砂仁半夏藿香同　　枣姜甘草同煎美

治溃疡脾胃虚弱，恶心呕吐，或饮食不思等症。

人参　白术　茯苓　陈皮　半夏各一钱　甘草　藿香　砂仁各五分

姜三片，枣二枚，水二碗，煎八分，食远服。

【注释】此方源自明·龚廷贤《万病回春》卷二，方用香附、砂仁、人参、白术、茯苓、半夏、陈皮、木香、白豆蔻、厚朴、益智仁、甘草，加姜枣、水煎服。主治脾虚不思饮食，食后倒饱。明·张介宾《景岳全书·古方八阵》卷五十四方，前五味药《外科正宗》剂量与之相同，后三味为炒砂仁、藿香八分，炙甘草六分。加生姜、水煎服。治脾胃虚寒，食少作呕，或中气虚凉，恶心胀满等症。

第四十七方：清震汤 [原创]

清震汤中益智仁　参苓柿蒂甘草陈
香附附子泽半夏　枣姜呃逆效如神

治溃疡脾胃虚弱，或误食生冷，或气恼劳役，或入房梦遗，致火邪乘入中脘，乃生呃逆，急服之。

益智仁　陈皮　半夏　茯苓　人参　甘草　香附各一钱　柿蒂二十四个　泽泻三分　熟附手足冷者用一钱

姜三片，枣二枚，灯心二十根，水二碗，煎八分，不拘时服。如身热、口干、便燥火厄[①]者，加黄连五分。

[考订者按]明·汪机《外科理例》清震汤，升麻、柴胡、苍术、黄芪各五分，甘草（炙）、藁本、当归身各二分，麻黄根、防风、猪苓各三分，红花一分，泽泻四分，羌活、酒黄柏各一钱，作一服，水煎，临睡服。主治内容未述。陈氏此方与汪机清震汤组方截然不同。

第四十八方：醒脾益胃汤 [原创]（简称醒脾汤）

醒脾汤用参山药　二术二苓陈半夏
麦芽泽泻朴木香　山楂苏子同堪嚼

治溃疡脾胃虚弱，过分饮食生冷，以致胸膈不宽，四肢面目浮肿及小便不利等症，并宜服之。

人参　陈皮　茯苓　半夏　山药　白术各一钱　苍术　厚朴　泽泻　麦芽　木香　山楂　苏子　猪苓各五分　老黄米（炒黄）一钱

水二碗，姜三片，灯心二十根，煎八分，食前服。

第四十九方：托里定痛散

托里定痛散当归　乳没川芎白芍随
粟壳桂皮并熟地　疮疡疼痛效堪提

---
① 厄，通"额"（原文为"呃"）。火厄，指面额如赤。

治痈疽溃后，血虚疼痛不可忍者宜服之，甚效。

归身　熟地　乳香　没药　川芎　白芍　肉桂各一钱　粟壳（泡去筋膜，蜜炒）二钱

水二碗，煎八分，随病上下，食前后服之。

【注释】此方原为《外科理例》定痛托里散，述为"治疮血虚疼痛圣药也"，陈氏改方名为"托里定痛散"，药物剂量稍有变化，增熟地一味，临床使用有效果，故曰："甚效"。

第五十方：神应异功散 [原创]（又名异功散、十二味异功散）

异功散中丁木香　桂苓归术附子强
半夏陈皮参肉蔻　枣姜厚朴可回阳

治溃疡阴盛阳虚，发热作渴，手足并冷，脉虚无力，大便自利，至饮沸汤而不知其热者必服之。

木香　官桂　当归　人参　茯苓　陈皮　白术各一钱　半夏　丁香　肉豆蔻　附子　厚朴各五分

水二碗，姜五片，枣三枚，煎八分，不拘时服此方。

【按语】痈疽阴证，凡杂症阳气脱陷与寒气逼阳于外者，发热烦躁，口干作渴，投以姜、桂、附子之类，津液顿生，烦热顿退，其应如响。

第五十一方：参术膏 [原创]

参术膏中大补功　地黄三味效堪雄
补气补脾并补血　尝堪委命在其中

治痈疽、发背等症，大脓后气血大虚，急宜用此。

上好人参半斤（切片，用水五大碗砂锅内慢火熬至三碗，将渣再煎汁一碗，共用蜜绢滤清，复熬稠厚，磁碗内收贮听用）　云片白术六两　淮庆熟地六两（俱熬，同上法）

以上三膏各熬完毕，各用磁碗盛之，炖入水中，待冷取起，盖勿泄气。

如患者精神短少，懒于言动，短气自汗者，以人参膏三匙，白术膏二匙，地黄膏一匙，俱用无灰好酒一杯炖热化服。

如脾气虚弱，饮食减少，或食不知味，或已食不化者，用白术膏三匙，人参膏二匙，地黄膏一匙，好热酒化服。

如患者腰膝酸软，腿脚无力，皮肤手足粗涩枯槁者，用地黄膏三匙，人参、白术膏各三匙化服。

如气血、脾胃相等无偏胜负者，三膏每各二匙，热酒化服。

【按语】此膏用于清晨并临睡时各进一次，自然强健精神，顿生气血，新肉易生，疮口易合，任疮危险势大脓多者，可保终无变症。夏炎天热恐膏易变，分作二次熬用亦好，愈后能服，须发变黑，返老还童，以上诸方，功难及此。

第五十二方：八仙糕 [原创]（又名八珍糕）

八仙糕为何因设　健脾养胃兼止泄
参苓山药芡实莲　白糖米粉延生说

治痈疽脾胃虚弱，精神短少，饮食无味，食不作饥，及平常无病、久病但脾虚食少、呕泄者并妙。

人参　山药　茯苓　芡实　莲肉各六两　糯米三升　粳米七升　白糖霜二斤半　白蜜一斤

上将人参等五味各为细末，又将糯、粳米亦为粉，与上药末和匀，将白糖和蜜汤中炖化，随将粉药乘热和匀摊铺笼内，切成条糕蒸熟，火上烘干，磁器密贮。每日清早用白汤泡用数条，或干用亦可。但遇知觉饥时，随用数条甚便，服至百日，轻身耐老，壮助元阳，培养脾胃，妙难尽述。

[考订者按] 此为陈氏家传秘方。据史料记载：光绪六年九月十三日（公元1880年10月16日），慈禧太后年值46岁，清宫脉案屡见"饮食运化不利，大便微溏而黏""胃口不旺""心脾久弱"等症，御医李德立拟八珍糕，按陈实功八仙糕加减，茯苓、莲子（去心）、芡实、扁豆、薏米、藕粉、尚有二味未详（按：应为人参、山药），共研极细面，加白糖适量，兑之为糕。据称慈禧太后至晚年仍服用未间断。

第五十三方：胃爱丸 [原创]

胃爱丸中参茯苓　紫苏山药豆蔻陈
莲肉甘草蜜丸灵　脾虚不食效如神

治溃疡脾胃虚弱，饮食诸味不喜，用过开胃进食之药不效者，宜服之，食进为吉。

云片白术一两（鲜白者，米泔浸去涩水，切片晒干，同麦芽拌炒）　怀庆山药一两（肥大上白者，切片用人乳①拌湿，候润透，晒，微焙）　上白茯苓一两（切一分厚，咀片，用砂仁二钱，用茯苓合碗内饭上蒸熟，只用茯苓）清河人参一两（制毕晒干，共为细末）　白豆蔻三钱　陈皮（用陈老米先炒黄色，方入同炒，微燥勿焦）六钱　小紫苏（蜜拌透，晒干，微蒸片时，连梗叶切片）五钱　莲肉（去皮心，切片）五钱　甘草（炙）三钱。

上共为细末，用老米二合微焙碾粉，泡荷叶汤打糊，丸梧子大，每服八十丸，清

---

① 原为"男乳"，即诞生男孩的母乳，今改，下同。

米汤不拘时服。

[考订者按]陈氏临床最重脾胃,如其创制的内托、托里、养荣、调中等方,名曰"胃爱"。此丸制作最为精细到位。清·吴谦等编《医宗金鉴·外科心法要诀》胃爱丸,组方药味与《外科正宗》相同,且每味药制作的说明亦一致,仅编排次序重列,主治及服法相同。再说,其全部外科心法方剂567首(分科方剂最多),其中陈氏方占三成,此方传抄最为典型,特做一说明。

第五十四方:二神丸

二神丸来有大功　谁知二味气雄雄
肉果相兼破故纸　姜同枣煮起疲癃①

治痈疽脾胃虚弱,饮食不消,大便溏泄必服之。

破故纸(微炒香色)四两　肉果(肥大者,生用)二两

用大枣四十九枚,老生姜四两切片,水浸枣、姜,煮至水干为度;取枣肉为丸梧子大,每服七十丸,清米汤空心送下。治寻常肾虚脾泄俱效。

【注释】本方源自宋·许叔微《普济本事方》卷二。主治内容为"脾胃虚弱全不进食"。《外科理例》沿用《普济本事方》,药味及制剂方法相同,主治内容拓展为"脾肾俱虚,侵晨作泻……或久泻不止,如脾经有湿,大便不实者,神效"。陈氏用药及制作照旧,主治表述简要,体现其临证经验。

第五十五方:加减八味丸

八味丸中丹皮桂　山药山萸兼五味
茯苓泽泻地黄同　生津止渴如甘霖

治痈疽已发未发,口干作渴,舌干黄硬者宜服。

茯苓　山药　丹皮各四两　山萸(肉)五两　泽泻(蒸)三两　五味子(炒)三两　肉桂六钱　熟地(捣膏酒煮)八两

上共为末,炼蜜丸如梧子大,每服二钱,空心服,盐汤送下,寻常酒服亦可。此又渗湿润燥药也。

【注释】本方源自《金匮要略》肾气丸方。干地黄、山药、山茱萸、泽泻、茯苓、牡丹皮、桂枝、炮附子。为末,炼蜜为丸。功能温补肾阳。《太平惠民和剂局方》将桂枝改作肉桂,干地黄改作熟地黄。陈氏据《太平惠民和剂局方》去附子,改为五味子。其后明·傅仁宇《审视瑶函》卷五照抄陈氏方,剂量略做调整,主治肾水不足,虚火上炎而致的目光失序,发热作渴,口舌生疮,或牙龈溃烂,咽喉作痛,或形体憔

---

① 疲癃,指弯腰驼背及身体极其矮小者。《后汉书·殇帝纪》:"疲癃羸老,皆上其名。"陈氏借喻,指脾胃虚弱不能进食,专注肾虚脾泄辅助痈疽治疗不可小觑。

悴，盗汗。

第五十六方：红铅造化丹［原创］

> 红铅造化出天工　山药参苓甘乳同
> 矾面辰砂冰片麝　此方原自出仙宫

治痈疽元气不足，软陷不起发，或已发复被风寒内外所侵，以致疮毒下陷，变为阴塌不痛者，急宜服此。亦可转阴为阳，返出毒气、复肿为吉。

红铅[1]二钱　人参　茯苓　山药各一两　甘草（炙）　枯矾各五钱　辰砂　寒食面各七钱五分　麝香八分　冰片六分　乳粉二钱（用头生人乳，每盘内用一小盏，晒干共收用之）

上各研精细，方为一处共再细研；用白蜜二两，再同头生人乳一大杯，慢火重汤内用磁碗炖蜜，滴水不散为度；候稍温和入前药，软硬得宜，丸龙眼核大，金箔为衣，磁罐收用，或以蜡固亦妙。每用一丸，好热酒一杯化药食远服之。用厚绵帛复暖患上，其热如蒸，疮必复起作痛，乃此丹之效也。诸症呕吐、怔忡、泻痢，屡药不瘥，异症并效。

【按语】大率心经之病石菖蒲，肝经之病用远志，脾经之病用生姜，肺经之病麦门冬，肾经之病五味子，各随五经之症，用五引煎汤化服，其应如响。

【按语】以上二十四方，治痈疽已溃，至于收敛。正病、杂病、变证、坏证，此四者俱在其中选用，毋得错乱，以保终吉。若不遵此法，妄设他说，别以奇方、秘法治之，终致多变。大抵溃后气血根本无有不亏伤者，补怯扶羸、理劳续损，皆不出于前方，此外无法也。

痈疽图形第十五

痈疽等发三十图　妇人等症四图
婴儿等症二图

　　附：外科诸症疮名十律

---

[1] 红铅，指初潮月经。明·万全《广嗣纪要》："月事初下，谓之红铅。"《本草纲目》："邪术家谓之红铅，谬名也。"陈氏原著有《取红铅法第一百四十三》，人民卫生出版社版底本已删，今另选"人中黄、金汁制取"补充。

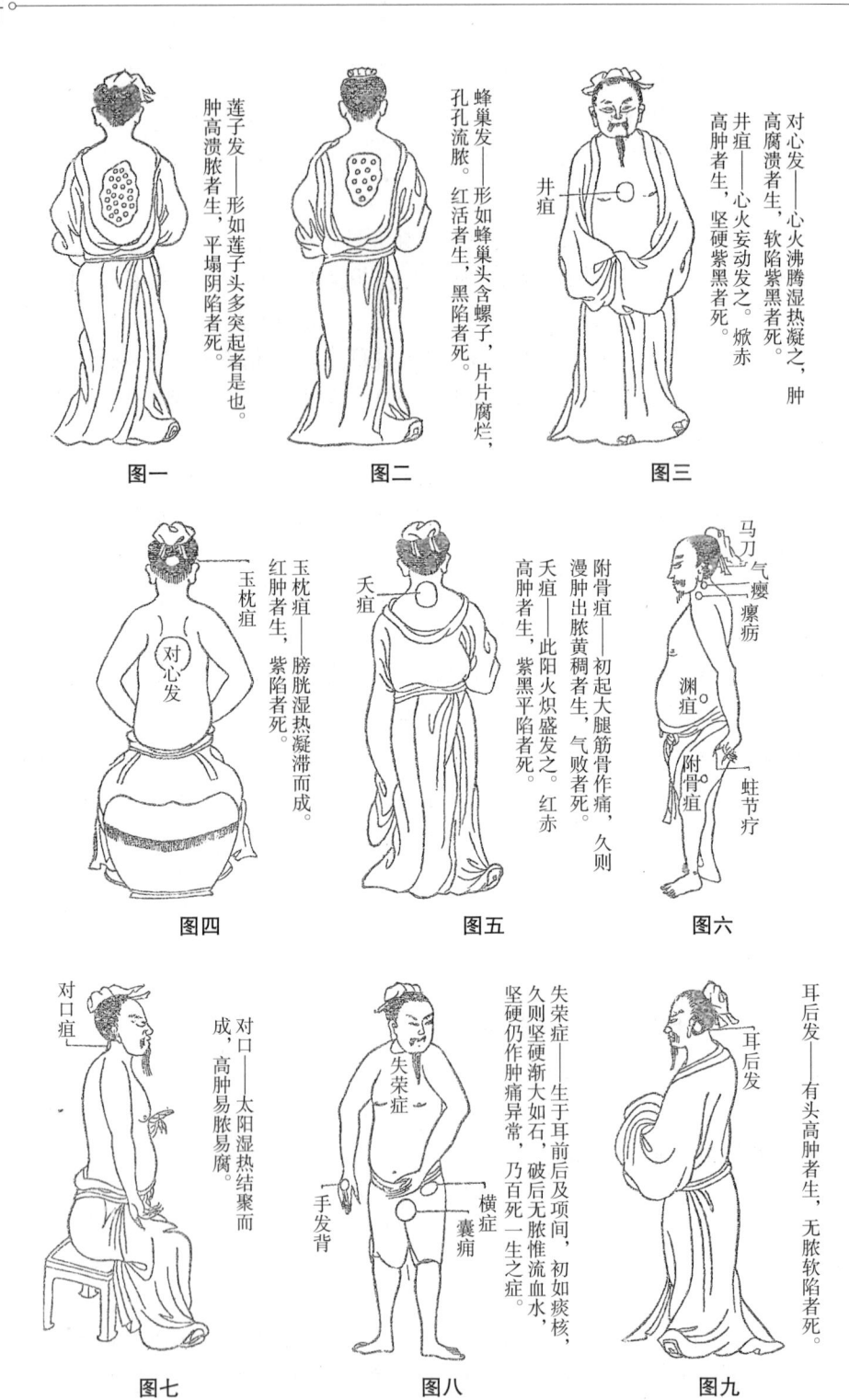

图一
莲子发——形如莲子头多突起者是也。肿高溃脓者生，平塌阴陷者死。

图二
蜂巢发——形如蜂巢头含螺子，片片腐烂，孔孔流脓。红活者生，黑陷者死。

图三
对心发——心火沸腾湿热凝之，肿高腐溃者生，软陷紫黑者死。

井疽——心火妄动发之。焮赤高肿者生，坚硬紫黑者死。

图四
玉枕疽——膀胱湿热凝滞而成。红肿者生，紫陷者死。

图五
天疽

附骨疽——初起大腿筋骨作痛，久则漫肿出脓黄稠者生，气败者死。

天疽——此阳火炽盛发之。红赤高肿者生，紫黑平陷者死。

图六
马刀气瘰瘿瘰疬

渊疽

附骨疽

蛀节疔

图七
对口疽——太阳湿热结聚而成。高肿易脓易腐。

图八
失荣症——生于耳前后及项间，初如痰核，久则坚硬渐大如石，破后无脓惟流血水，坚硬仍作肿痛异常，乃百死一生之症。

手发背 横痃 囊痈

图九
耳后发——有头高肿者生，无脓软陷者死。

【卷之一】 痈疽门

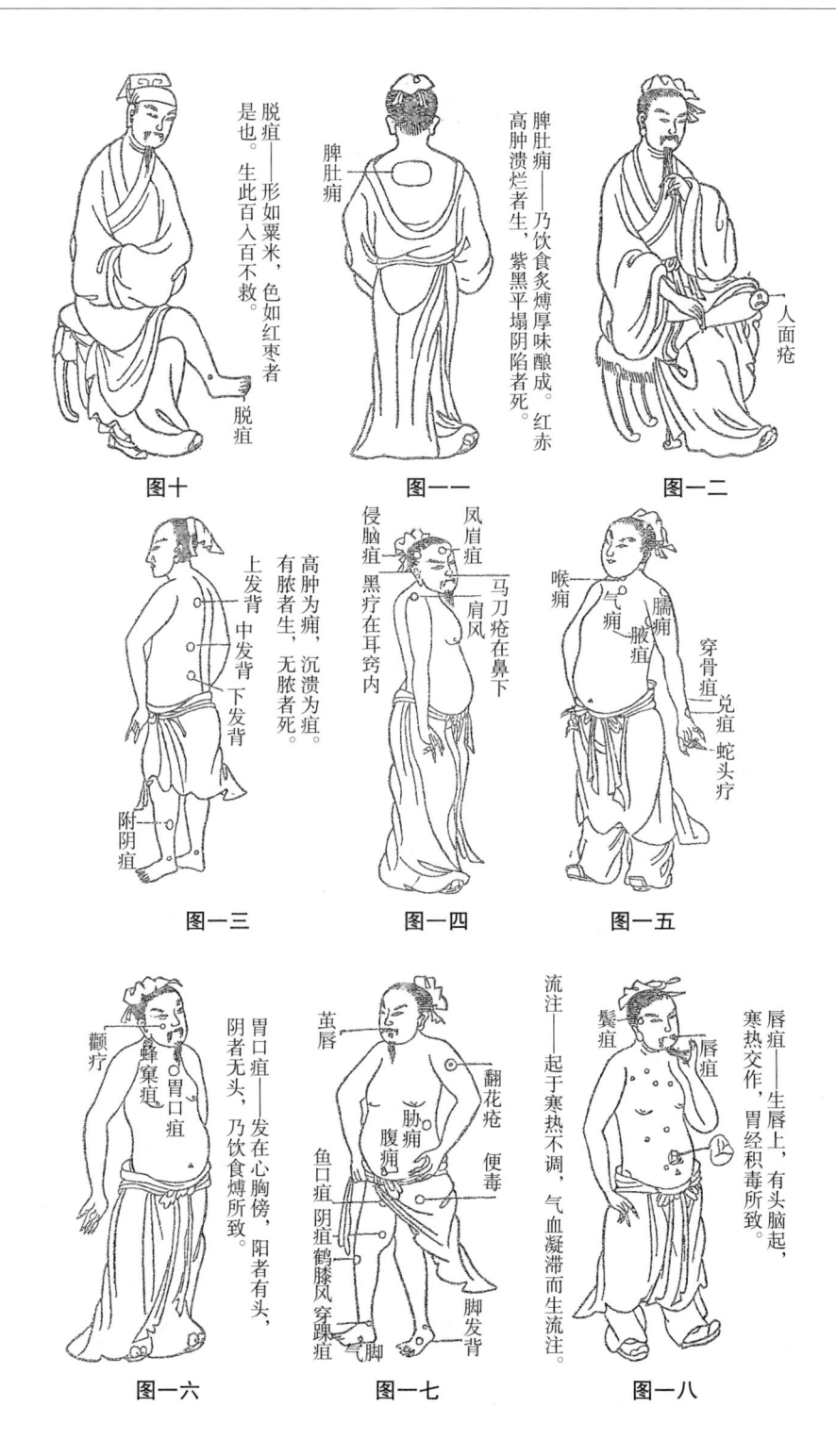

图十　脱疽——形如粟米,色如红枣者是也。生此百人百不救。
脱疽

图一一　脾肚痈——乃饮食炙煿厚味酿成。红赤高肿溃烂者生,紫黑平塌阴陷者死。
脾肚痈

图一二　人面疮

图一三　高肿为痈,沉溃为疽。有脓者生,无脓者死。
侵脑疽　上发背　中发背　下发背　附阴疽

图一四　凤眉疽　马刀疮在鼻下　肩风　黑疔在耳窍内

图一五　喉痈　膈痈　气痈　腋疽　穿骨疽　兑疽　蛇头疔

图一六　发在心胸傍,阳者有头,阴者无头,乃饮食煿所致。
颧疔　蜂窠疽　胃口疽

图一七　茧唇　翻花疮　胁痈　腹痈　鱼口疽　阴疽　鹤膝风　穿踝疽　便毒　脚发背　气脚

图一八　唇疽——生唇上,有头脑起,寒热交作,胃经积毒所致。
流注——起于寒热不调,气血凝滞而生流注。
鬓疽　唇疽

图一九　　　　　图二〇　　　　　图二一

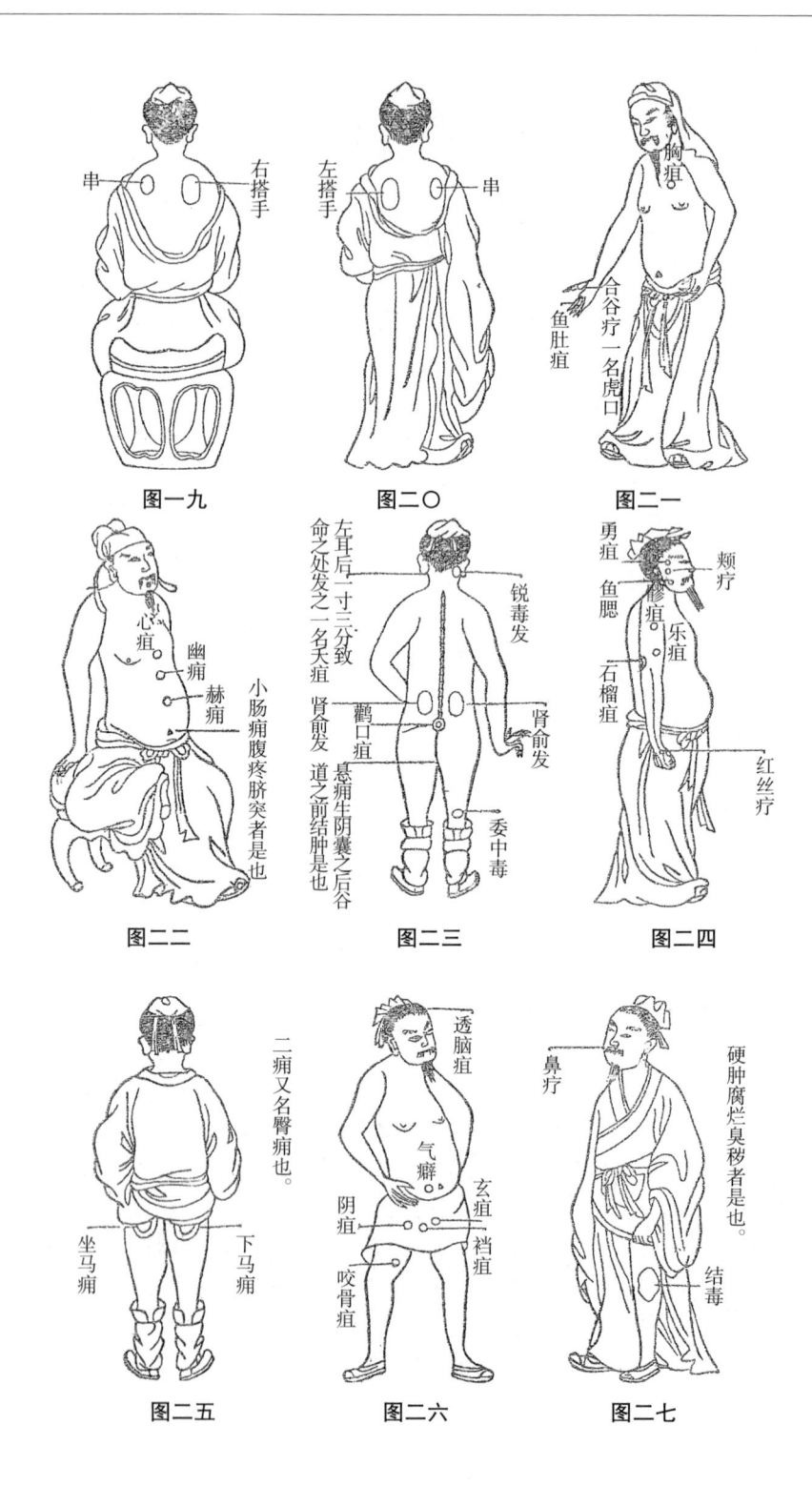

图二二　　　　　图二三　　　　　图二四

图二五　　　　　图二六　　　　　图二七

【卷之一】 痈疽门

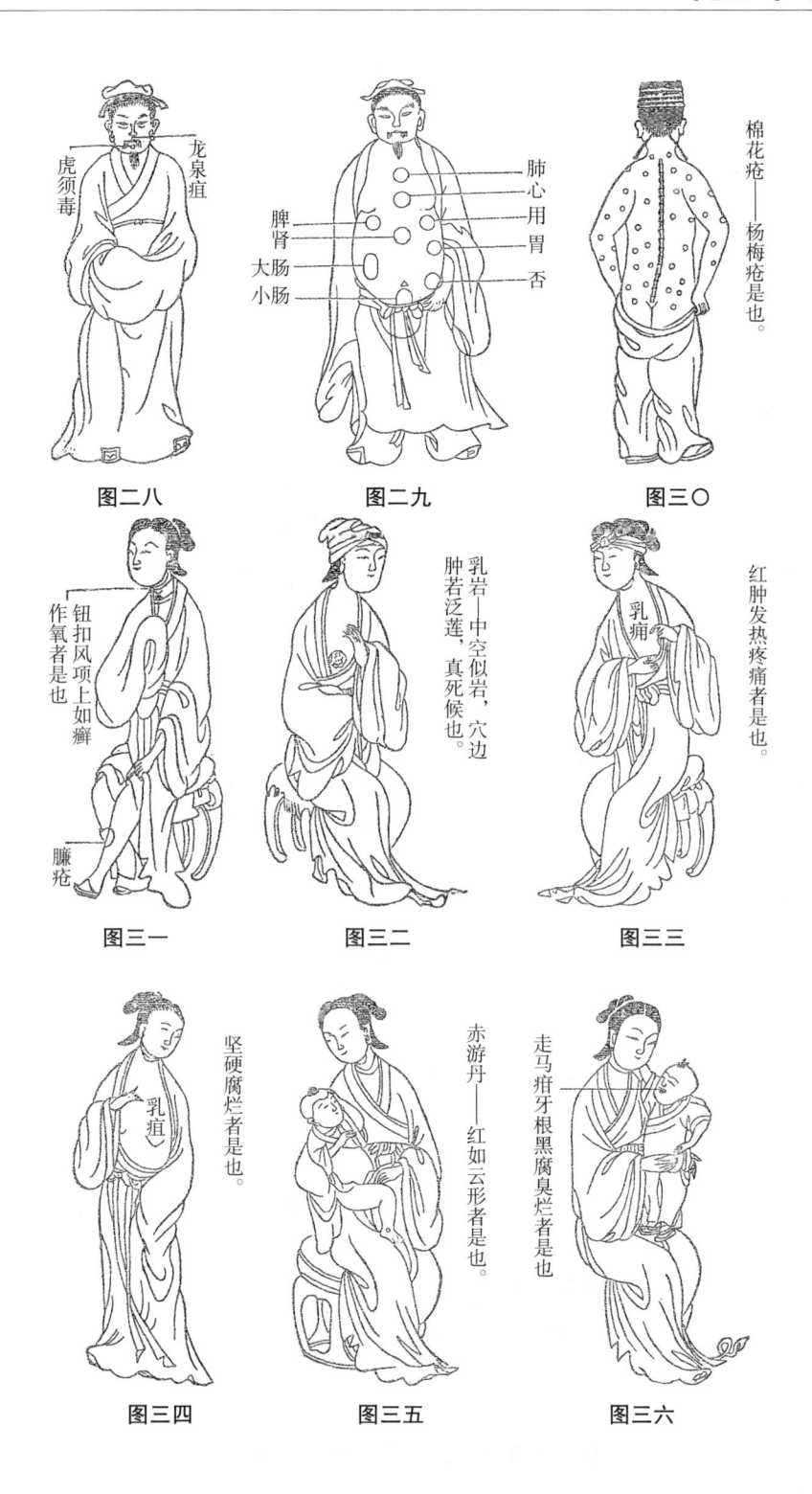

虎须毒　龙泉疽

脾肾　肺心　用胃　否
大肠
小肠

棉花疮——杨梅疮是也。

图二八　　图二九　　图三〇

钮扣风项上如癣作氧者是也
臁疮

乳岩——中空似岩，穴边肿若泛莲，真死候也。

乳痈

红肿发热疼痛者是也。

图三一　　图三二　　图三三

乳疽

坚硬腐烂者是也。

赤游丹——红如云形者是也。

走马疳牙根黑腐臭烂者是也

图三四　　图三五　　图三六

053

痈疽诸症疮名十律

其一

背之左右谓疽痈，手膀肩臂亦相同，
肺疽居右痈居左，蜂痈左右近喉咙。
耳后右为锐毒看，夭疽左耳后相逢。
左右两肩名搭手，井疽正发在心中。

其二

流注牵藤六七成，发于心上止脐平，
胁疽生在胁肷下，阴疽大体近箕门。
穿踝疽穿孤拐下，脚气原来脚底生，
左为便毒右鱼口，鹤膝风从膝眼成。

其三

肩下臑痈腋下疽，喉咙上下气痈医，
当脉兑疽君可记，三寸相离穿骨基。
红丝疔从手上起，蛾子喉风口内随，
肾疽当肾生左右，三里穴发附阴疽。

其四

离脐四寸为吓痈，再高三寸号幽痈，
肠痈还从脐突起，胸疽乳上心肺中。
合谷一疔名虎口，蛇头鱼肚指头缝，
脑后一疽名玉枕，莫作如常一样同。

其五

肩疽乐疽居中手，石榴离肘上三分，
左玄阴右裆疽发，咬骨阴包穴上生。
渊疽肾上腿附骨，佛顶疽生脑顶门，
人世毒疮当切记，敢交患者即安生。

其六

颧骨为疔唇上疽，鬓边所发亦疽医，

眉中凤眉防侵脑，黑疔耳内不为奇。
鼻内生疔当速疗，透脑原来发际基，
眉尾瘰疽能大毒，颊疔鱼眼近腮齐。

其七

马刀瘰疬气瘿疮，一气生来在颈项，
虎毒龙泉唇上下，对口原来发下藏。
牙根唇上痈莫异，牙下生之疽一行，
顶牙缝突为疗治，休作人间容易疮。

其八

心肝脾肺肾痈疽，当看胸中穴道医，
更有黄头并白泡，发无定处速如飞。
左为坐马右下马，尾骨头尖鹳口疑，
此物杀人能致命，火急攻医切莫迟。

其九

妇人之乳有数种，高肿为痈坚硬疽，
还有乳岩真恶症，肿如顽石破如墟。
钮扣之风生颈项，裙带风疮脚下需，
又有湿臁疮等疾，总生下腿上安居。

其十

婴儿走马烂牙疳，黑腐沿开臭不堪，
赤游丹毒浑身到，鹅口疮苔满口漫。
风疮奶癣多搔痒，血灌脓窠痛欠安，
还有心脾治热症，口疳重舌一般看。

[痈疽图形第十五·外科诸症疮名出处]

莲子发　蜂窠发　病名，见元·杨清叟《仙传外科秘方》卷九。陈氏"痈疽原委论第一"有述。（图一、二）

　井疽　病名，见《灵枢·痈疽》"发于胸，名曰井疽"。（图三）

　对心发　病名，见元·杨清叟《仙传外科秘方》，即中发背。（图四）

　玉枕疽　病名，见《外科正宗》痈疽图形。（图四）

055

天疽　病名，首见《灵枢·痈疽》"发于颈，名夭疽"。（图五）

附骨疽　病名，见东晋·葛洪《肘后备急方》卷五。又名多骨疽、朽骨疽。元·齐德之《外科精义》卷上称："以其毒深沉，附着于骨也。"详情见"附骨疽第二十七"（图六）

马刀　病名，见《灵枢·痈疽》"其痈坚而不溃者，为马刀挟瘿，急治之"。（图六）

气瘿　病名，见唐·孙思邈《备急千金要方》卷二十四。（图六）

渊疽　病名，见《外科正宗》痈疽图形。清·祁坤《外科大成》卷二有述。（图六）

瘰疬　病名，见《灵枢·寒热》。详情见"瘰疬论第十九"。（图六）

蛀节疔　病名，见明·薛己《外科发挥》卷四。（图六）

对口　病名，见《外科正宗》痈疽图形，又名对口疽。详情见"脑疽论第十六"（图七）

朱荣症　病名，见《外科正宗》痈疽图形。详情见"失荣症第一百三十四"（图八）

手发背　病名，见《外科正宗》痈疽图形。清·吴谦等编《医宗金鉴》云："初起形如芒刺，渐或疼痛，高肿红活。"（图八）

横症　病名，仅见《外科正宗》痈疽图形。图中横症，疑为"横痃"之误，"鱼口便毒论第三十二"提及。（图八）

囊痈　病名，见明·汪机《外科理例》卷三。详情见"囊痈论第三十三"。（图八）

耳后发　病名，见《外科正宗》痈疽图形。又名耳疽，即发于耳后一寸三分高骨处的耳后疽。（图九）

脱疽　病名，见《刘涓子鬼遗方》卷四。《中医大辞典》云："本病名发于脚趾，溃久则趾自落，故名脱疽。"（图十）

脾肚痈　病名，见《外科正宗》痈疽图形。（图一一）

人面疮　病名，见明·窦梦麟补辑《疮疡经验全书》卷六。详情见"人面疮第一百二十八"。（图一二）

上发背　病名，见《外科正宗》痈疽图形，与脾肚痈同。（图一三）

中发背　病名，系有头疽生于背中心筋缩穴者，见明·窦梦麟补辑《疮疡经验全书》卷四。（图一三）

下发背　病名，系有头疽生于腰部命门穴者，又名对脐发，见明·窦梦麟补辑《疮疡经验全书》卷四。（图一三）

附阴疽　病名，仅见《外科正宗》痈疽图形。（图一三）

【卷之一】 痈疽门

侵脑疽 病名，首见于《外科正宗》痈疽图形。清·祁坤《外科大成》有透脑疽证治。（图一四）

凤眉疽 病名，见《外科正宗》痈疽图形。明·申拱辰《外科启玄》卷六为"眉疽"。（图一四）

马刀疮 病名，见明·虞抟《医学正传》卷六。明·王肯堂《外科准绳》载"马刀疮"，《外科正宗》痈疽图形之马刀与其部位不同。（图一四）

肩风 病名，仅见《外科正宗》痈疽图形。（图一四）

黑疔 病名，仅见《外科正宗》痈疽图形。（图一四）

喉痈 病名，首见隋·巢元方《诸病源候论》卷三十。（图一五）

气痈 病名，见宋·佚名《咽喉脉证通论》。（图一五）

臑痈 病名，见王肯堂《证治准绳·疡医》卷三。（图一五）

腋疽 病名，详请见陈氏《外科正宗》有"腋痈第五十"，疽，疑为"痈"之误。（图一五）

穿骨疽 病名，仅见《外科正宗》痈疽图形。（图一五）

兑疽 病名，首见《刘涓子鬼遗方》卷四，亦见巢元方《诸病源候论》卷三十二。（图一五）

蛇头疔 病名，见王肯堂《证治准绳·疡医》卷二。（图一五）

颧疔 病名，见《外科正宗》痈疽图形。清·祁坤《外科大成》有述。（图一六）

蜂窠疽 病名，见《外科正宗》痈疽图形。（图一六）

胃口疽 病名，仅见《外科正宗》痈疽图形。（图一六）

茧唇 病名，详情见"茧唇第六十三"。（图一七）

翻花疮 病名，详情见"翻花疮第四十九"。（图一七）

胁疽 病名，见《外科理例》卷四，由足厥阴肝经郁火积聚而发。详情见"胁痈第五十"。（图一七）

腹痈 病名，出明·薛铠撰，其子薛己增补《保婴撮要》卷十三。清·祁坤《外科大成》卷二称"腹皮痈"。（图一七）

鱼口疽　便毒 病名，详情见"鱼口便毒论第三十二"，其论云："夫鱼便者，左为鱼口，右为便毒。"（图一七）

阴疽 病名，仅见《外科正宗》痈疽图形。（图一七）

鹤膝风 病名，见明·薛己《外科心法》卷五。（图一七）

穿踝疽 病名，详情见"穿踝疽第四十七"。（图一七）

脚发背 病名，即足发背，见《外科正宗》痈疽图形。清·顾世澄《疡医大全》云："脚发背生于脚背筋骨之间，乃足三阴三阳之所司也，皆缘湿热相搏，血滞于至阴之交或赤足行走站染毒涎，抑或撞破误触污秽而成。"（图一七）

气脚　病名，首见汉·华佗《中藏经》卷八《论脚弱状候不同》"人之喜……但入于脚膝，则谓之气脚也"。（图一七）

流注　病名，详情见"流注论第二十五"。（图一八）

鬓疽　病名，详情见"鬓疽论第二十"。（图一八）

唇疽　病名，见《外科正宗》痈疽图形。清·吴谦等编《医宗金鉴》述及。（图一八）

串、右搭手；串、左搭手　病名，出明·窦梦麟补辑《疮疡经验全书》卷五。又名搭串，左右搭，指有头疽生于肩部，由左向右蔓延，或由右向左蔓延者，证治同有头疽。（《中医大辞典》）（图一九、图二〇）

胸疽　病名，见《外科正宗》痈疽图形。（图二一）

鱼肚疽　病名，见《外科正宗》痈疽图形。（图二一）

合谷疔　病名，"一名虎口疔"（图形缺"疔"字）。详情见《合谷毒第六十七》。（图二一）

心疽　病名，见《外科正宗》痈疽图形。（图二二）

幽痈　病名，首见《外科正宗》痈疽图形。清·祁坤《外科大成》卷二指生于脐上七寸上脘穴之腹皮痈。（图二二）

赫痈　病名，首见《外科正宗》痈疽图形。（图二二）

小肠痈　病名，首见《外科正宗》痈疽图形。清·高秉钧编《疡科心得集》卷中云："小肠痈者，少腹肿而硬，按之则痛，左腿屈而不伸，溲数似淋，时时汗出复恶寒，身皮甲错，腹皮急则腹胀大。"（图二二）

天疽　锐毒　病名，见《外科正宗》，"痈疽原委论第一"详述，陈氏曰："夭者妖变之物也，故属肝木，锐者锋利之器也，是属肺金。"故名夭疽、锐毒。（图二三）

肾俞发　病名，见明·杨清叟《仙传外科集验方》卷九，陈氏《痈疽原委论第一》详述。（图二三）

鹳口疽　病名，见《外科正宗》痈疽图形。详情见"鹳口疽第四十四"。（图二三）

悬痈　病名，详情见"悬痈论第三十四"。（图二三）

委中毒　病名，见明·王肯堂《证治准绳·疡医》卷四。又名曲鳅，系生于腘窝委中穴部位的痈。（图二三）

瘭疽　病名，出《备急千金要方》卷二十二。详情见"瘭疽第四十二"。（图二四）

颧疔　病名，见《证治准绳·疡医》卷二。为生于颧骨尖的疔疮。（图二四）

髎疽　病名，见《外科正宗》痈疽图形。陈氏"痈疽原委论第一"云："脾家积毒生肩脊。"《外科大成》又名脾痈。（图二四）

【卷之一】痈疽门

乐疽　病名，见《外科正宗》痈疽图形。（图二四）

石榴疽　病名，见《外科正宗》。详情见"石榴疽第四十六"。（图二四）

红丝疔　病名，见《证治准绳·疡医》卷二。详情见"疔疮论第十七"。（图二四）

坐马痈　下马痈　病名，"下马痈"见明·王肯堂《外科准绳》"生于右臀下，褶纹中之外痈"。"坐马痈"见《外科正宗》痈疽图形。陈氏曰："二痈又名臀痈也。"详情见"臀痈论第三十五"。（图二五）

透脑疽　病名，见《外科正宗》。详情见"拾遗症第一百三十八"。（图二五）

气癣　病名，见《外科正宗》痈疽图形。（图二六）

阴疽　玄疽　咬骨疽　病名，见《外科正宗》。详情见"拾遗症第一百三十八"。（图二六）

裆疽　病名，见《外科正宗》痈疽图形。（图二六）

鼻疔　病名，见《外科正宗》，详情见"拾遗症第一百三十八"。（图二七）

结毒　病名，详情见"结毒论第三十七"。（图二七）

龙泉疽　虎须毒　病名，详情见"龙泉疽虎须毒第四十五"。（图二八）

棉花疮　病名，即杨梅疮，详情见"杨梅疮论第三十六"。（图三十）

钮扣风　病名，详情见"钮扣风第九十六"。（图三一）

臁疮　病名，详情见"臁疮论第七十四"。（图三一）

乳岩　乳痈　病名，详情见"乳痈论第二十六（附：乳岩）"。（图三二、三三）

乳疽　病名，出《诸病源候论》卷四十"肿而皮强，上如牛皮之领，谓之疽也"。（图三四）

赤游丹　病名，详情见"小儿赤游丹第一百十"。（图三五）

走马疳　病名，详情见"走马疳第一百十一"。（图三六）

【卷之二】 上部疽毒门

脑疽论第十六

夫脑疽者，俗称对口是也。但所发不同，其源有二，得于湿热交蒸从外感受者轻；五脏蕴结从内发外者重。其理何也？湿热之为病，天行气候，寒暑不调，节序温凉，阴阳失度，凡有体虚者易于侵袭，项后虽属督脉，又主太阳寒水司行之道，所有侵袭，气血必凝；凝则后必为肿，此从外感受者。其患初起有头，多生正穴，三四月间，多作㾦痛，始生寒热，口和而干，色红根活，疮势渐高，形不散大，时止时痛，易脓易腐，饮食知味，起坐寻常，外势虽可畏，而无七恶之症相干，此属阳证，其由从外来矣，故多不治可愈。

所有五脏蕴结而成者重，其源有五：盖心主血，故心绪烦扰，煽动不宁，以致火旺而沸腾，行于项间与寒水交滞而为肿者，一也；肝统筋，故恼怒伤肝，项乃三阳统筋之所，肝伤则血脉不潮，筋无荣养凝结为肿，故项紧急强痛，不能转侧，其患未溃前肉色紫黯，坚硬漫肿，破流血水，木痛无脓，此等之症皆肝气受伤者，二也；脾主肌肉，故思虑伤脾，脾气日损，又或膏粱损胃，胃汁干枯，以致中脘痞塞，气不运行，逆于肉里，乃生臃肿，其患外皮虽腐而内坚不溃，口燥舌干，饮食不进，根脚走散，脓秽色败。此等之症皆脾气受伤者，三也；肺主皮毛，故忧郁伤肺，肺伤则毛窍闭塞，腠理不通，气不舒畅，纵横经络，结而为肿，其形疮多平陷，色淡不华，皮腐脂流，形如汤泼，气粗短促，鼻霉鼻㖦，碌碌生痰，殷殷发嗽，此等之症皆肺气受伤者，四也；肾主骨髓，故恣欲伤肾，肾伤则真阴之气败矣，真阴一败，相火自生，此火最能自升自降、或动或静，煎熬脏腑，消铄津液，更变形容，改换声音，疮形紫黑，脉数乖度，烦躁口干，随饮随渴，此等之症皆肾气受伤者，五也。

凡治此症，必内分虚实，外辨阴阳，体顺天时，察看病理，七日以前疮势未成者，当通窍，以汗发之。七日以后病势已成，治当兼补以托之，此则毒不内攻，外无变症，如药攻利太过，元气受伤，毒多难出，又敷围凉药，气血冰凝，则肌肉多死，反难腐溃。

予尝治此及诸发背初起未成者，用砭针当顶点入知痛处，出其恶血，通其疮窍，随插蟾酥条直到疮底，外用膏盖；内服万灵丹或蟾酥丸发其大汗，解散内蕴之毒，次日患上或肿或不肿，或痛或不痛，仍插仍贴，直至患顶肿高，根脚突起，四围裂缝有脓方住插药。轻浅者，九日后吐出病根坚硬不化之物；毒甚者，不能顿然脱落，亦可渐腐成脓，为转重就轻之良法。外用玉红膏长肉，内服补托收敛其患，不久自愈。如阳证轻浅者，候自腐溃，不用前法针刺，如不肿不疼，灸亦不痛，阴证尤当速用，不必迟延，此为移深居浅之大法也。

[考订者按] 脑疽，病名，出宋·李迅撰、赵正山校注《集验背疽方》。

脑疽顺逆看法

初起顶高根活，色红皮薄，作疼焮热，肿不开散者顺。已成无论偏正，疮形突起，疼痛发热，易脓易腐者顺。已溃脓稠，肉色红活，瘀腐易脱，焮肿渐消，痛减者顺。溃后腐脱，新肉随生，疮口渐敛，作痒者顺。

初生一点黄泡，或似疙瘩，不肿不疼，自不知觉者逆。已成不发高肿，亦不焮痛，疮顶软陷，根脚平散者逆。已溃脓清，肉色紫黑，外皮不腐，内生臭秽，不食者逆。腐肉虽尽，新肉不生，疮口散大软陷，无神色败者逆。

脑疽治法

初生有头或无头，大痛或不痛，俱隔蒜灸，兼服解毒。已成坚硬，发热焮痛，口干便秘者，邪在内也，宜泄之。坚肿不痛，发热恶寒，头痛，四肢拘急者，兼发表攻里。肿硬日深，形色紫黑，外皮不腐，内脓不溃，宜行拔法。项强头面焮热，口燥、恶心、呕吐者，邪在上也，宜清之。焮热肿痛，红色光亮，疼苦有时，内脓胀痛者，急开之。将溃不溃，微热微红，不作腐溃者，脾胃虚也，宜补之。溃后腐肉不脱，脓水清稀，肿痛仍作者，当大养气血。大便多溏，小便短涩，自汗食少，脉细身凉，温中健脾。

脑疽治验

（1）一男人项疽十余日，视其疮势颇甚，根连左右，耳项并肿，红赤焮热，脉浮而数。先用黄连救苦汤[①]二服退其大势；根脚消定后，用托里消毒散，数服不觉腐溃，

---

① 此处原为"黄连消毒散"，陈氏未收入此方，属误记，今据病证订正。

但诊脉浮无力。询知患者年过五旬,久艰嗣息,房中又有妾人,多兼思虑劳欲太过,损伤元气故也。又疮形势大,前服数方只能起发,不能培养为脓,更用十全大补汤加桔梗、白芷,倍人参、白术各三钱,外用桑木灸法,早晚二次灸之。又涂紫霞膏,数日患者头面俱肿,双目合缝,形状可畏,然后腐溃,并作脓出,日至数升,如此半月,因前药不胜其事,内加烦躁不宁,五心烦热,饮食渐少等症,此谓脓水出多,气血走泄,为虚火假症之故,虽变不妨。随用圣愈汤,一服不应;又进一服,加熟附子二钱方应,前症悉退。次以人参养荣汤加麦冬、五味、参、术,常倍至三钱,调理月余。后至脑骨腐肉连发片片脱下,其状狼狈,不可观瞻,凡相视者无不点头惊讶!又恐腐溃深大,补不及事,每日粥食中用人参三钱,凡餐分入同煮食之以接补脾元。其后元气渐醒,调理四月得愈。后一年,反生其子,以承后祀也。

[考订者按] 此案殆为陈氏临床初涉项疽险症一例,疮势、用药、证候跌宕起伏,详为阅读,可得教益。

(2) 一监生项疮初起,请视疮头偏于右半,不可轻待,必用艾灸为上;隔蒜灸至十五壮,知痛乃住。后彼视为小恙,失用内药,又四日,其疮复作,颈肿项强,红紫木痛,便秘,脉实有力,以内疏黄连汤加玄明粉二钱通其大便;次用黄连救苦汤[①]二服,肿势仍甚。此内毒外发也,不可再消之,换服托里消毒散,至近二十日,因患者肥甚,外肉多紧,不作腐溃,予欲行针开放,彼家坚执强阻,岂后变症一出,烦闷昏愦,人事不省,彼方惊悔。随用铍针左右二边并项之中各开一窍,内有脓腐处剪割寸许顽肉,放出内积瘀毒脓血不止碗许,内服健脾胃、养气血、托脓补虚之药,其脓似泉水不歇,每朝夕药与食中共参六、七钱,服至腐肉脱尽,新肉已生,又至四十日外,患者方得渐苏,始知人事,问其前由,竟不知其故也。此患设若禁用针刀,不加峻补,岂有生乎?因其子在庠,见识道理,从信予言,未百日而愈也。

(3) 一男子项疮五六日,就肆看视,头便黄色,根亦平散,予曰:"此当急治方可。"彼面色不悦而去。又请里中一医视之,乃曰:"小恙也。"因喜其说,用药又至五日外,其疮势坚硬,根脚开大,毒气已过两肩,流注前项,胸乳皆肿,呕吐恶心,寒热不食,疮势形色俱觉可畏,始信前言。复请予治,其疮形状不可观也,此非药力可及。先用葱艾汤洗净旧药,连煮药筒拔提二处,拔出瘀血碗余,随用银针斜斜插入根脚,透通患底数处,以蟾酥条插入孔内。此最解毒为脓,总以膏盖,走散处以真君妙贴散敷之。日渐日消,其毒收归后项原处,又兼服内托、降火、化痰之药,三四日候其大势已退,内脓已通,换服十全大补汤。凡坚而不化者照之,腐而不痛者取之,新血生迟者培之,如此调理将近三月,方得完口平复。

【按语】此为患者讳疾忌医之过,几乎至于丧命者多矣。

(4) 一女人年过六旬,系宦族,素禀怯弱,项间患疽,初起头便如粟,谓里可容

---

① 此处原为"消毒救苦汤",陈氏未收入此方,属误记,今据病证订正。

谷之病也。喜其形体不肥，虽发之后，必易于腐溃，此则不妨。前说先用隔蒜灸之，次用蟾酥饼贴灸上，四边以吸毒散敷之，收其根脚不散；内服托里消毒散，数服疮势坚硬，疼苦不止。予曰："到某日方止。"况今疮不腐溃，诊其脉细数而无力，此内虚之故，不能解毒为脓，以疼为要，岂可得止。次换益气养荣汤加角针、白芷三服，肿亦渐起；外用桑木灸法，其坚渐软，脓出稠而不多。前方去角针、白芷加香附倍用参、芪，又数服方得脓溃，溃后痛亦不止。予曰："再三日，午后痛可止也。"至期腐肉将脱小半，临午用乳香定痛散一服，午后疼痛顿退，安睡不醒。患家欣悦，予曰："不然，此在用药适其时也。虽半月之言，应于今刻，惟信则不失耳。后当某日腐尽，某日肌平，某日完口。"此三者患家记以候期，果应验无误。

【按语】此法要在眼力精巧，量病难易，新腐迟速，补助有无，用药合适，然后相量日数，可决于前发之必中也。

（5）一妇壮年，项疮三日，正对前口，彼家人畏其胖不当疮发此穴也。予视顶高脚活，虽发不妨。彼欲内消为妥，予曰："药消则不能，针消则可取。"彼从之，用铍针当顶针入六七分，点至软肉方住，随去瘀血，又以蟾酥条插入孔内，服蟾酥丸得大汗而解。次日疮上微脓出之渐消，尤恐内毒未尽，又用消毒清热之药数服，不出十日而安。

【按语】大抵凡欲消疮，先断根本，次泄毒气，使毒自衰，无得内攻为妙。

（6）一男子耳后生疽十余日，自谓小恙，不治将近半月，根脚渐大，疮头惟流血水，稀恶污秽，四边紫黑，软陷无脓，面惨鼻煽，手冷气促，脉诊散大无根，此内败症也，何必治之。辞不用药。又延客医治之。因询无事，患者恨予不治，凡遇亲友，勉力支持，厉声自嘱决不甘死。予曰："心不服死也，再五日必死。"果然。

【按语】予尝观疮，但犯此症，虽山岳之躯，一败无不倾倒。

（7）一妇人正对口四五日，自灸廿余壮，不知疮痛，灸疤焦黑，平塌如故。诊之脉微数而无力，此内虚症也，若假药力则误其事。用铍针当顶刺入寸许，不知痛，亦无血出，此毒滞而未发扬者；用蟾酥条插入针孔，每日一次，膏盖其上，至七日后周围裂缝出脓；内服纯补之药，至十四日，落出疮根一块，指大长寸余，后以生肌玉红膏平长肌肉。又半月，其口已平，以珍珠散掺上，即生皮而愈。

【按语】此症设若不用针工，专假药力攻托，虽不至死，岂能得其速愈者哉。

（8）一妇人四旬肥甚，项疮五、六日，肉肿疮不肿，坚硬色紫，根脚散平，兼口燥心烦，六脉洪大，此大过症也，后必无脓，相辞不治。彼请他医诊视，有言外托者，又言内消者，有称年壮不妨，又说脉大易治。众说纷纭不定，仍各用药，又至七八日，前后胸、项俱肿，木闷坚硬，仍复请予视。予曰："此不治者何也？初起肉肿疮不肿、顶陷者一也；根脚平散，真气内败，不能收束毒气二也；口燥心烦，邪火内淫三也；形色紫黯，血死毒滞，不作腐溃者四也；六脉洪大，疮毒大盛，正气受克，无以抵挡，故疮终变软陷，邪毒内攻而死者五也。当备后事为要，此终于二十七朝前后足矣。"后果至期而殁。

【按语】观此言正顺理之病，可叹时人何为纷纷妄治也。

脑疽主治方

第五十七方：黄连救苦汤 [原创]

黄连救苦汤升葛　柴芍芎归翘梗芩
羌活防风银共草　脑疽煎服可安宁

治脑疽、发鬓、发颐及天行时毒，初起憎寒壮热，头面耳项俱肿服之。未成者自消，已成者自溃。

黄连　升麻　葛根　柴胡　赤芍　川芎　归尾　连翘　桔梗　黄芩　羌活　防风　金根花　甘草节各一钱

水二碗，煎八分，临服入酒一杯，食后服。

[考订者按] 脑疽治验有二案中误记为"黄连消毒散"，此方首见《东垣试效方》卷三（又名黄连消毒方、黄连消毒饮），其方共十九味药，汪机《外科理例》黄连消毒散方药相同。"黄连救苦汤"为陈氏原创，组方仅黄连、归尾、连翘、桔梗、黄芩、甘草6味药物相同，主治内容也不同。此处做一补充说明。

第五十八方：解毒天浆散（一）[原创]

解毒天浆石决明　僵蚕山甲防风评
连翘羌活乳香迎　银花归尾大黄行

治脑疽积毒日深，坚肿木硬，口燥舌干，恶心烦渴，六脉沉实有力，大便闭结不通者并宜服之。

石决明（生研）　僵蚕　川山甲（土炒）　防风　连翘　羌活　乳香　甘草　金银花　黄连　归尾各一钱　大黄三钱　天花粉四两（新鲜未晒者，石臼内捣烂，投水一碗搅匀，绞汁去渣用）

上花粉净汁一碗半，同药煎至八分，入酒一杯，空心热服。行过三次方用饮食，忌食煎炒发物。

[考订者按] 冉小峰曰："本方治脑疽日久，菌毒已有初步扩散，开始出现全身中毒和轻度的神经症状，故用石决明、僵蚕等镇痉安神，银花、天花粉清热解毒。"

第五十九方：内托千金散

内托千金散芍芪　芎归防桔桂花随

人参白术萎根草　痛加乳没效堪推

治脑疽、发背，诸毒、恶疮已成不消者，服之易溃。

白芍　黄芪　川芎　当归　防风　桔梗　天花粉　金银花　人参各一钱　肉桂　白芷　甘草各五分　乳香　没药（二味，痛甚加入）

上水二碗，煎八分，临服入酒一小杯，食远服。

【注释】此方抄自元·沙图穆苏辑编《瑞竹堂经验方》卷五方。

第六十方：回毒银花散 [原创]

回毒银花散最奇　痈疽阴毒总堪医
借问君家何等药　银花甘草协黄芪

治脑疽及诸发阴疮不起，色变紫黑者急服之。

金银花（连枝叶）二两　黄芪（生切）四两　甘草（切）一两

用细酒二十两，同药入小口砂罐内密封，重汤内煮，尽三香为度。取起滤清服之，盖暖患上，其疮渐渐高肿，此转阴为阳吉矣。后用托药溃脓，如服后不痛、不起，疮头流出黑水，此真阴不治。

第六十一方：梅花五气丹 [原创]

梅花五气丹轻粉　乳没辰砂麝片酥
还有粉霜雄血竭　此方原自出仙都

治脑疽、发背、诸般疔肿，初起寒热交作，筋骨疼痛，有似伤风，恶心呕吐，但未成脓者并宜服之。

梅花片五分　当门麝五分　轻粉　辰砂各六分　乳香　没药　瓜儿竭　明雄黄各一钱　真酥散预于端午前寻之，至午日，取酥二钱，用人乳调膏

上前药各研极细，对准分数，于端午日辰时制度，候至午时，将上药九味和入蟾酥膏内，向日丸之如茄子大，一时内晒干。用川椒二十七粒，灯心二十七段同药收于磁罐内养之，以蜡封口，不泄药气为妙。凡遇恶疮大毒，开器取出一枚，先用美馔食饱，次用无根水[①]漱净口内；再含水一口，少顷待温，用葱白五寸同水嚼烂咽下，随将药饼安放舌下，睡于暖处，以被覆盖，药化苦水，徐徐咽之，疮势大者，二三饼亦可；药尽其汗即到如淋，诸病若失。如冬月天寒难汗，嚼后将葱白汤催之亦妙，凡治无有不效。如暗疔人所不知觉，及知觉而失治者，毒气入里，人便昏沉，一中便倒，不能依法服药，急用连须葱白七个，煎酒一杯，研药五饼灌下，药气到心，其功如汤泼雪，患者即便苏醒。

【按语】此为外科第一奇方也。

---

① 无根水，一般指新汲井水或不沾地的新雨水。

[考订者按] 五气，指五种气味：臊气、焦气、香气、腥气、腐气。《素问·六节藏象论》："天食人以五气。"张景岳注："天以五气食人者，臊气入肝，焦气入心，香气入脾，腥气入肺，腐气入肾矣。"

第六十二方：小保安汤 [原创]

小保安汤归藿苓　黄芪半夏麦冬陈
甘桔人参并白术　枣姜煎服作阳春

治脑疽、诸发已溃流脓时，平常服之，庶不更变。

当归　茯苓　川芎　黄芪　麦门冬　陈皮　桔梗　人参　白术各一钱　半夏　甘草　藿香各五分

姜三片，枣二枚，水二碗，煎八分，食远服。

第六十三方：大保安汤 [原创]

大保安汤术附归　参苓芎芍桂山萸
黄芪山药丹皮草　麦冬五味地黄随

治脑项诸发、痈疽、恶疮大毒已溃之后，脓水出多，气血虚弱，精神短少，饮食少思，坐卧不宁，烦躁不眠，昼则安静，夜则发热，及虚阳烦渴等症。

白术　当归　人参　茯苓　川芎　白芍　山萸　黄芪　山药　丹皮　熟地　五味子各一钱　肉桂　甘草　麦门冬　熟附子各五分

煨姜三片，大枣二枚，莲肉七粒，水煎，食前后服。

第六十四方：阳春酒 [原创]

一盏阳春酒罕稀　天冬杞术地黄随
人参柏子归远志　百补方中让此医

治脑疽、诸发已溃流脓腐尽时，脾胃虚弱，肌肉生迟；或气血原不足，以致肉色淡白，不能长发收敛，宜服此酒生长肌肉，强健脾胃，美悦颜色，滋润皮肤。

人参（切片）　白术　熟地各五钱　当归身（切片）　天门冬　枸杞各三钱　柏子仁　远志各二钱五分

上上药，用绢袋宽贮，以无灰好酒[①]五斤，磁罐内浸至一伏时，每早、午、晚各饮一杯热服。如夏月天炎易坏，不堪久服，将药分作五份，每次用酒一斤随便浸服亦效。如酒将完，药尚有味，再添酒浸饮之，一次以后，药淡无味，不必再浸用之。

【按语】凡大疮后饮此，不惟却病，亦且延寿。

---

① 无灰好酒，作坊不用石灰的酒。酿酒过程中为防酒酸添加适量石灰，此酒易聚痰，所以药用须无灰好酒。

第六十五方：桑木灸法［原创］

（外用）

治诸疮毒，坚而不溃，溃而不腐，新肉不生，疼痛不止。用新桑木长七寸，劈指大，一头燃着向患上灸之，火尽再换，每次灸木五六条，肉腐为度。

[考订者按] 清·祁坤《外科大成》卷一载"桑柴火烘法"，又名桑枝灸法。适用于痈疽初起肿痛，坚而不溃或溃而不腐，新肉不生，疼痛不止者。用新桑枝或桑木枝，譬如指粗，约九寸长，一头燃着吹灭，用火向患处烘烤，火尽再换。每次烘三四枝，每日烘二三次，以知热为度。此法按陈氏桑木灸法，并参照临床实践而来。《疡科选粹》卷一称"桑枝灸法"。

第六十六方：神妙拔根方［原创］

（外用）

治脑疽、发背阴证，初起不肿高、不焮热，灸不痛，其病将来难果，必致坏人。十日以前用铍针当顶插入知痛处方止，随用蟾酥条插至孔底，每日二条膏盖。三日后，加添插药，其根高肿作疼，外用神灯照法，助阴为阳。插、照七日，其疮裂缝流脓，至十三日，其根自脱。如日多根深蒂固不能脱者，铍针取之，内用玉红膏。不脱者自脱，不敛者自敛，此法百人百活，再无不愈者。

脑疽应用方

隔蒜灸法　煮拔筒法　琥珀蜡矾丸　加味太一膏　真君妙贴散　护心散（俱见"肿疡主治方"）

蟾酥丸　蟾酥条（见"疔疮主治方"）

十全大补汤　人参养荣汤　托里定痛散　圣愈汤（俱见"溃疡主治方"）

疔疮论第十七

夫疔疮者，乃外科迅速之病也。有朝发夕死，随发随死，有三日、五日而不死，一月、半月而终死，此在于毒中之浅深，脏腑之乖逆，节候之寒温，肃杀之瞬息，畜类尸忤，性情激变，暴戾一时，发生立判，人之气血虚者，各随脏腑而中之。

且如毒气发于心经者生为火焰疔[①]。其患多生唇口、手掌，指节间，其发初生一点红黄小泡，抓动痒痛非常，左右肢体麻木；重则寒热交作，头晕眼花，心烦发躁，言语昏愦，此等出于心经之病也。

---

① 火焰疔、紫燕疔（又名紫靥疔）、黄鼓疔、白刃疔（又名肺疔）、黑靥疔，这五种相应五脏的疔疮名，均出自陈氏《外科正宗》，颇有建树，并且有临床治验见症。

毒气发于肝经者生为紫燕疔。其患多生手足、腰胁、筋骨之间，初生便作紫泡，次日破流血水，三日后串筋烂骨，疼痛苦楚；重则眼红目昧，指甲纯青，舌强神昏，睡语惊惕，此等出于肝经之病也。

毒气发于脾经者生为黄鼓疔。其发初生黄泡，光亮明润，四边红色缠绕其患，初生口角、腮颧、眼睑上下及太阳正面之处，发之便作麻痒，绷急硬强；重则恶心呕吐，肢体木痛，寒热交作，烦渴干哕，此等出于脾经之病也。

毒气发于肺经者生为白刃疔。其发初生白泡，顶硬根突，破流脂水，痒痛骤然，易腐易陷；重则腮损咽焦，毛耸肌热，咳吐脓痰，鼻煽气急，此等出于肺经之病也。

毒气发于肾经者生为黑靥疔。其患多生耳窍、胸腹、腰肾偏僻软肉之间，其发初生黑斑紫泡，毒串皮肤，渐攻肌肉，顽硬如疔痛，彻骨髓；重则手足青紫，惊悸沉困，软陷孔深，目睛透露，此等出于肾经之病也。

以上五疔，相应五脏。又红丝疔①起于手掌节间，初起形似小疮，渐发红丝上攻手膊，令人多作寒热，甚则恶心呕吐，迟者红丝至心，常能坏人。用针于红丝尽处挑断出血，寻至初起疮上挑破，俱用蟾酥条插入，膏盖，内服汗药散之自愈。凡治此症，贵在乎早。初起即治者十全十活，稍迟者十全五六，失治者十全一二。初起项以上者，三阳受毒，必用钑针刺入疮心四五分，挑断疔根，令出恶血，随用立马回疔丹或蟾酥条插入孔内膏盖之。如项之以下者，三阴受毒，即当艾灸，灸之不痛，亦须针刺、插药方效；随后俱用蟾酥丸，冬月保安万灵丹发其大汗，毒方得解，庶不稽留毒气，致生变症。

【按语】今人治法，不论阴阳、表里、部位上下，凡见是疮，便加艾灸，殊不知头乃诸阳之首，亢阳热极所致，其形虽小，其恶甚大，再加艾灸，火益其势，逼毒内攻，反为倒陷走黄之症作矣。既作之后，头、面、耳、项俱能发肿，形如尸胖，七恶顿起，治虽有法，百中难保一二。外又有疔名数种，形状纷纷，故有旧说未及重录也。

疔疮顺逆看法

初起如疥，形如粉刺，或小泡，或疙瘩，结肿不散者顺。疮肿不作寒热，亦不恶心，饮食有味，手足温暖者顺。形已成疮肿肉不肿，四围白色，多痛少痒作脓者顺。已溃出脓，疮仍高肿，肉色鲜明，根内红活渐平者顺。

初起似疔非疔，软慢灰色，四边疮根平塌漫肿者凶，未发前先作寒热如疟，恶心不食，后出疮如蚊迹蚤斑，或青紫黑泡，软陷无根，腐烂深孔，气粗足冷者逆。疮形

---

① 红丝疔出王肯堂《证治准绳·疡医》卷二。因火毒凝聚或破伤感染所致。多起于手足，初起局部红肿热痛，继而起红丝沿小腿或手臂迅速向上走窜，重者可伴寒热头痛，乏力，治宜清热解毒，并于红线远端挑刺放血等治疗方法。

似鱼脐，顶凹灰白，软慢相兼，脉细身冷者多逆。

已成肉肿疮不肿，根脚走散，疮顶空腐，血水气秽死。凡疔项之以上针刺不疼，项之以下灸之不痛俱死。已经走散，头、面、耳、项俱肿，烦躁脉细、痰动喘急者死。日久原疮无迹，走散之处仍复作脓，脉数唇焦终死。病虽险恶，岁运顺者可活，疮虽微险，岁运逆者常危。

[考订者按] 疔疮，病名，出明·杨清叟编《仙传外科集验方》卷六。

疔疮治法

初生项之以上者，必先针刺，以去恶血，庶毒不攻内。初发项之以下者，必先艾灸，以杀其势，庶不侵良肉。发热恶寒，身体拘急，六脉紧数，邪在表也，宜汗散之。身体发热，口燥咽干，脉实有力，二便秘涩者宜下之。针刺之后，疮不作腐，边肿不消，仍加插药，内亦补托。初起误灸，致毒走黄不住者，急当随走处砭去恶血。发热干呕，心烦作渴，闷乱神昏，解毒清心，托里护膜。溃后气血受伤，神怯食少，睡卧不宁，宜助脾胃，敛神气。将愈后气血渐复，饮食当进，仍作渴者，急滋养肾水。

疔疮治验

（1）一监生右颧下生疔三日，形如鱼目。询问起居，但今麻痒不常，此即肺经受毒之症也。用针刺入四五分，其硬如骨有声，随用蟾酥条，插至三日，犹不腐化，此坚顽结聚之病也。此药力不及其事，换用三品一条枪，插至七日，外用糊纸封盖，至十一日脱出疔根一枚，约有指许，以生肌玉红膏渐搽渐长，先服托里消毒散加金银花二钱，白芷五分，脱后用八珍汤加天花粉、麦门冬、黄芪、陈皮各一钱，调理月余，候疮生肉已平，用珍珠散掺上，结皮而愈。

（2）一监生中年妻丧，继娶幼室，乃娇态人也。自服补肾助阳之药，以致肾水受伤，不能上制心火，左颧发生一泡，先紫后黑，麻木不知痛痒。凡黑者肾经之毒也，其毒岂浅？且喜疮之四边尚未走散，此犹可取。随用针刺疔上，量别药不济其事，用冰蛳散厚糊作条插入患孔，用糊纸密封，勿令泄气。晨服加减八味丸以滋肾水，午服益气养荣汤接补真气以滋不足，晚用琥珀蜡矾丸护心解毒。候至十一日外，疔根与药结成一块，依期脱落，乃用生肌敛口、补助调理脾胃之剂，二十日而愈。后因此公不慎调理，失于保节，几及三年，复罹虚损劳瘵而殁。

（3）一妇人年近四旬，夫主不利，愁郁忡忡，抱怀不散。时值季夏，岁荒之极[①]，腮发一疔，六日后方延予视，其时疔毒已经走散，头、目、唇、项俱肿，形色紫赤，

---

① 岁荒之极，据《崇川各家诗钞汇存》："万历十六年戊子（1588）通州大疫大饥，饿莩载道。"又：明·邵潜《州乘资》载："万历十六年，大旱，民饥，人相食。"陈氏为此妇诊治时年33岁。

予曰："肉肿疮不肿，乃疔毒走黄①不治之症。"彼妇流涕叹曰："一家皆绝也。"予问曰："何至如此？"妇又曰："吾夫乃不肖之人，妇有一女二子，俱未适配，设若妇死寄托于夫，子女日后必为流荡辈也。故妇在一家生，妇逝一家死。自然之理。"予时闻之，沉吟不已。如此何以得生，不忍弃而不治，况此疮势大，又非药力可回……用火酒数杯，随用针刺肿上十余处，令……吸恶血数碗，将温汤洗净，用蟾酥锭磨浓涂之，四围敷金黄散，早、晚二次，内以护心散、琥珀蜡矾丸清心护里，兼服降火化痰、开郁安神之药调治，庶保不变。血吸之后，余肿稍退。又至六日，夫又对言何其不死？彼妇相闻甚苦，暴怒之极，仍又复肿，比前尤甚也。复用针刺肿甚上约十余处，出血三四碗，针孔上小膏盖贴，余肿仍敷。其人出血多而其内必虚，以人参养荣汤加香附、贝母服数日后，针口渐脓，余肿渐消，原疮处复得高肿，仍用蟾酥条插化，亦渐腐溃；外用生肌敛口，内服开郁和中、养血健脾等剂调理百日外方愈。

【按语】此病设若相论疮势形色者百无一生之理，此功出于强勉行之，亦得其生者。此妇愈后，二子一女俱已婚配，其夫亦守其终，见今已六旬半矣。

（4）一妇人二十二岁，右耳垂向前一寸生疔二日，请予视之。形有豆大，顶陷灰色，此肺经感毒发为白刃疔也。又验其根脚绵软，毒不结聚，为陷伏阴证也。未及针刺，伊舅曰："何恙也？"予直告曰："疔疮症。"彼听冷笑不信吾言。予因辞不用药，随其信否。彼复请客医治之。视曰："风热疙瘩，乃小恙也。"彼家告以某医曾曰是疔疮，医者点头而笑曰："此真胡说。"患家喜悦，天下事大相悬绝。医用消风散②，药二服，毒气全收，随发昏愦、喘急而即死。后里中人询问何速之甚？彼初时因不信予言，自误其死，真可惜也！

（5）一少妇颧下生疔，疙瘩作痒，予欲针之，彼家不信，辞后自灸。次日，四边渐肿，疮渐软陷；又三日，头面大肿，复请治之。予观原疮灸上已结黑靥，干陷无脓，此毒气内陷，外肉已死；又面目浮肿光亮，发热形状不堪，此正气衰而邪气实也。虽治亦不效，后必终死。彼家方悔自误用灸，后延半月，果然归寝。

疔疮主治方

第六十七方：蟾酥丸（又名蟾酥锭、蟾酥饼条）

（内外兼用）

蟾酥丸效独称雄　乳没砂矾轻粉同

---

① 疔毒走黄，病证名。出《仙传外科集验方》卷六。陈氏此案诊曰："肉肿疮不肿"，"六日后方延予视，疔毒已经走散"，"头、目、唇、项俱肿，形色紫赤"，乃疔毒迅速走散入于血分危象。此案经救治调理百日外痊愈，极具典型意义。

② 此处指《局方》消风散。方用荆防、川芎、羌活、蝉脱等治风邪上攻，头止昏痛，项背拘急，肢体烦疼等症。陈氏《疥疮论》也有消风散，方药及主治不同。读此案，应为陈氏年轻时出诊所经历者。

　　　　　铜绿蟾酥寒水麝　蜗牛又有用蜈蚣

治疗疔、发背、脑疽、乳痈、附骨臀腿等疽，一切恶症歹疮，不痛或麻木，或呕吐，病重者必多昏愦。

　　蟾酥二钱（酒化）　轻粉五分　枯矾　寒水石煅　铜绿　乳香　没药　胆矾　麝香各一钱　雄黄二钱　蜗牛二十一个　朱砂三钱

　　以上各为末，称准，于端午日午时，在净室中先将蜗牛研烂，再用蟾酥和研稠黏，方入各药共捣极匀，丸如绿豆大；每服三丸，用葱白五寸，患者自嚼烂，吐于男左女右手心，包药在内，用无灰热酒一茶盅送下。被盖如人行五六里，出汗为效，甚者再进一服。

【按语】此药服之不起发者即发，不痛者即痛，痛甚者即止，昏愦者即苏，呕吐者即解，未成者即消，已成者即溃。真有回生之功，乃恶症中至宝丹也。

【注释】本方源自宋《救急仙方》（不著撰人，已佚，现存本辑自《永乐大典》）卷二。方名飞龙夺命丹。药物组成雄黄、蟾酥、铜绿各二钱，朱砂（为衣）、血竭、乳香、没药、胆矾、寒水石各一钱，轻粉、麝香、冰片各五分，蜈蚣（去头足）一条，蜗牛二十一个。先将蜗牛连壳研如泥，余药为末，共和丸，或入酒打面糊为丸，绿豆大，每服二丸，用葱白三寸研烂裹药，以无灰酒送下，避风，约人行五、六里之久，再饮热酒数杯，以助药力。治疔疮、脑疽、乳痈、附骨疽、无头肿毒、恶疮。《外科理例》名夺命丹，又名蟾酥丸，较《外科正宗》方少胆矾和雄黄，主治内容与陈氏所述基本相同。

第六十八方：黄连解毒汤

　　　　　黄连解毒汤黄柏　山栀甘草共连翘
　　　　　内热口干烦躁甚　更加牛子寂然消

治疗毒入心，内热口干，烦闷恍惚，脉实者宜用。

黄连　黄芩　黄柏　山栀　连翘　甘草　牛蒡子各等分

水二碗，灯心二十根，煎八分，不拘时服。

【注释】此原为唐·王焘《外台秘要》卷一引崔氏方，系三黄加山栀组成。对时疫感染性炎症，包括不同病原体或不同部位的感染，一般均可用此方治之。陈氏加味用连翘清热解毒，牛蒡子固表，阻断邪毒，适合疔疮初期和化脓期服用。查阅东晋·葛洪《肘后备急方》卷二载"黄连三两，黄檗、黄芩各二两，栀子十四枚，水六升，煎取二升，分服"。未具方名。

［考订者按］冉小峰《历代名医良方注释》曰："黄连解毒汤系由三黄加栀子组成，是广谱抑菌解毒药，特别是对金黄色葡萄球菌或乙型链球菌的感染疗效优异，是较好的抗菌处方之一。"

第六十九方：立马回疗丹 [原创]

（外用）

　　　　　　　立马回疗丹轻粉　蟾砒蜈麝白丁香
　　　　　　　雄乳朱砂金顶等　化疗如雪去投汤

治疗疮初起，已用针刺后又或误灸失治，以致疮毒走散不住，乃疗疮走黄险恶症也，急用此插。

蟾酥（酒化）　砒砂　轻粉　白丁香各一钱　蜈蚣一条（炙）　雄黄　朱砂各二钱　乳香六分　麝香一字　金顶砒五分（卷四"炼金顶砒法第一百四十四"）

共为细末，糊成麦子大，凡遇疗疮，针破用此一粒插入孔内膏盖之，次后追出脓血疗根为效。

[附：南通市中医院中医外科临证治验]

1959年12月，南通市中医院编印《中医临证经验总结汇编》，其中有《立马回疗丹治疗疗疮100例》一文，今摘录如下。

一、方药及用法

1. 立马回疗丹

蟾酥二钱　砒砂二钱　轻粉二钱　白丁香二钱　雄黄四钱　朱砂四钱　炙蜈蚣二钱　麝香二分　白砒一钱　乳香一钱二分　加犀黄一钱

共为细末，制成如麦粒大小尖头之药锭，备用。

2. 疗疮丸（卢成琰方）

明雄黄三钱　生大黄三钱　巴豆霜三钱（去净油）　加犀黄一钱

上药研极细末，制绿豆大丸剂，内服。

二、发病部位统计

部位	鼻	口唇	口角	人中	眉部	印堂	太阳穴	颧部	额部	手臂	手指	掌心	牙龈	合谷	合计
病例	22	15	12	3	18	2	3	10	2	3	7	1	1	1	100

三、疗程与效果统计

疗程（天）	5～6	7～8	9～10	11～15
病例	37	52	8	3
效果	痊愈	痊愈	痊愈	痊愈

四、结语

1. 临床观察，立马回疗丹对疗疮初起，疮顶有粟米样白点，根盘坚硬，红肿痛麻者用之效果显著。方法是将疗头刺开插入立马回疗丹一粒，用膏药封固，隔2～3日即可完成拔出，方法简便易行。

2.如伴有恶寒发热，全身症状或局部肿势严重，始配合内服疔疮丸8～10粒，服后经过一二次泄泻，疔肿及发热可显著缓解。

3.经过100例临床观察，疔疮应在早期及时治疗，不仅可以迅速治愈，且能避免发生走黄的危险。

第七十方：疔毒复生汤［原创］

疔毒复生汤牡蛎　山栀乳没骨连翘

花粉银花黄皂刺　木通牛子不相饶

治疔毒走黄，头面发肿，毒气内攻，烦闷欲死者。

牡蛎　山栀　银花　木通　连翘　牛蒡子　乳香　没药　角刺　花粉　大黄　地骨皮各八分。

水、酒各一碗，煎一半，食远服。不能饮者水煎，临服入酒一杯和服亦效。脉实便秘者加朴硝。

［考订者按］冉小峰《历代名医良方注释》云："疔疮走黄即炎症向全身扩散，形成的血毒症或脓血毒症，治疗方法仍以控制感染为主，用栀子、银花、连翘、大黄等消炎抗菌药。解毒为辅，减少菌毒对机体器官和系统造成严重损害，花粉、地骨皮、银花等均有这种作用……如用木通利尿，大黄通便，加强微循环有助病灶的痊愈同时预防休克形成，如用活血药皂角刺，同时用牛蒡子固表，尽可能减轻菌毒内攻和用牡蛎预防神经系统的症状出现。"

第七十一方：七星剑［原创］

疔疮最怕七星剑　野菊苍耳豨莶半

麻黄地丁紫河车　斩断诸疔及人面

治十三种疔疮[①]。初起憎寒作热，恶心呕吐，肢体麻木，痒痛非常，心烦作躁，甚者昏愦，急宜服之。

野菊（嫩头）　苍耳头　豨莶草　半枝莲　紫花地丁各三钱　麻黄一钱　紫河车二钱

用好酒一斤，煎至一碗，滤清热服，被盖出汗为度。冬月无鲜草，宜预采阴干，临时煎服之亦效。

［考订者按］此方为疔疮初起应用之效方。1963年笔者曾走访南通市城中寺街程

[①] 十三疔，出《备急千金要方》卷二十二。即麻子疔、石疔、雄疔、雌疔、火疔、烂疔、三十六疔、蛇眼疔、盐肤疔、水洗疔、刀镰疔、浮沤疔、牛拘疔。原作"丁"，后深化为"疔"。疔之初起必先痒后痛，先寒后热，热定则寒，多四肢沉重，头痛、心惊、眼花；重症则呕逆难治。

香君疗疮专科诊室，程老将此方油印备用，当时市价 0.07 元 / 剂，乃价廉效宏之剂。

第七十二方：铅粉散 [原创]

（外用）

铅粉散治冷疔疮　麝香松脂及黄丹
轻粉黑铅为黑粉　诸般阴烂可回阳

治冷疔生于脚上，初起紫白泡，疼痛彻骨；渐至腐烂，深孔紫黑血水气秽，经久不瘥，用此大效。

黑铅（四两，铁勺化开倾入水中，取起再化，如此百遍，以铅尽为度，去水澄下者）三钱　松脂一钱　黄丹（飞炒）五分　轻粉五分　麝香一分

共研，先用葱汤洗净，麻油调涂疮口，油纸盖外。

第七十三方：化疔内消散 [原创]

化疔内消散山甲　知母天花粉半夏
甘草白及紫河车　皂角银花赤芍药

治疗疮初起，或已针已灸之后，服之能令内消。

皂角针　金银花　知母　贝母　天花粉　穿山甲　白及　乳香　赤芍　半夏　甘草　紫河车各一钱

水、酒各一碗，煎一半，量病上下，食前后服之。

[考订者按] 清·吴谦《医宗金鉴》卷七十二化疗内消散，在《外科正宗》原方中加当归、蚤休、没药，减半夏、紫河车，主治内容相同。

第七十四方：束毒金箍散 [原创]

（外用）

束毒金箍散大黄　白蔹白及白芷当
黄柏郁金轻豆粉　敷围诸毒不开张

治疗疮针刺之后，余毒走散作肿，宜此药箍之。

郁金（蝉肚者）　白及　白蔹　白芷　大黄各四两　黄柏二两　轻粉五钱　绿豆粉一两

共为细末，酸米浆调箍四边，夏热甚者，蜜水调。

[考订者按] 此属箍围疗法方剂之一，具有截毒、束毒、拔毒的功效，起到清热消肿、散瘀定痛、温经化脓等作用。

第七十五方：解毒大青汤 [原创]

> 解毒大青汤石膏　玄参知母麦冬饶
> 麻栀木通加桔梗　加上中黄效更高

治疗疔误灸，逼毒入里，致生烦躁、谵语不定者。

玄参　桔梗　知母　大青叶　升麻　石膏　山栀　人中黄　麦门冬　木通各一钱　大黄（便秘加）

水二碗，加淡竹叶、灯心各二十件，食远服。

[考订者按] 陈氏于本方中有"烧人粪（闷乱加）"，列组方末，今删。

第七十六方：消疔简便方 [原创]

> 消疔简便方容易　葱白原来共白矾
> 每服三钱温酒下　如汤泼雪胜灵丹

治疗疔疮及诸恶毒，初起但未成脓者服之即效。

白矾末三钱　葱白七茎

上二味，同捣极烂，分作七块，每块用热酒一杯送下，服毕用厚被盖之，再饮葱白汤一盏，少顷汗出如淋，从容去其覆物，其病若脱。

【按语】此虽味涩难服，其效却妙。凡居乡村之处，倘有紧病不及请治，只传此方，服之活人甚众，诚为良便方也。

第七十七方：太乙紫金丹（又名紫金锭、玉枢丹等）

> 太乙紫金丹大戟　慈菇文蛤共千金
> 雄麝朱砂凡七品　诸疮百症总通神

解诸毒，疗诸疮，利关窍，通治百病。

山慈菇（洗去毛皮净焙）二两　川文蛤（一名五倍子，槌破净焙）二两　麝香（拣净毛皮，干者研净）三钱　千金子（一名续随子，仁白者去油）一两　红芽大戟（杭州紫大戟为上，江南土大戟次之，北方绵大戟色白者性烈峻利，反伤元气，弱人服之，有致吐血，慎之勿用。取上品者，去芦，根洗净，焙干为末）一两五钱整　朱砂（有神气者，研极细末）三钱　雄黄（鲜红大块者，研细末）三钱。

以上之药，各择精品于净室中制毕。候端午、七夕重阳……之辰，凡入室合药之人，三日前俱宜斋沐，更换新洁衣帽，临日方入室中，净手熏香……各将前药七味复等称准入于大乳钵内，再研数百转，方入细石臼中，渐加糯米浓饮调和，软硬得中，方用杵捣千余下，极至光润为度。每锭一钱，每服一锭，病势重者，连服二锭，以取通利，后用温粥补之。修合时除合药洁净之人，余诸忌见，此药惟在精诚洁净为效。

治一切饮食药毒、蛊毒、瘴气、恶菌、河豚中毒，及死牛、马、猪、羊六畜类之肉，人误食之，必昏乱卒倒，或生异形之症，并用水磨灌服，或吐或泻，其人必苏。

南方山岚瘴气，烟雾疠疫，最能伤人，感之才觉意思不快，恶寒恶热，欲呕不呕，即磨一锭，服之得吐利便愈。

痈疽、发背、对口、疔疮、天蛇、无名肿毒、蛀节、红丝等疔，及杨梅疮、诸风瘾疹，新久痔疮，并用无灰淡酒磨服；外用水磨涂搽疮上，日夜数次，觉痒而消。

阴阳二毒，伤寒心闷，狂言乱语，胸膈塞滞，邪毒未出，瘟疫烦乱、发狂、喉闭、喉风，俱用薄荷汤待冷磨服。

赤白痢疾，肚腹泻泄急痛，霍乱绞肠痧及诸痰喘，并用姜汤磨服。

男子妇人急中癫邪，哭叫奔走，鬼交、鬼胎、鬼气、鬼魇、失心狂乱，羊儿、猪癫等风，俱用石菖蒲煎汤磨服。

中风、中气，口眼歪斜，牙关紧急，言语謇涩，筋脉挛缩，骨节风肿，遍身疼痛，行步艰辛，诸风诸痫，并用酒磨顿热服下。

自缢、溺死、惊死、压死、鬼魅迷死，但心头微温未冷者，俱用生姜、续断酒煎磨服。

一切恶蛇、疯犬、毒蝎、溪涧诸恶等虫伤人，随即发肿，攻注遍身，甚者毒气入里，昏闷响叫，命在须臾，俱用酒磨灌下；再吃葱汤一碗，被盖出汗立苏。

新久疟疾，临发时东流水煎桃柳枝汤磨服。

小儿急慢惊风、五疳、五痫、脾病黄肿、瘾疹、疮瘤，牙关紧闭，并用薄荷浸水磨浓加蜜服之，仍搽肿上。年岁幼者，每锭分作数服，牙痛酒磨涂痛上，仍含少许，良久咽下。

小儿父母遗毒，生下百日内皮塌烂斑，谷道、眼眶损烂者，俱用清水磨涂。

打仆伤损，松节无灰酒研服。

年深月久，头胀头疼，太阳痛极，偏头风及时疮愈后，毒气攻注，脑门作胀者，俱用葱酒研服一锭，仍磨涂太阳穴上。

妇女经水不通，红花汤下。

凡遇天行疫症，延街及巷相传遍染者，用桃根汤磨浓搭入鼻孔，次服少许，任入病家再不传染。

又治传尸劳瘵，诸药不能禁忌，一方士指家服此，每早磨服一锭，至三次后逐下恶物、尸虫、异形怪类，后得脱利，以此相传，活人不计其数。

[验案] 一女子久患劳瘵，为尸虫所噬，磨服一锭，片时吐下小虫十余条，后服苏合香丸，其病顿失，调理月余而愈。真济世卫生之宝药也。

【按语】此药真能起死回生。制之济人，奇效不可尽述。凡居家出入，兴大工，动大兵，及闽、广、云、贵仕宦者，不可无之。

【注释】太乙紫金丹，又名紫金锭、玉枢丹等，后世发挥多种方名。原出宋·王璆《是斋百一选方》卷十七方。原方剂量不变，陈氏加朱砂、雄黄各三钱，配制精细严谨。临诊应用较为广泛，颇为得心应手。

第七十八方：人参清神汤 [原创]

人参清神汤术芪　归苓甘草麦冬宜
柴陈远志黄连等　功效堪用地骨皮

治疗疮溃脓后，余毒未尽，五心烦躁，精神恍惚不宁，言语睡卧不清，服之降火清心，保扶元气。

人参　黄芪　当归　白术　麦门冬　陈皮　茯苓　地骨皮　远志各一钱　甘草　柴胡　黄连各五分。

水二碗，糯米一撮，煎八分，食远服。

[考订者按] 冉小峰《历代名医良方注释》："此方根本的重点是恢复和提高人体抗病功能和代谢功能。所以用人参、黄芪为主药。本方不仅可用于疔疮后期，其他炎症后期（即恢复期）均可应用。"

第七十九方：内托安神散 [原创]

内托安神散术芪　茯神酸枣志陈皮
麦冬五味菖蒲草　加上人参玄又奇

治疗疮针后已出脓，时元气虚弱，睡卧惊悸，心志不宁；或毒未尽流入心窍，致生健忘，亦宜服。

人参　茯神　黄芪　白术　麦门冬　玄参　陈皮各一钱　酸枣　远志　甘草　石菖蒲　五味子各五分

水二碗，煎八分，临入朱砂末三分和匀，食远服。

[考订者按] 冉小峰《历代名医良方注释》："本方用于炎症恢复期，炎症已过，炎性矛盾消除，所以不再用消炎药，而以健胃安神和增进生理功能为主，如炎症尚未全部清除宜用人参清神汤治之。"

疔疮应用方

蟾酥条（即蟾酥丸作条捏饼用之）

琥珀蜡矾丸　生肌玉红膏　如意金黄散　护心散　托里消毒散（见"肿疡主治方"）

八珍汤　加减八味丸　人参养荣汤（见"溃疡主治方"）

珍珠散（见"下疳主治方"）

益气养荣汤　冰蛳散（见"瘰疬主治方"）

脱疽论第十八

夫脱疽者，外腐而内坏也。此因平昔厚味膏粱，熏蒸脏腑；丹石补药，消铄肾水；房劳过度，气竭精伤……多致阳精煽惑，淫火猖狂，其蕴蓄于脏腑者，终成燥热火症，其毒积于骨髓者，终为疽毒阴疮。诚为巧人行拙，谁防祸起萧墙，智者多愚，自谓喜从天降，不顾后日也；骨枯髓涸，脏败腑亡，方知今日罹殃有故，解脱无方。

凡患此者，多生于手足，故手足乃五脏枝干，疮之初生，形如粟米，头便一点黄泡，其皮犹如煮熟红枣，黑气侵漫，相传五指，传遍上至脚面，其疼如汤泼火燃，其形则骨枯筋炼，其秽异香难解，其命仙方难活。故谓血死心败，筋死肝败，肉死脾败，皮死肺败，骨死肾败。此五败者，虽有灵丹丧命无疑。

是生此疾者，死生付于度外。孙真人曰："在肉则割，在指则切，即此病也。"（按：《黄帝内经灵枢·痈疽第八十一》："发于足指，名脱痈。其状赤黑，死不治；不赤黑，不死。不衰，急斩之，不则死矣。"）治之得早，乘其未及延散时，用头发十余根缠患指本节尽处，绕扎十余转，渐渐紧之，毋得毒气攻延良肉。随用蟾酥饼，放原起粟米头上，加艾灸至肉枯疮死为度。次日本指尽黑，方用利刀寻至本节缝中，将患指徐顺取下，血流不住，用如圣金刀散止之，余肿以真君妙贴散敷之。次日倘有黑气未尽，单用蟾酥锭研末掺之膏盖，黑气自退。患上生脓，照常法用玉红膏等药生肉护骨完口，此为吉兆；内服滋肾水、养气血、健脾安神之剂。若内无变症，外无混杂，此十中可保其三四矣。若割取之后，黑色仍漫，痛肿尤甚，败恶无脓，口干舌硬，精神不爽，食不知味者终死。

【按语】凡治此，不可一己医治，必与高明众议，听患者愿情割取，况此症首尾吉凶，变驳难定，故不可轻易用之；又有形似而实非，穴真而受异，详注在后，宜参观之。

［考订者按］脱疽，病名，出《刘涓子鬼遗方》卷四。

脱疽看法

起疮不渴，口润舌和，性志寻常，无妄暴急，循礼为吉。初出形如麻子，焮热作痛，一指皆肿，根脚收束者吉。已成头便作腐，肉不紫黑，疼痛有时，脓出肿消者吉。已溃先脓后腐，肉色红活，毒不走散，气不腥秽者吉。

未疮先渴，喜冷无度，昏睡舌干，小便频数，阳痿者逆。初起形如粟米，肉便紫色，不肿刺疼，黑气延散者逆。已成疮形枯瘪，肉黑皮焦，痛如刀剜，毒传好指者逆。已溃肉枯筋腐，血水臭汗，疼苦应心，零丁彻骨者逆。

脱疽治法

脱疽多生足趾[1]，少生手指，初起水窠黄泡者，即灸之。初生如粟，里可容谷，皮色紫赤，不作焮肿，发扎仍灸。已灸之后，疮受火气，发泡作脓，外药箍之，内兼补托。毒势已成，疮形稍陷，但紫色未攻脚面者，评议割取。既割取之后，血水淋漓，疼痛不减，和气血，补脾胃。已成饮食减少，身体倦怠，便数口干，滋津液、壮肾水。破后气血受伤，脾胃虚弱，自汗盗汗，恶心干呕，睡卧不宁，日晡发热，疼痛苦楚，烦闷谵妄，俱宜大补气血。富贵及膏粱，素饕色欲，每豫房术[2]，纵恣日久，禁止割法。

脱疽治验

（1）一男子年近五旬，右足小趾初生如粟米，渐成白泡，三日始痛，请治。头已腐烂，一趾紫肿，此脱疽也。随用艾火明灸十三壮，始大痛乃止。又用针刺灸顶，以蟾酥饼贴灸上，膏盖本趾，肿上用铍针击刺七八处，发泄毒血，用蟾酥锭磨浓涂之；肿外以真君妙贴散敷护良肉，庶不外侵。其时患者脉数，身发寒热，恶心体倦，先用人参败毒散解其表症，次用内疏黄连汤通其大便，而恶心烦热亦止；又以托里消毒散加金银花、牛膝数服，早以八味丸，晚用蜡矾丸相兼服之，喜其火疏毒气，随又针刺并泄其毒，故不变作，解毒为脓，肿方不散。后用十全大补汤加山萸、五味、麦冬等药，调理月余而愈。

【按语】此疽若不针灸发泄毒气，专假药力敷围，再加峻药攻利，必致伤其元气，岂能保固毒不侵犯得安之理。

（2）一客商右足次趾生一紫泡，痒痛异常。次日，趾甲俱紫欲黑，视之乃肝、肾二经之毒，彼曰："何别也？"予曰："甲乃肝之余气，甲紫则肝受毒也；骨乃肾之余，肾伤则骨黑，此理甚明。"彼又曰："何以致之？"予曰："凡人劳疲筋力伤于肝，误服热药伤于肾。"傍者曰："情实有此，因彼久居客旅，交结私妓，情怀最密，极力承奉，旦夜并服兴阳细丸，期许常至，立交戏谑，有此二年矣。"前言正中其病，此劳力、热药伤肾、伤筋之实也。其病尤险，欲辞不治，彼哀告客途欲得生返，再三求治，予又掛酌，先取妓者顶发十余根，拈线缠扎患趾尽处，随将艾炷安于所扎上面紫色处，排匀三处，每灸七壮，各放蟾酥饼膏盖。次后胀痛相忍不舍，解去扎发，过夜一趾皆黑，相量筋胃皮肉俱死，仍用利刀顺节取脱患趾，乃冰冷恶物；预煎甘草汤浸洗良久，候瘀血稍尽，以止血散掺之，次日灸上紫色不退，恐其上延，又以神灯照法照之，候血散皮绉，旋合蟾酥丸料多加海羊（按：即蜗牛，出《仙传外科集验方》）

---

[1] 原为"指"，今改。下同。
[2] 原为"每淤房术"，今改。豫，其义为"欢喜、快乐"。

研烂敷之，早晚二次，肿不复作，紫色变红，红色溃脓；外用生肌止痛、活血收敛之药。又熬参术地黄膏朝服接补真元；午服健脾药以回胃气；晚用金液戊土丹以解药毒；如此调理三月而愈。

（3）一妇人中年肥胖，生渴三载，右手食指麻痒月余，后节间生一小泡，随后本指渐肿，疼胀不堪，视之原泡处已生黑斑，半指已变紫黑；此亢阳之极，乃成脱疽。诊之脉洪大、数而有力，此与肥人相反，如再黑色上延，坏人迅速。询问此妇先居富室无嗣，每纵膏粱，架烘炉炭，又兼多服种子热药，中年丧夫，家业尽被嗣人侵费，致久怀忧郁，后与寡母同栖，身耽寂寞，此先富后贫，所愿不得，又为失荣症也。辞不可治。彼妇母子再三哀恳，予亦无之奈何，乃遵孙真人治法，在肉则割，在指则切，此外无他，彼愿从之。先用人参养荣汤，随用软绢条尺许缠裹黑色尽处好肉节上，以渐收紧扎之，庶不通行血络，次用利刀放准，依节切下，将手随浸甘草温汤中片时，其血不大多，其疼亦不大甚，患者曰："惟心之惧不知而下以神力之佑也。"予曰："所嫌者切而不痛，此为气血筋骨俱死；此物虽脱，其症未可得愈。"每以八味丸料加人参、麦冬大剂煎服，先救肾水，次扶脾胃，间用金液戊土丹以解药毒。后三日，所扎指上渐渐放松，以通血脉，搽贴红、黑二膏生肉止痛，次后手背手掌日渐发肿，势恶之甚，惟不黑色，此内毒已出之故，仍用神灯照法，兼以猪蹄汤淋洗。后又肿上皆出数头，流出脓血，不计其许，两月外方得原肿稍退，脓秽稍减，又以参术膏、人参养荣汤兼服，半年外方妥，此妇虽活，五指失矣。

（4）一男仆，冬月严寒，主使赤脚，履地不敢移，随后血冰麻木，次日十趾俱紫；又数日，全变黑色，麻木不痛。请视之，强用辛热散寒、活血熏洗等药，终至不应，后必十趾齐脱，又延黑脚面，骨节一段甚作疼痛，彼主恐脱疽也。予曰："似是而实非，后必不妨。"令患者常用桑木火灸之，取其温暖活血，又能解散郁毒，其患渐腐渐脱，自不走散。内服健脾养血之药调理，外用生肌红、黑二膏培长肌肉，百日外愈矣。

（5）一侍女年十二岁，容貌颇通，新主嫌其脚大，用脚布任意缠紧，以线密缝其脚，胀痛不堪，诉主不听；至半月后流出臭水方解视之，其双足前半段尽皆黑腐，请视之，骨肉已死。予曰："此已坏者不能复活，只救将来未坏者可也。"先煮参粥食之，次煎葱汤，令彼家侍妇将患足浸入汤内淋洗，再换汤浸，但腐肉不痛者，逐一剪割；连续知痛者又以花蕊石散搽之。保将患者复其生，已坏者得其脱，内服补中益气汤接其劳，外搽生肌玉红膏长其肉。后虽得愈，只可惜致残疾终身。

（6）一男人，右足小趾缝中初生一点黄粟泡，皮肉随变紫色，阴疼不肿，常如刀刺，视其形色，真脱疽也。诊其脉又得细数无力，此肾经伤败症也。但患者生平大饮，内有正副三人，此必精力已竭，纵治无功。予强辞之，后必延至脚面、足底皆穿，痛彻不已，又饮食日少，气血日衰，形体日削，两月后百苦而终。

脱疽主治方

第八十方：解毒济生汤 [原创]

解毒济生汤草芎　花粉柴芩归茯苓
知柏红花并远志　犀角升麻牛膝同

治脱疽初起，恶寒体倦，发热作渴，或肿或紫，或麻或痛，四肢倦怠，心志恍惚不宁者，并宜服之。

川芎　当归　黄柏　知母　天花粉　金银花　麦门冬　远志　柴胡　黄芩　犀角　茯神各一钱　甘草　红花　升麻（手指加）　牛膝（足趾加）各五分

水二碗，煎八分，临服入童便一杯，随病上下服。

[考订者按] 冉小峰《历代名医良方注释》："疽者沮也，系毒邪阻滞不行之意，初起红肿痛，或紫黯平塌，有色白如粟粒的疮头一或多个，生于手指或脚趾者，有溃烂脱落之虞，故名'脱疽'。其治法以抗菌消炎和活血化瘀并重，加强末梢循环，维持局部代谢，避免坏死脱落，此立法之要点，与治疗之重在消炎以活血为辅者不同，读者宜细心体会。"

第八十一方：阴阳二气丹 [原创]

阴阳二气麦天冬　片柏玄参青黛同
泽泻辰砂矾五味　人参甘草解烦癃

治脱疽久服丹石补药，致亏肾水，多成口燥咽干，至饮冰雪不知其冷，此孤阳独旺，宜服此解。

天门冬（捣膏）　麦门冬（捣膏）　五味子（砂研）　黄柏　人中白（小儿溺者，生用研）　玄参（汤泡，去粗皮捣膏）各一两　青黛（色娇嫩者）　甘草　枯矾　辰砂（为衣）　泽泻各三钱　冰片一钱

各为细末，同玄参二冬膏子加炼蜜少许，再捣千余下，软硬得中，丸如桐子大，每服六十丸，童便、乳汁各一碗，空心送下，安睡一时，其功如神。

第八十二方：清神散 [原创]

清神散内用朱砂　豆粉梅花冰片佳
解毒共于甘草节　诸疮烦呕自无他

治脱疽、疔疮、发背毒积甚者，腠理发越不尽，多致烦躁闷乱，睡则谵言，呕吐不食者，并宜服之。

甘草节五钱　真豆粉一两　大朱砂三钱　梅花片五分　牛黄三分

上为细末，每服一钱，淡竹叶、灯心汤调服

[考订者按]本方与《太平惠民和剂局方》卷一方名相同，但药物组成和主治内容完全不同。

第八十三方：雌雄霹雳火[原创]

（外用）

雌雄霹雳火纯阳　蕲艾双黄丁麝香
阴毒阴疽阴发背　逢之一灸自回阳

治脱疽及一切发背，初起不疼痛者，并宜灸之。

艾茸　丁香　雌黄　雄黄各二钱　麝香一分

上下四味，共研极细，搓入艾中，作豌豆大丸放于患上灸之，毋论痛痒，以肉焦为度。如毒已经走散，就红晕尽处排炷灸之；痛则至痒、痒则至痛为妙。灸后仍用提疔麦子①贴上膏盖，次服蟾酥丸及解毒济生汤兼治，转回活色有脓为妙。

[考订者按]上面药后四味用量标称"分""钱"颠倒，为原印本之误。今查阅《医宗金鉴》卷七十一（人卫版总1896页），艾茸二钱在制法中，今改前4味各二钱，麝香一分。

第八十四方：金液戊土丹[原创]

金液戊土丹五味　牛黄神志石菖蒲
砂雄硝石乌梅等　片射人中黄不殊

治脱疽及疔疮、发背，纵食膏粱厚味法酒，又或丹石补药，勉力房劳，多致积毒脏腑，久则胃汁中干，肾水枯竭，不能上制心火，以致消渴、消中、消肾，饶饮多干，能食多瘦，九窍不通，惊悸健忘，此症若出后必发疽，多难治疗。宜预服此，亦可转重为轻，移深为浅，又解五金八石②之毒药也。

人中黄（制法在卷四）　乌梅肉　茯神　胡黄连　五味子各一两　石菖蒲　辰砂　雄黄　远志　硝石各三钱　牛黄　冰片各一钱　金箔二十张（为衣）

各为净末，配准前数，共入乳钵内再研小转，于端午、七夕，或二至、二分吉辰，在净室中先将乌梅、地黄二膏捣极烂，和药渐加炼蜜少许，徐徐添捣，软硬得中，每药一两，分作十丸，金箔为衣。每服一丸，用人乳、童便共一大杯化药，随病上下，食前后服之。

---

① 提疔麦子，系指陈氏"立马回疔丹"，其方制法"共为细末，糊成麦子大"即此。"提疔麦子"乃陈氏临床俗语。
② 五金八石，五金，上古指金、银、铜、铅、锡五色金属，后指金、银、铜、铁、锡。八石，道家服食的八种矿物，见《抱朴子内篇·论仙》释为丹砂、雄黄、雌黄、硫黄、曾青、矾石、磁石、戎盐。

【按语】此药最解膏粱、金石药毒，杀三尸[1]，除劳热，极有奇功。又治烦颠，主安神志、辟瘴、辟瘟及诸邪魅，谵语妄情，失心丧志者俱效。此药用蜡封固收藏，不泄药味，愈久愈效。

脱疽应用方

针刺法　蟾酥饼　蟾酥丸（见"疔疮主治方"）

熏发背奇方　琥珀蜡矾丸　加味太一膏　真君妙贴散　内疏黄连汤　猪蹄汤　生肌玉红膏　托里消毒散（见"肿疡主治方"）

十全大补汤　参术地黄膏　人参养荣汤　补中益气汤　加减八味丸（见"溃疡主治方"）

桑木灸法（见"脑疽主治方"）

人参败毒散[2]（见"时毒主治方"）

花蕊石散（见"金疮第五十九"）

瘰疬论第十九

夫瘰疬者，有风毒、热毒、气毒之异，又有瘰疬、筋疬、痰疬之殊。风毒者，外受风寒搏于经络，其患先寒后热，结核浮肿；热毒者，天时亢热；暑中三阳，或内食膏粱厚味，酿结成患，色红微热，结核坚肿；气毒者，四时杀厉之气感冒而成，其患耳、项、胸、腋骤成肿块，令人寒热头眩，项强作痛。

瘰疬者，累累如贯珠，连接三五枚，此不足寒热其患，得于误食虫、蚁、鼠残不洁之物，又或汗液、宿茶陈水混入而餐，其患先小后大，初不觉疼，久方知痛；筋疬者，忧愁思虑，暴怒伤肝，盖肝主筋，故令筋缩结蓄成核，生于项侧，筋间形如棋子，坚硬大小不一，或陷或突，久则虚羸，多生寒热，劳怒则甚；痰疬者，饮食冷热不调，饥饱喜怒不常，多致脾气不能传运，遂成痰结，初起如梅如李，生及遍身，久则微红，后必溃破，易于收敛。

凡观此症，别其风毒者散其风、除其湿，如防风解毒汤之类是也。热毒者，清其脾、泻其热，连翘消毒饮之类是也。气毒者，调其血、和其气，藿香正气散[3]之类是也。瘰疬者，散其坚、和其血，散肿溃坚汤之类是也。筋疬者，清其肝、解其郁，柴胡

---

[1] 三尸：出明·涵蟾子《诸真玄奥》。道家有尸虫之说，一居脑，二居明堂，三居腹胃，能为人害。
[2] 实为荆防败毒散，殆为陈氏临诊时称谓，不属笔误。
[3] 藿香正气散，《太平惠民和剂局方》卷二方。大腹皮、白芷、紫苏、茯苓各一两，半夏曲、白术、陈皮、厚朴（去皮，姜汁炙）、桔梗各二两，藿香三两，炙甘草二两半。为细末，每服二钱，加生姜三片、大枣一枚，水煎服。功能解表和中，理气化湿。陈氏此处殆指自拟加味藿香散，为一时笔误。

清肝汤之类是也。痰疬者，豁其痰、行其气，芩连二陈汤之类是也。

又有寡妇、尼、僧、鳏夫、庶妾，志不得发，思不得遂，积想在心，过伤精力，此劳中所得者，往往有之，最为难治。有此先养心血，次开郁结，益肾安神，疏肝快膈，如归脾汤、益气养荣汤，俱加香附、青皮、山栀、贝母、木香之类是也。

又男人不宜太阳青筋，潮热咳嗽，自汗盗汗；女人又忌眼内红丝，经闭骨蒸，五心烦热。男妇有此，后必变为痨瘵难治之症。但此体实者，初起可服散肿溃坚攻利之药，得效者十中三四，有不察虚实，尽剂追伐，损伤元气，致成坏病者十有八九，此非患者之命自出医人之手，予常治初起成核，服前药未效者，用针刺核内深入三四分，用冰蛳散拈成条子插入核内，糊纸封上；待至二七后，核子自然落出，随用红、黑二膏搽贴；内服补剂，不久便愈。又常见斑蝥、牵牛、巴霜、大黄追蚀等用，往往致其危亡者多矣。切宜戒之。

［考订者按］瘰疬，病名，首见《灵枢·寒热》："寒热瘰疬，在于颈项者。"

瘰疬看法

初起核高肿痛，色红软活，微作寒热，肩项不强者易。已成根不坚硬，内无小核相丛，脾健气血不衰者易。

已溃脓稠，肉色红活，核肿渐消，肩项自便、渐敛者顺。溃后易消易敛，气体平和，胸膈宽利，饮食知味者顺。

未成形体消瘦，寒热往来，结核顽硬，痰嗽相兼者险。已成核坚，连续如珠，大小不等，项强筋急、脉虚者险。

已溃脓水清稀，肌肉消铄，自汗盗汗，寒热不睡者逆。溃后阴虚烦躁，作渴泄秘，男子骨蒸，女人经闭俱逆。

瘰疬治法

初起肿痛，憎寒壮热，四肢拘急，项强头眩者[①]，表散之。肿硬发热，便秘口干，胸膈不利，恶心脉实者，宜利之。膏粱厚味，醇酒积热，湿痰凝结而成，化痰、降火、清中。忧思过度，郁怒伤肝，筋缩结核者，宜养血、开郁、疏肝。房欲劳伤，阴虚晡热，自汗咳嗽，形消瘦者，滋肾健脾。失利忘名，怀抱郁结，积想在心，所如不得，乖隔阴阳，虚嗽岁月；所得此者，精血俱伤，先养正气，次治标病。坚而不溃，腐而溃之，溃而不敛，补而敛之，皆活法也。

---

① 原为"项强头疢者"。疢，指由下疳引起的腹股沟淋巴结肿、发炎的症状，今改。

瘰疬治验

（1）一男人项核肿痛，拘急恶寒，用荆防败毒散二剂，表症悉退，余核不消；用散肿溃坚汤加川芎、香附、贝母十余服，其核渐消。外以琥珀膏贴之，月余而安。

（2）一男人仲冬渡江，暴发雾气，又值惊恐，次日寒热交作，头、面、耳、项俱肿，先以藿香正气散二服，寒热亦止，面肿渐消；惟项间坚肿不退，红焮作痛，此毒聚必欲作脓，仍用正气散加芎、归、皂刺数服，候脓熟针之，肿痛顿退，又以十全大补汤，脾健肌生完口。

（3）一妇人孀居六载，子幼未立，忧郁成核半年；又兼经水不调，寒热交作，形体消瘦，脉亦弦数，此劳伤气血，肝火妄动而成斯疾也。所谓损者益之，不可用追蚀之药损而复损。先用逍遥散加香附、牡丹皮、贝母和其血脉，和其肝气，使寒热尽退；次用益气养荣汤，服至月余，气血渐复，经事渐调，元气渐醒。外用火针核上，点破四孔，用黄线药插入五六次，候至孔大，换用冰蛳散搽于核上封之，至十三日外，其核自落，外搽红膏生肌收敛，内换人参养荣汤加香附、木香三十余服，其口自完。

【按语】 此妇慎起居、避七情、戒口味、尽调理，故可得愈，否则必不能矣。

（4）一室女年十七，因父择婿不遂，耽至二旬，怀抱郁久，项生数核，坚硬如石，此肝经凝结筋缩之病也。又兼经水断绝，寒热如疟，咳嗽脉数，惟不颧红，此阴虚火动，已成痨瘵症也。非药能愈，视其形状，喜无败色。予曰："欲治此病，先治其心犹可。"父问曰："何药治心？"予曰："非药也。《易》云：'天地氤氲，万物化醇，男女媾精，万物化生'，此天地男女生成化育之道也。斯病独起于孤阴，寡阳不生不化，所谓逆理之病，此女大失配，谓当至而不至，渐成失度之疾，其病不生而自生，非己作也，由时变也。故药不能挽回，必得阴阳和而雨泽降，夫妇和而家道成。斯时之后，用药方可。"彼父始悟，随即择嫁，三月后，复请视之，前症稍定，先用逍遥散加香附、青皮、山栀、丹皮、贝母十余剂开郁疏肝，寒热渐止；次以人参养荣汤加丹皮、红花通其血脉，使心血易生，容颜稍泽；又用益气养荣汤倍参、术培助脾胃，增进饮食；间用归脾汤加麦冬、五味、远志、沙参收敛神气，宽慰性情。又制参术地黄膏，服至半年，精神顿复，经事亦通，惟核不能全退，用火针点破一核，琥珀膏贴之，渐腐为脓；又两月而得收敛。余种[①]三核，渐针渐溃渐敛，首尾纯用补脾开郁药，调理一年，始得全愈。

（5）一男子年近三十，项生数核，面白神劳，皮粗脉数，此元气受伤之症也。先当补养气血，待根本壮实后治其疮，随用养荣健脾药十余剂未效，彼以为缓，又信方士所惑，图内消之，自服斑蝥、巴、麝之药，连泻十数行后，致小便淋漓不已，虚热更增，饮食减少。又复请视，形色内败，不堪调理，辞而不治。彼后方悔，虽请内

[①] 此原为"肿"字，经考乃繁体字"種"（种）误成"腫（肿）"。余种三核，承上文应释为"陈氏将消核药物种于三颗病核内"。南通市中医院瘰疬专科、中国科学院特约研究员陈照拔核疗法即"种"白降丹，屡获佳效。

医，强投扶助降火之药，终不应而死。

（6）一妇壮年性急，夫荡不为家，左项生核半载，渐至鸡卵大，坚硬如石，皮外红丝缠绕，左右脉俱弦数。弦属肝火妄动，数乃脾热之甚。先用栀子清肝汤平伐肝木，五服后而脉始平。又以清肝解郁汤数服散其郁结，次用益气养荣汤调其气血，间服散肿溃坚汤软其坚肿，外以琥珀膏贴之，调理百日而元气乃复。坚硬已消八、九，止存小核未尽，彼以为愈，拒不服药。后又一载，值夫赌讼未胜，暴急惊恐，前肿复作，两手脉诊细而多数，此阴血亏损，阳火乘之，非前有余症也。又兼胸膈不利，饮食无味，经水先期过多，形容憔悴不泽，此神伤于思虑则肉脱，意伤于忧愁则肢废，魂伤于悲哀则筋挛，魄伤于喜乐则皮槁，志伤于暴怒则腰脊不能俯仰，以上俱七情内损症也。法当滋养气血，调和脾胃，益肾清心，开郁散滞，庶保无虞。彼不肯信，仍前欲服散肿溃之药，欲灸肿上，图内消之。予曰："此非前比，今则不敢治也。"请客医自制前药，亦灸患上，并灸肘尖，此为真气虚而益虚，邪气实而益实。后果反加发热自汗，咳嗽项强，四肢不收，灸疮无脓，血水不绝，肿亦炽盛，此脏腑已损之候，必不久居也。又月余传为气急声哑，痰血交出而殁。

【按语】予尝见庸医不辨虚实，患家不信，正理偏废[①]，服药往往多致不救者十有八九，凡医者、患者俱当省而慎戒之。

瘰疬主治方

第八十五方：防风解毒汤 [原创]

　　　　防风解毒汤荆桔　牛子连翘草石膏
　　　　薄荷枳壳芎苍术　知母灯心共岂逃

治风毒瘰疬，寒暑不调，劳伤凑袭，多致手、足少阳分耳、项结肿，或外寒内热，痰凝气滞者并效。

防风　荆芥　桔梗　牛蒡子　连翘　甘草　石膏　薄荷　枳壳　川芎　苍术　知母各一钱

水二碗，灯心二十根，煎八分，食后服。

[考订者按]《外科理例》中的解毒防风汤，治癍或瘾疹痒或痛。用防风、地骨皮、黄芪、芍药、荆芥、枳壳各二钱，水一碗，煎五分，徐徐服。陈氏方药组成，主治及服法均适应临床要求。

第八十六方：连翘消毒饮（一）[原创]

　　　　连翘消毒饮陈皮　甘桔玄参苓芍归
　　　　栀葛射干花粉等　红花还与大黄随

---

① 原为"偏费"，今改。

治热毒瘰疬，过食炙煿、醇酒、膏粱，以致蕴热，腮、项成核，或天行亢热，湿痰作肿，不能转侧者效。

连翘　陈皮　桔梗　玄参　黄芩　赤芍　当归　山栀　葛根　射干　天花粉　红花各一钱　甘草五分　大黄（初起便燥者加之）

水二碗，煎八分，食后服，有痰者加竹茹一钱。

[考订者按] 舟小峰《历代名医良方注释》："陈实功《外科正宗》是著名的外科专著，所载效方甚多，连翘消毒饮是其中之一。以清热消炎和活血化瘀为组方的基本，除瘰疬外，对一般的炎症也有较好的疗效。"陈氏治时毒有连翘消毒饮（二），药方调整机动灵活，符合临床随症加减。

第八十七方：加味藿香散 [原创]

　　　　加味藿香散甘桔　青陈柴苏半夏撮
　　　　术苓白芷厚朴芎　夏枯草效君当说

治气毒瘰疬，外受风邪，内伤气郁，以致颈项作肿，肩膊强痛，四肢不舒，寒热如疟及胸膈不利。

藿香　甘草　桔梗　青皮　陈皮　柴胡　紫苏　半夏　白术　茯苓　白芷　厚朴　川芎　香附　夏枯草各等分

姜三片，枣二枚，水二碗，煎八分，食远服。

[考订者按] 古之藿香散有二：一是宋·王怀隐《太平圣惠方》用藿香、丁香、木香、葛根、人参、甘草，水煎服，治小儿伤寒，吐逆不定。二是宋·王璆《是斋百一选方》用藿香叶、人参、茯苓、丁香，水煎服，治小儿脾虚，时作身热或吐泻。陈氏殆读此联想到南通居家庭院种植藿香，拓展增加药味，沿用散剂之名，用治瘰疬初起诸症。清·沈金鳌《杂病源流犀烛》引用此方有所加减。

第八十八方：滋荣散坚汤 [原创]

　　　　滋阴散坚四物汤　甘桔参苓海粉当
　　　　陈术升麻香附贝　红花昆布共煎尝

治一切瘰疬，忧抑所伤，气血不足，形体瘦弱，潮热咳嗽，坚硬肿痛。毋分新久，但未穿溃者并效。

川芎　当归　白芍　熟地　陈皮　茯苓　桔梗　白术　香附各一钱　甘草　海粉[①]　贝母　人参　昆布各五分　升麻　红花各三分

水二碗，姜三片，枣二枚，煎八分，食远服。

[①] 海粉。清·赵学敏《本草纲目拾遗》："《虫语》"：海珠，生岭南，状如蛞蝓。大如臂，所茹海菜，于海滨浅水吐丝，是为海粉。"功能清热养阴，软坚消痰。治肺燥咳喘，瘿瘤，瘰疬。陈氏组方仅此选用。

[加减法] 身热加柴胡、黄芩，自汗盗汗去升麻倍人参、黄芪，饭食无味加藿香、砂仁，食而不化加山楂、麦芽，胸膈痞闷加泽泻、木香，咳嗽痰气不清加杏仁、麦冬，口干作渴加知母、五味子，睡卧不宁加黄柏、远志、枣仁，惊悸健忘加茯神、石菖蒲，有汗恶寒加薄荷、半夏，无汗恶寒加苍术、藿香，女人经事不调加玄胡索、牡丹皮，腹胀不宽加厚朴、大腹皮。

[考订者按] 此方可作结核病阴虚潮热等症的应用。陈氏提示"女人经事不调"的临证加减亦可。

第八十九方：益气养荣汤

益气养荣汤术芪　参苓陈贝附归宜
芎芍桔甘兼熟地　劳伤瘰疬颇堪提

治抑郁或劳伤气血，或四肢、颈项筋缩，结成累累如贯珠者，谓之筋疬。此患皆由思虑太过，神气受伤，乃劳中所得者也。其患或软或硬，或赤不赤，或痛不痛，或日晡发热，或溃而不敛者是。

人参　茯苓　陈皮　贝母　香附　当归　川芎　黄芪　熟地　白芍各一钱　甘草　桔梗各五分　白术二钱

姜三片，枣二枚，水二碗，煎八分，食远服。

[加减法] 如胸膈痞闷加枳壳、木香，饮食不甘暂加厚朴、苍术，往来寒热加柴胡、地骨皮，脓溃作渴倍参、芪、归、术，脓多或清倍当归、川芎，胁下痛或痞加青皮、木香，肌肉生迟加白蔹、肉桂，痰多加半夏、橘红，口干加麦门冬、五味子，发热加柴胡、黄芩，渴不止加知母、赤小豆，脓不止倍加人参、黄芪、当归，溃后反痛加熟附子、沉香，虚烦不睡者倍人参、熟地黄、远志、枣仁。（按：前大段抄自《外科理例》。"溃后反痛……"为陈氏临床应用心得）

[注释] 本方抄自明·叶文龄《医学统旨》卷三，除香附外，其他12味药相同，用量一样。在主治内容，陈氏加"谓之筋疬。此患皆由思虑太过，神气受伤，乃劳中所得也"。据症情加药其溃后反痛及虚烦不睡加药为陈氏临床体验增加。近代名医冉小峰认为"本方以调节人体全身功能，促进人体抗结核的能力，在理论上和临床应用方面都很有价值"。还建议"本方可治为成药长期服用，另加用外治抗结核药，效果较单靠内服治疗为优"。足资参考。

第九十方：芩连二陈汤 [原创]

芩连二陈汤半夏　甘桔连翘花粉苓
木香牛子夏枯草　消痰散核效如神

治瘰疬生于少阳部分，项侧结核，外皮漫肿，色红微热；或至缺盆高骨上下发肿，形长坚硬作痛，名曰马刀[1]。初起并宜服此，已成气弱者不宜。

黄芩　黄连　陈皮　茯苓　半夏　甘草　桔梗　连翘　牛蒡子　花粉各一钱　木香三分　夏枯草二钱

姜三片，水二碗，煎八分，食后服。渣再煎，临睡服。

第九十一方：散肿溃坚汤

　　　　散肿溃坚芩芍归　升柴胆草葛根随
　　　　知翘连柏三棱术　昆布甘花粉莫遗

治瘰疬马刀疮，坚硬如石，或在耳下，或在缺盆，或在肩上，或在胁下，皆手、足少阳经症。又发于下颏，或在颊车，坚而不溃；或已破流脓，又属足阳明症也。此治有余症而效多，不足症而效少。

黄芩八分　白芍　当归　龙胆草　桔梗　知母（酒炒）　黄柏（酒炒）　昆布　天花粉各五分　连翘　葛根　炙甘草　黄连　三棱（酒拌炒）　莪术（酒拌炒）各三分　柴胡四分　升麻三分

水二碗，煎八分，食后服。临服入酒一小杯亦效。此药可为末，炼蜜为丸桐子大，每服八十丸，即散肿溃坚丸，治症同前。临睡、食后俱白滚汤下。

【注释】本方抄自金·李杲《兰室秘藏·疮疡门》。方用黄芩八钱，龙胆草、天花粉、黄柏、知母、桔梗、昆布各五钱，炙甘草、三棱、莪术、连翘各三钱，葛根、白芍、当归、黄连各二钱，升麻六分。为粗末，每次六钱，用水浸半日再煎，食后每含一口作十次咽。另亦可为细末，炼蜜为丸，故陈氏有"散肿溃坚丸"之说。主治陈氏亦已说明较详。

第九十二方：升麻散坚汤 [原创]

　　　　升麻散坚汤甘草　莪术三棱陈桔连
　　　　葛根龙胆夏枯等　芎芍归翘芩共煎

治瘰疬绕颈或至颊车，属足阳明，核深远陷，隐曲肉底，又属足少阴，俱作肿块，坚硬大小不一。

升麻　甘草　莪术　三棱　陈皮　桔梗　黄连　龙胆草　葛根　川芎　白芍　夏枯草　连翘　黄芩　当归各五分　天花粉（有痰加）

水二碗，煎八分，食后热服。再用上药加倍为末，蜜丸绿豆大，每百丸、黄酒临睡服，头不枕更妙。

---

[1] 马刀，即马刀疮。《灵枢·经脉》曰："马刀侠瘿"。明·王肯堂《外科准绳》卷三："马刀疮，生于项腋之间，有类瘰疬，但初起其状类马刀，赤色如火烧烙，极痛，此疮甚猛，宜急治之。"

第九十三方：夏枯草汤［原创］

夏枯草汤归术陈　桔甘生地贝母苓
香附柴胡芷芍能　加上红花效若神

治瘰疬马刀，不问已溃未溃，或已溃日久成漏，形体消瘦，饮食不甘，寒热如疟，渐成痨瘵并效。

夏枯草二钱　当归三钱　白术　茯苓　桔梗　陈皮　生地　柴胡　甘草　贝母　香附　白芍各一钱　白芷　红花各三分

先用夏枯草、水三碗，煎至二碗，滤清；同药煎至八分，食后服。将药渣同前夏枯草渣共再煎六七分，临卧时入酒半小盅和服，宜食淡味物件。

第九十四方：活血化坚汤［原创］

活血化坚汤朴芷　芎归贝芍桔针蚕
花粉银花陈皮草　乳香灵脂共成缘

治一切瘰疬及瘿瘤、痰核，初起未溃脓者并效。

防风　赤芍　归尾　天花粉　金银花　贝母　川芎　皂角刺　桔梗各一钱　僵蚕　厚朴　五灵脂　陈皮　甘草　乳香　白芷梢各五分

水二碗，煎八分，临服用酒一小杯，食后服。

第九十五方：逍遥散

逍遥散当归芍药　白茯苓香附柴胡
牡丹皮薄荷甘草　云片术女病甚扶

治妇人血虚，五心烦热，肢体疼痛，头目昏重，心忡颊赤，口燥咽干，发热盗汗，食少嗜卧；及血热相搏，月水不调，脐腹作痛，寒热如疟；及治室女血弱，荣卫不调，痰嗽潮热，肌体羸瘦，渐成骨蒸。

当归　白芍　茯苓　白术　柴胡各一钱　香附八分　丹皮七分　甘草六分　薄荷　黄芩（有热加）各五分

水二碗，煎八分，食远服。有寒加姜三片，枣二枚。

【注释】本方根据《太平惠民和剂局方》卷九方，柴胡、炒当归、白芍药、白术、茯苓、甘草六味主药，有煨姜和薄荷，另加香附、丹皮、黄芩，与原方配比基本相同。主治有不同。陈氏《纂疽主治方》加味逍遥散，另有拓展。

第九十六方：通治瘰疬方［原创］

通治瘰疬疮陈术　柴桔芎归白芍翘
苓芷藿香夏枯草　甘草半夏附相饶

治瘰疬不分新久，表里、虚实及诸痰结核并效。

陈皮　白术　柴胡　桔梗　川芎　当归　白芍　连翘　茯苓　香附（醋炒）　夏枯草　黄芩各一钱　藿香　半夏　白芷　甘草各五分

姜三片，水二碗，煎八分，入酒一小杯，临睡时服。

第九十七方：芎归养荣汤

　　　　　芎归养荣汤芷术　参芍砂仁熟地黄
　　　　　五味茯神丹远志　麦冬甘草共煎尝

治瘰疬、流注及一切不足之症，不作脓，或不溃，或已溃不敛，或身体发热恶寒，肌肉消瘦，饮食少思，睡卧不宁，盗汗自汗，惊悸恍惚，并皆治之。

当归身二钱　人参　黄芪　白术　川芎　白芍　熟地各一钱　五味子　麦门冬　远志　甘草　茯苓各五分　牡丹皮　砂仁各三分

水二碗，姜三片，枣二枚，煎八分，食远服。

【注释】本方根据《外科理例》托里养荣汤十味药，生地改为熟地，另增远志、茯苓、牡丹皮、砂仁，剂量有所不同，主治内容相同，煎服法不变。

第九十八方：冰蛳散 [原创]

（外用）

　　　　　冰蛳散内用田螺　砒块将来纸面糊
　　　　　龙脑硇砂为细末　总将津拌患头涂

治瘰疬日久，坚核不消，及服消药不效者；用此点落疬核，如马刀根大面小及失荣等症忌用。

大田螺五枚（去壳，日中线穿晒干）　白砒一钱二分（面裹煨熟）　冰片一分　硇砂二分

用晒干螺肉切片，同煨熟；白砒碾为细末，加硇片再碾，小罐密收。凡用时先用艾炷灸核上七壮，次后灸疮起泡，以小针挑破，将前药一二厘津唾调成饼，贴灸顶上；用绵纸以厚糊封贴核上，勿动泄气，七日后四边裂缝，再七日其核自落，换搽玉红膏，内服补药兼助完口。此药又治瘿瘤患大蒂小及诸般高突、异形难状者并效。

第九十九方：紫霞膏 [原创]

（外用）

　　　　　紫霞膏品不多般　铜绿松香一处攒
　　　　　煎入麻油如紫漆　百般顽症贴当安

治瘰疬初起，未成者贴之自消，已成未溃者贴之自溃，已溃核存者贴之自脱；及

治诸色顽疮、臁疮、湿痰、湿气、新久棒疮,疼痛不已者并用之。

明净松香(净末)一斤　铜绿(净末)二两

用麻油四两,铜锅内先熬数滚,滴水不散,方下松香熬化;次下铜绿,熬至白烟将尽,其膏已成,候片时倾入磁罐。凡用时汤内炖化,旋摊旋贴。

[考订者按]肿疡主治方第三十二方"化腐紫霞膏"组方与此"紫霞膏"截然不同。临床应用注意区别。

第一百方:琥珀膏(一)

(外用)

琥珀膏内桂防归　松脂朱砂木鳖随
丁木二香蓖麻子　木通白芷共相宜

治瘰疬及腋下初起如梅子,结肿硬强,渐若连珠,不消不溃;或溃脓水不绝,经久不瘥,渐成瘘症①。

琥珀一两　木通　桂心　当归　白芷　防风　松脂　朱砂　木鳖(肉)　蓖麻(肉)各五钱　丁香　木香各三钱　麻油二斤二两　黄丹(飞炒)十四两

先用琥珀、丁香、桂心、朱砂、木香为细末,其余为咀,浸油内七日,入锅内慢火熬至群药焦黄为度;绢滤净油,徐下黄丹;以柳枝手搅,候至膏成,滴入水中,软硬得中,掇下锅来,以盆顿稳;搅至烟尽,方下群药搅匀,磁器盛之,临取少许摊贴。

【注释】本方抄自《太平惠民和剂局方》卷八方。方药用量基本相同,本方增蓖麻肉五钱,黄丹减二两,麻油增二两。主治适应证及制法亦基本相同。另"流注主治方"中列"琥珀膏(二)"方,系原创方,可供参阅。

第一百一方:大红膏[原创]

(外用)

大红膏血竭银朱　硝石樟冰味不殊
轻粉南星并石矿　乳香猫骨效堪涂

治瘰疬、痰核,结块不分新久,但未穿破者并效。

南星二两　银朱　血竭　硝石　樟脑各三钱　轻粉　乳香各二钱　猫头骨一具(煅)②　石灰一两(用大黄三钱切片同炒,石灰红色去大黄)

上共为细末,陈米醋熬稠,调药敷核,三日一换。敷后皮嫩微损者,另换紫霞膏贴之,其核自消。

---

① 原为"漏症",瘘与"漏"音同,但症状表现为"瘘管",乃改。
② 《太平圣惠方》有"猫脑骨,炙黄"治瘰疬。

第一百二方：火针法（一）[原创]

　　　　火针之法独称雄　破核消痰立大功
　　　　灯草桐油相协力　当头一点破樊笼

治瘰疬、痰核，生于项间，初起坚硬，或如梅李，结聚不散，宜用此法针之，插药易消。用缝衣大针二条，将竹箸头劈开，以针双夹缝内，相离一分许，用线扎定；先将桐油一盏，用灯草六七根油内排匀点着，将针烧红，用手指将核捏起，用针当顶刺入四五分，核大者再针数孔亦妙。核内或痰、或血，随即流出，候尽以膏盖之；次日针孔必渐作脓，轻者用黄线药[①]插之；核坚硬者，用冰蛳散糊打成条、晒干，插核针孔内，外以糊纸二重封固。次日，其核发肿作痛不妨，乃药气攻入于内，又至七日外，自然核外裂开大缝，再至七日，其核自落，葱汤洗净，孔大换用玉红膏搽入，外以膏盖，内服益气养荣汤或十全大补汤加香附，兼戒劳动、气恼、房事、发物、煎炒、海腥等件。

第一百三方：三品一条枪[原创]（俗称"黄线药"）

（外用）

　　　　三品一条枪最灵　雄矾砒信少人闻
　　　　加上乳香为线药　疗疬漏尽承平

明矾二两　白砒一两五钱　雄黄二钱四分　乳香一钱二分

砒、矾二味，共为细末，入小罐内，加炭火煅红，青烟已尽，旋起白烟，片时约上下红彻住火；取罐顿[②]地上一宿，取出约有砒、矾净末一两，加前雄黄二钱四分，乳香一钱二分，共研极细，厚糊调稠，搓成如线条阴干。凡遇前症有孔者，纴入孔内，无孔者，先用针放孔窍，早晚插药二次，插至三日后，孔大者每插十余条，插至七日，患孔药条满足方住。以后所患四边自然裂开大缝，共至十四日前后，其疔核、瘰疬、痔漏诸管自然落下，随用汤洗，搽上玉红膏，虚者兼服健脾之药。

【按语】《外科理例》三品锭子方载，"上品去十八种痔，白矾二两，乳香、没药各三钱五分，牛黄三钱，白砒一两零五分。中品去五漏及翻花、瘿瘤、气核，白矾二两，白砒一两三钱，乳香、没药各三钱。下品治瘰疬、气核、疔疮、发背、脑疽等症，白矾二两，白砒一两五钱，乳香、没药各三钱。"今注一条枪，三品以内之症，并皆用之，俱各相应，况又药品简易而不繁，是曰"三品一条枪"之说也。凡同志者随试而用之。

第一百四方：瘰疬酒药方[原创]

治年久瘰疬结核，串生满项，顽硬不穿破者服。

---

① 黄线药，指陈氏创制的"三品一条枪"。
② 顿，南通俗话，意指"置放"。如第一百方琥珀膏说明中"以盆顿稳"的"顿"字同义。

鹤虱草^① 半斤　忍冬藤六两　野蓬蒿四两　野菊花四两　五爪龙三两　马鞭草一两五钱

上药切碎，用老酒十五斤，袋贮药悬于酒内，封口，煮三香为度；取起水顿，浸一伏时^②，初服尽醉出汗为效。以后随便应之，其酒一料，病愈不发。

瘰疬应用方

生肌玉红膏　加味太一膏（见"肿疡主治方"）

柴胡清肝汤　栀子清肝汤（见"鬓疽主治方"）

荆防败毒散（见"时毒主治方"）

十全大补汤（见"溃疡主治方"）

归脾汤（见"痔疮主治方"）

鬓疽论第二十

夫鬓疽者，乃手少阳三焦相火妄动，又兼肾亏^③不能生水，或外受风热所感。但此经多气少血，肌肉相薄，凡有患最难腐溃。此皆起于情性急暴，房欲、血虚火动，肝气凝结而成。疽之初起，寒热交作，头眩痛彻太阳，甚则耳目连鬓通肿。治法不可妄用针灸，必分阴阳、表里、邪正、虚实治之，庶不有误。

且如初见疮时，多寒少热，口干作渴，好饮热汤，六脉虚数无力；又兼患上坚硬，多不焮痛，无溃无脓，疮根流散，此等之症，乃真气虚而邪气实也。治以托里为主，消毒佐之，如清肝解郁汤^④、托里消毒散之类是也。

又如见症时热多寒少，头眩作痛，口燥舌干，渴欲饮冷，二便秘涩，六脉沉实有力，疮亦焮肿疼痛，身体发热，易腐易脓，根脚不开，肿焮在外，此乃正气实而邪气虚也。治以消毒为主，托里佐之，如栀子清肝汤、鼠粘子汤之类是也。

大抵正气胜则实，邪气胜则虚，必然一胜则一负，邪正不并立，欲其虚而不待损而自虚矣。又有未见疮时，先作渴症，或一年半载，日久日重，然后发为鬓疽；其形色多紫黑，疮多平陷，坚硬无脓，毒流耳项；又兼气味不正，形容不泽，精神不明，饮食不进者，俱为不治。

[考订者按] 鬓疽，病名，出明·汪机《外科理例》卷四。

---

① 鹤虱草，其名载于明·吴绶撰《伤寒蕴要全书》，即天名精，也有称"地菘"者，治疗疔疮肿毒、风毒瘰疬、发背、恶疮等症。天名精果实名鹤虱。

② 一伏时，南通俗话，意即"一昼夜"。

③ 原为"肾水"，今改。

④ 原为"清肝养血汤"，今改。

鬓疽顺逆看法

初起无口干，无寒热，饮食有味，举止寻常、发疮者顺。已成疮头肿起，根脚不散，形色红活，焮痛溃脓者顺。已溃脓稠，色鲜红活，肿消痛止，项便、头轻、口和者顺。溃后瘀肉易腐，新肉易生，疮口易平，饮食有味者顺。

初起疮头如粟，顶软不高，色紫根散，木痛食少者逆。已成疮形紫黑，软陷无脓，足冷身凉，便利脉虚者逆。已溃脓水清稀，多生臭秽，坏肉不腐，新肉不生者逆，溃后饮食餍餐，身体发热，口干不眠，肉削皮粗者逆。

鬓疽治法

初起焮肿坚硬，内热口干，脉数有力，邪实也，当利之。已成憎寒壮热，四肢拘急，脉浮者，邪在表也，宜散之。赤肿作痛，血凝滞也，散血清肝；色黯漫肿，升阳助胃。已溃坚肿不退，脉细而数，日晡发热者，宜滋阴健脾。肝胆怒火上攻，心烦作躁①，腮颧红热者，宜抑阴降火。已溃脓清，肿痛尤甚，虚烦食少者，宜养气血、健脾胃。溃后气血俱虚，身凉脉细，大便多溏者，宜峻补温中。溃后不敛，新肉生迟，疮口淡白，脓水不止，健中补脾。

鬓疽治验

（1）一男子患鬓疽三日，焮肿寒热，脉浮数。以荆防败毒散一剂，表症悉退，肿痛仍作，已欲作脓，以托里消毒散，脓溃又以益气养荣汤加麦冬、五味渐敛而愈。

（2）一男子患鬓疽五日，顶高根若钱大，形色红活，此肝经湿热为患。用麻子大艾灸七壮，以栀子清肝汤二服，肿势稍止；以蟾酥饼膏贴灸上，更以柴胡清肝汤加白芷、黄芪、天花粉数服，脓溃肿消，半月收敛。

（3）一男子渴疾三年，寒热半月，自以为疟，鬓间忽生一小疮，三四日，外形如粟，疮平坚硬，色暗不泽，又兼脉洪数而无力，此水竭火旺之症也。终难溃敛，辞不敢治。复请医，视为易治，用针刺肿上，去紫血盅许，内服解毒药，次日边傍愈肿。医者谓肿高属阳易治，彼家欢悦。又三日，腮项俱肿，口噤不食，用针又刺肿上，日加昏愦，又复请视，予曰："死将及矣。但此症未病先作渴，肾水已竭；外形如粟，里可容谷，形色紫黑，气败血衰；脉洪无力，元气内败，如此干涉，岂有不死者。"彼家方信晚矣。共二十一日而殁。

（4）一男子肿焮五六日，彼欲内消，外敷凉药，内服大黄泄气等剂，随后焮肿虽退，乃生寒热，恶心干呕，肩膊牵强，诊之脉数无力，此内虚毒气入里，凉药之过

---

① 作躁，南通方言口语。心情焦躁不安有所表露，作，指动作。

也。东垣云："疮疽之发，受之有内外之别，治之有寒温之异。"受之外者，法当托里以温剂，若反用寒药攻利，损伤脾胃，多致内虚，故外毒乘虚入里；受之内者，法当疏利以寒剂，反用温剂托里，使骨髓之毒外彻皮毛，表里通溃，共为一疮，助邪为毒，苦楚百倍，轻则变重，重则死矣。前症既出寒药之过，以托里健中汤，二服呕吐全止；又以十全大补汤加白芷，数服而原疮渐起；又以人参养荣汤间服，腐溃脓稠；两月余，疮口收敛。

（5）一妇人患此，肿硬寒热，口干焮痛，脉洪大有力，此表里俱实也。以防风通圣散一剂，行二次，前症稍退；又一剂，大行数次，热退渴止。惟原疮肿硬，用银针点破，插入蟾酥条，内服托里消毒散，渐溃脓而安。

（6）一男子患此，三四日顶高根活，且无表里之症，此肝经湿热为患。用针挑破疮顶，以蟾酥饼盖贴，内服加味逍遥散加皂角针数服，头出微脓，根肿亦消。

鬓疽主治方

第一百五方：柴胡清肝汤 [原创]

柴胡清肝芎芍归　黄芩栀子地黄随
防风牛子天花粉　甘草连翘一处宜

治鬓疽初起未成者，毋论阴阳、表里俱可服之。

川芎　当归　白芍　生地黄　柴胡　黄芩　山栀　天花粉　防风　牛蒡子　连翘　甘草节各一钱

水二碗，煎八分，食远服。

第一百六方：鼠粘子汤 [原创]

鼠粘子汤甘桔归　赤芍连翘地骨皮
玄参麦冬天花粉　防风大黄不可遗

治鬓疽初起，热多寒少，头眩作痛，口燥咽干，渴常饮冷，二便秘涩，六脉沉实有力，烦闷疼痛者。

鼠粘子　桔梗　当归　甘草梢　赤芍　连翘　玄参　地骨皮　防风　天花粉　木通各一钱　大黄（炒）二钱

水二碗，煎八分，食前服，渣再煎服。

第一百七方：加味逍遥散

加味逍遥白术苓　红花丹芍柴胡陈
当归栀贝天花粉　甘草羚羊效更奇

治鬓疽七日以上，根盘深硬，色紫焮痛者宜服。

白术　茯苓　牡丹皮　白芍　柴胡　陈皮　当归　山栀　贝母　天花粉各八分　甘草　红花　羚羊角各五分

水二碗，淡竹叶二十片，煎八分，食后服。

【注释】本方在"瘰疬主治方"逍遥散的基础上去香附、黄芩、薄荷，加牡丹皮、陈皮、山栀、贝母、天花粉、红花、羚羊角、淡竹叶。属传承改进方。临床应用根据症情加减。

第一百八方：栀子清肝汤

　　　栀子清肝汤牛子　柴苓芎芍石当归
　　　芩连甘草丹皮等　用水同煎一处煨

治少阳经虚，肝火风热上攻，遂成鬓疽。痛连颈、项、胸、乳、太阳穴等处，或寒热哺甚，胸满、口苦、舌干。

牛蒡子　柴胡　茯苓　川芎　白芍　石膏　当归　山栀　牡丹皮各一钱　黄芩　黄连　甘草各五分

水二碗，煎八分，食后服。

【注释】本方根据明·薛己《外科枢要》栀子清肝汤加石膏、黄连、黄芩组成，适应主症原理基本相同。

第一百九方：清肝解郁汤（一）［原创］

　　　清肝解郁汤归芍　苓术栀柴贝母随
　　　人参半夏丹皮附　川芎熟地草陈皮

治暴怒伤肝，忧思郁结，致肝火妄动，发为鬓疽。头眩痛彻太阳，胸膈痞连两胁，呕酸水，皆服之。

当归　白芍　茯苓　白术　贝母　熟地　山栀各一钱　半夏　人参　柴胡　丹皮　陈皮　香附　川芎各六分　甘草四分

水二碗，姜三片，煎八分，食远服。

［考订者按］本方与"乳痈主治方"中清肝解郁汤，方名同，但组方及主治不同，均属原创方。

第一百十方：参苓内托散［原创］

　　　参苓内托散归芪　芎芍陈皮白术随
　　　山药熟地并官桂　附子甘丹地骨皮

治鬓疽已成，坚而不溃，溃而不敛，气血俱虚，身凉脉细，饮食少思，口淡无味及形体消瘦者服。

归身　黄芪　川芎　白芍　陈皮　白术　山药　熟地　茯苓　人参各一钱　甘草　肉桂　熟附子　牡丹皮　地骨皮各五分

姜三片，枣二枚，水二碗，煎八分，食远服。

[考订者按]《太平惠民和剂局方》有著名方剂参苓白术散，专可调理脾胃。陈氏此方针对鬓疽外证，兼顾调理脾胃，是谓创新应用。

保安万灵丹（见"肿疡主治方"）

治鬓疽初起，憎寒壮热，头眩恶心，四肢拘急者。

鬓疽应用方

托里消毒散（见"肿疡主治方"）

荆防败毒散（见"时毒主治方"）

蟾酥饼子（见"疔疮主治方"）

人参养荣汤　托里建中汤　十全大补汤（见"溃疡主治方"）

益气养荣汤（见"瘰疬主治方"）

防风通圣散（见"时毒主治方"）

咽喉论第二十一

夫咽喉虽属于肺，然所致有不同者，自有虚火、实火之分，紧喉、慢喉之别。又咽为心、肺、肝、肾呼吸之门，饮食、声音吐纳之道。此关系一身，害人迅速，故曰："走马看咽喉，不待少顷也。"

[考订者按]陈氏咽喉论首段言简意赅，提纲挈领。病因有虚实之分，证候有紧、慢之别。至于紧喉、慢喉为清·吴谦《医宗金鉴》卷六十六拓展为"紧喉风""慢喉风"。从陈氏15首咽喉主治方中，可知适应证复杂多变。

虚火者，色淡微肿，脉亦细微，小便清白，大便自利，此因思虑过多，中气不足，脾气不能中护，虚火易至上炎，此恙先从咽嗌干燥，饮食妨碍，咳吐痰涎，呼吸不利，斑生苔藓，垒若虾皮，有如茅草常刺喉中，又如硬物嗌于咽下，呕吐酸水，哕出甜涎；甚则舌上白苔，唇生矾色，声音嘶哑，喘急多痰。以上等症，皆因虚火炽盛、元气不足。治此不可误投凉药，上午痛者属气虚，补中益气汤加麦冬、五味子、牛蒡子、玄参；午后痛者属阴虚，四物汤加黄柏、知母、桔梗、玄参，如服不效者，必加姜、附以为引导之用；亦为佐治之法也。

实火者，过饮醇酒，纵食膏粱，叠裀重衾，餔餐辛烈，多致热积于中，久则火动痰生，发为咽肿；甚者风痰上壅，咽门闭塞，少顷汤水不入，声音不出，此为喉闭、紧喉风是也。用药不及事，先用针刺喉间，发泄毒血，随用桐油饯鸡翎探吐稠痰，务使痰毒出尽，咽门得松，汤药可入，语声得出，乃止。内服清咽利膈汤疏利余毒，如牙关紧闭难入，必当先刺少商出血，其闭自开；如针刺、探吐无痰，声如拽锯，鼻煽痰喘，汤水不入，语声不出者，真死候也。

又有喉痈、喉痹、乳蛾、上腭痈等症，其患虽肿而咽门半塞半开；其病虽凶，而喉道又宽又肿，此皆标病，虽重无妨，当用金锁匙吐出痰涎，利膈汤推动积热，脓胀痛者开之，损而痛者益之，其患自安。凡喉闭不刺血，喉风不倒痰，喉痈不放脓，喉痹、乳蛾不针烙，此皆非法。又有痰火劳瘦、咳伤咽痛者，无法可治。

咽喉看法

初起红色肿痛，语声清朗，亦无表里之症相兼者轻。已成肿痛，咽喉半闭半开，咯吐痰涎，饮食稍进者顺。

咽喉肿闭，牙关紧急，言语不清，痰壅气急、声小者险。咽喉骤闭，痰涎壅塞，口噤不开，探吐不出、声喘者死。时疮之后，毒结咽间，肿痛腐烂，吐纳不堪、声哑者重。久嗽痰火、虚阳上攻，咳伤咽痛，但见声嘶面红者死。

咽喉治法

初起肿痛，寒热交作，头眩拘急者，邪在表也，宜发散。初起肿痛发热，脉有力而便秘者，邪在内也，宜下之。肿痛寒热，口干作渴，脉洪大而有力者，宜发表攻里。咽喉肿痛，痰涎壅盛，面红口干，邪在上也，宜探吐之。喉闭痰涎壅塞、气急，口噤难开，先刺少商，后行吐法，已成胀痛，咽喉涂塞，汤水不入，脓已成也，宜急针之。肿痛微红，脉虚无力，午后痛者属阴虚，宜滋阴降火。肿痛色白，咯吐多涎，上午痛者属阳虚，宜补中健脾。

咽喉治验

（1）一男子咽喉肿痛，发寒体倦，脉弦有力。此邪在表，以荆防败毒散加牛子、玄参一剂，表症已退，肿痛仍作；又以玄参解毒汤二剂，肿痛减半，又二剂而安。

（2）一男子咽喉肿痛，痰涎壅盛，用金锁匙先吐稠痰，清咽利膈汤推荡积热，肿痛稍减，惟色红甚，此火热也。又以黄连解毒汤加桔梗二剂，红肿亦退而安。

（3）一男子素饮火酒，一时咽喉肿闭，口噤舌强，痰涎壅塞，势颇危急。用针先刺少商二穴，口噤方开；以桐油饯鸡翎探吐稠痰数碗，语声方出。仍用针刺肿上，出紫血盅许，温汤漱净，冰硼散搽之，以凉膈散加芒硝、天花粉利去积热。又以连翘散二剂而安。

（4）一妇人肥甚，暑热咽间肿痛，痰涎上壅，语声不出甚危。先用针刺毒血，次以金锁匙吐去稠痰五六碗，以清咽利膈汤一服，肿痛少减，去硝黄又服而安。

（5）一男子劳甚，咽喉肿痛。自服清咽利膈药不应，诊之脉细而虚，此劳伤虚火之症。朝以补中益气汤加麦冬、五味子、桔梗、玄参，晚以四物汤加黄柏、知母、炒黑干姜，服加童便，不数日，肿痛亦消，疲回咽愈。

（6）一妇人咽痛，微肿色白，吐咽不利，诊之脉亦细微，此中气不足、虚火假症也。用理中汤二服，其疼顿止；又以补中益气汤加炒黄柏、知母数服，再不复作。

（7）一男子肿痛日甚，服清咽利膈药不应，必欲作脓，以防风通圣散去硝、黄二服，喉脓胀痛，而下针便愈。

咽喉主治方

第一百十一方：清咽利膈汤

清咽利膈汤翘芩　甘桔荆防栀薄银
大黄牛子黄连等　朴硝加上再玄参

治积热咽喉肿痛，痰涎壅盛及乳蛾、喉痹、喉痈、重舌、木舌，或胸膈不利，烦躁饮冷，大便秘结等症。

连翘　黄芩　甘草　桔梗　荆芥　防风　山栀　薄荷　金银花　黄连　牛蒡子　玄参各一钱　大黄　朴硝各二钱

水二碗，煎八分，食远服。

【注释】本方抄自明·汪机《外科理例》，组方药味同，但剂量有所变动，陈氏在主治内容上，加上乳蛾、喉痹、喉痈、重舌、木舌等症，应用堪比全面。

［考订者按］乳蛾，病名，首见《外科正宗》。喉痹，《素问·厥论》："手阳明、少阳厥逆，发喉痹，嗌肿。"喉痛，首见隋·巢元方《诸病源候论》卷三十。重舌，《巢氏病源》云："重舌之状，附于舌下，生形如舌而短之物，故谓之重舌。"木舌，见《太平圣惠方》卷三十六。又名死舌。明·孙一奎《赤水玄珠》卷三："舌硬肿而不柔和，挺然胀满或出口者为木舌。"

第一百十二方：玄参解毒汤［原创］

玄参解毒汤栀子　甘草黄芩桔梗随
葛根生地并荆芥　竹叶灯心共得宜

治咽喉肿痛，已经吐下，饮食不利及余肿不消。

玄参　山栀　甘草　黄芩　桔梗　葛根　生地　荆芥各一钱

水二碗，淡竹叶、灯心各二十件，煎八分，食后服。

第一百十三方：连翘散 [原创]

连翘散内葛根芩　赤芍山栀桔梗升
门冬牛子并甘草　木通加上效如神

治积饮停痰，蕴热膈上，以致咽喉肿痛，胸膈不利，咳吐痰涎，舌干口燥，无表里症相兼者服此。

连翘　葛根　黄芩　赤芍　山栀　桔梗　升麻　麦门冬　牛蒡子　甘草　木通各八分

水二碗，竹叶二十片，煎八分，食远服。

[考订者按] 明·王肯堂《证治准绳·疡医》卷五有"连翘散，主治项上恶核焮肿"。陈氏本方仅取其连翘、木通、升麻三味，主治内容完全不一样。

第一百十四方：凉膈散（一）[原创]

凉膈散中荆芥防　薄荷粉桔连大黄
玄参石膏牛蒡子　贝母山栀总在藏

治咽喉肿痛，痰涎壅盛，膈间有火，大便秘涩。

防风　荆芥　桔梗　山栀　玄参　石膏　薄荷　黄连　天花粉　牛蒡子　贝母　大黄各等分

水二碗，煎八分，不拘时服。

[考订者按]《太平惠民和剂局方》卷六有凉膈散（又名连翘饮子）。方用大黄、朴硝、甘草各二十两，栀子仁、薄荷叶、黄芩各十两，连翘二斤半，为粗末，每服二钱，加竹叶七片，蜜少许，水煎，食后服。功能清热解毒，泻火通便。又，明·汪机《外科理例》也有凉膈散（正名"连翘消毒散"），用连翘一两，山栀子、大黄、薄荷叶、黄芩各五钱，甘草一两五钱，朴硝二钱半，与《太平惠民和剂局方》同，用治积热，疮疡焮痛，发热，烦渴，大便秘及咽喉肿痛。陈氏拟方不用连翘，仅取其中山栀、薄荷、大黄三味，是谓另辟蹊径。

第一百十五方：金锁匙

（外用）

金锁匙中用焰硝　僵蚕片脑雄黄饶
加上硼砂效更高　咽喉肿闭即时消

治喉闭、缠喉风，痰涎壅盛，口噤不开，汤水不下。

焰硝一两五钱　硼砂五钱　片脑一字①　白僵蚕一钱　雄黄二钱

---

① 片脑，即龙脑冰片。一字，古以唐"开元通宝"钱币抄取药末，填满钱币中"一字"之量，约今之0.4克，一般对矿物散剂采取此法。

各另研为末，和匀，以竹筒吹患处，痰涎即出。如痰虽出，肿痛仍不消，急针患处，去恶血，服前药。

[考订者按] 喉闭，病证名，出《外科理例》。缠喉风，病证名，首见《圣济总录》卷一百二十二。

【注释】此方抄自明·汪机《外科理例》，原方名为"金钥匙"。主治、方药剂量、用法基本相同。

第一百十六方：理中汤

　　　　理中汤内药四般　甘草干姜白术攒
　　　　加上人参仔细看　虚阳之火立时安

治中气不足，虚火上攻，以致咽间干燥作痛，吐咽妨碍，及脾胃不健，食少作呕，肚腹阴疼等症。

人参一钱　甘草（炙）八分　干姜（炒黑）五分　白术二钱

水二碗，煎八分，食远服。

【注释】本方抄自《伤寒论》卷七方，用量及主治有所变化。

第一百十七方：桐油饯 [原创]

（外用）

　　　　桐油饯兮桐油饯　治的喉风如神见
　　　　探吐顽痰日照霜　回生起死真堪羡

治喉风、喉闭，其症先两日胸膈气急，呼吸短促，蓦然咽喉肿痛，手足厥冷，气闭不通，顷刻不治。先用温汤半碗，加入桐油三四匙搅匀[①]，用硬鸡翎蘸油探入喉中，连探四五次，其痰吐出，再探再吐，以人苏醒声高为度。后服清咽利膈之药。

第一百十八方：治喉乌龙散 [原创]

　　　　乌龙散只一品药　十八喉风总堪嚼
　　　　开关利膈效如神　虚火实火要斟酌

歌曰：

　　　　十八喉风[②]各有名　原来总是一根因
　　　　子孙代代宜珍惜　誓不轻传与世人

用猪牙皂角条，去皮弦，为粗末。水一碗，煎五分，入人乳三匙冷服，即时非吐

---

① 原为"搂匀"，搂（lòu），南通话，意即"搅动"，今改。
② 十八喉风，泛指多种病因病机的咽喉疾患。病因有酒毒、阴虚、肺寒、劳伤等，陈氏则概说于《咽喉论》，详解此七言"歌曰"，殆为陈氏家传。神效吹喉散"歌曰"亦同。

即泻。治咽喉肿痛，痰涎壅盛，喉风、喉痹、乳蛾等症并效。惟缠喉风、牙关紧闭者不可与，恐痰上出而口不开，壅塞无路而出故也。除此皆效，又久病咽痛忌用。

第一百十九方：神效吹喉散 [原创]

（外用）

神效吹喉散薄荷　僵蚕青黛朴硝和
白矾火硝黄连多　加上硼砂病自瘥

治缠喉风闭塞，及乳蛾、喉痹、重舌、木舌等症效。

薄荷　僵蚕　青黛　朴硝　白矾　火硝　黄连　硼砂各五分

上药各为细末，腊月初一日取雄猪胆七八个，倒出胆汁，用小半和上药拌匀，复灌胆壳，以线扎头，胆外用青缸纸①包裹。将地掘一孔，阔深一尺，上用竹竿悬空横吊，上用板铺用泥密盖，候至立春日取出，挂风处阴干，去胆皮、青纸，磁罐密收。每药一两，加冰片三分同研极细，吹患上神效。

【按语】歌曰：此法端的通神圣，万两黄金方不传。

[考订者按] 本方经过恰当加减，制成散剂，吹鼻治疗鼻炎有效。

第一百二十方：少阴甘桔汤 [原创]

加味甘桔汤黄芩　柴胡羌活玄参陈
川芎升麻葱白灵　少阴咽痛即安宁

治少阴咽痛、头眩，脉沉细而身犹热者宜服之。

桔梗二钱　甘草一钱　陈皮　川芎　黄芩　柴胡　玄参各六分　羌活　升麻各四分

水二碗，葱白一根，煎八分，不拘时服。

第一百二十一方：清音噙化丸 [原创]

清音噙化丸诃子　天麦归苓黄柏参
阿胶知母生熟地　乌梅人乳犊牛津

治肺气受伤，声音嘶哑，或久咳嗽伤声哑亦宜。

诃子　真阿胶　天门冬（盐水拌炒）　知母各五钱　麦门冬（去心）　白茯苓　黄柏（蜜炙）　当归　生地　熟地各一两　人参三钱　乌梅肉十五个　人乳　牛乳　梨汁各一碗（共熬稠膏）

共为细末，和入前膏，加炼蜜捣成丸，如鸡头实大，每用一丸，仰卧噙化。日用三丸，如改作小丸，每服一钱，诃子煎汤，或萝卜汤送下亦可取效。

---

① 青缸纸，即青纸。《本草纲目·服器部》："上有青黛，杀虫解毒。"又：青黛，亦称靛花。

第一百二十二方：治暴失音 [原创]

　　　　暴失音方猪板油　再加白蜜两相投
　　　　慢火煎至稠膏住　每日三匙不用忧

公猪板油一斤，入锅先炼成油，滤去渣，入白蜜一斤，再炼少顷，绢滤净，磁器内冷凝成膏。不时挑服一茶匙，其音渐清，无疾时亦可常服润肺。

第一百二十三方：噙化丸 [原创]

　　　　噙化丸中用白矾　硼砂牙皂共雄黄
　　　　胆矾枣肉丸成就　吐咽艰难第一方

治梅核气，乃痰气结于喉中，咽之不下，吐之不出，如茅草常刺作痒；新则吐酸妨碍，久成闭塞。

　　胆矾　硼砂　明矾　牙皂　雄黄

各等分为末，红枣煮烂，取肉为丸芡实大，空心噙化一丸，温黄酒一杯过口，内服苏子降气汤。

[考订者按]《增补万病回春》《杂病源流犀烛》中，也有噙化丸方。本方与上述两书所载丸方用药截然不同，用矿物类药材，可谓开拓性的中成药创新成果。

第一百二十四方：苏子降气汤

　　　　苏子降气汤厚朴　陈皮半夏共前胡
　　　　官桂相兼甘草用　生姜为引效堪图

治虚阳上攻，气不升降，致结患咽嗌，痰涎壅塞。

　　苏子一钱五分　厚朴　陈皮　半夏　前胡　官桂各一钱　甘草五分
　　水二碗，姜三片[①]，煎八分，食远服。

【注释】《太平惠民和剂局方》卷三载苏子降气汤。苏子、半夏各二两半，肉桂、当归各一两半，炙甘草二两，前胡、厚朴各一两（列有二方，一方有陈皮，一方去肉桂，加沉香）为粗末，加姜、枣、紫苏五叶，每服二钱，水煎，去渣热服。功能降气平喘，温化寒痰。本方属陈氏家传，因亘古，并二方，去当归、沉香，引药仅用生姜，主药重用苏子，其他用量等同。

第一百二十五方：冰硼散 [原创]

（外用）

　　　　冰硼散效实堪夸　玄明粉再共朱砂
　　　　硼砂冰片相兼佐　咽喉口齿病无他

---

① 原书为"姜三斤"，今改。

治咽喉、口齿新久肿痛，及久嗽痰火咽哑作痛。

冰片五分　朱砂六分　玄明粉（炼玄明粉法见卷四）　硼砂各五钱

共研极细末，吹搽患上，甚者日搽五六次最效。

咽喉应用方

防风通圣散　荆防败毒散（见"时毒主治方"）

补中益气汤　四物汤（见"溃疡主治方"）

黄连解毒汤（见"疔疮主治方"）

少商穴：在手掌外侧，去爪甲角二分是穴，棱针刺血。

时毒论第二十二

夫时毒者，天行时气之病也。春当温而反寒，夏当热而反凉，秋当凉而反热，冬宜寒而反温，此四时不正之气，感于人发成斯疾也。自有阴阳、表里、寒热、虚实分治。

初起与风寒相类，惟头、面、耳、项发肿为真。其患既得，寒热交作，体强头眩，脉浮紧数者，为邪在表，以荆防败毒散或保安万灵丹发汗以散之。

如两目鼻面渐次传肿者，乃正阳明受病。其患焮肿发热，便秘口干，多热少寒，脉数有力，为邪在里，五利大黄汤、四顺清凉饮下之。

又头角两耳前后结肿者，乃手少阳经受之。其患耳鸣筋痛，寒热呕吐，口苦咽干，烦躁时甚，当以知母石膏汤、小柴胡汤和之。通用防风通圣散加牛子、玄参解毒攻里。

劳役凶荒，沿门闾巷传染者，普济消毒饮、藿香正气散以安之。表里俱解，肿尚不消，宜砭去恶血。肿热甚者，如意金黄散敷之。微热不红坚硬者，冲和膏选而用之。自后仍不消者，必欲作脓，宜托里消毒散加白芷、皂角针托之。

已溃体倦食少者，补中益气汤；脓秽脾虚、食而呕吐者，香砂六君子汤；溃而不敛者，十全大补汤。又有毒中三阳，自项之以上俱发肿者，光如水色，双目合缝，唇似猪形，口角流涎，肿不消溃，声音不出，饮食不入，咽喉肿闭，牙关难开，破流臭水，秽气连绵不绝者，犯此俱为不治。

[考订者按] 时毒，病证名，见于元·齐德之《外科精义》卷上："时毒者，为四时邪毒之气而感之于人也。其候发于鼻、面、耳、项、咽喉，赤肿无头，或结核有根，令人憎寒发热，头痛，肢体痛。甚者，恍惚不宁，咽喉闭塞。"

时毒顺逆看法

初起寒热交作，头面一处作肿，红赤发热疼痛者易。已成高肿，发热疼痛，有时语声清朗，汤药易入者轻。已溃脓稠，坚肿渐消，疼痛渐减，饮食渐进、身温者吉。溃后脓水渐止，肿退肌宽，神彩精宁，睡卧安稳者顺。

初起多寒少热，头面耳项俱肿，光如水晶、不热者险。已成漫肿无头，牙关紧闭，汤水不入，声音不出者逆。已溃脓水清稀，气味败臭，肿痛不除，如尸发胖者死。溃后臭水淋漓，肿不知痛，手足多冷，常出谵语者死。

时毒治法

寒热交作，头眩体痛，六脉浮紧，邪在表也，宜汗散之。头面赤肿作痛，口燥咽干，大便秘实，邪在里也，下之。外有寒热，内亦口干，脉弦有力，表里俱实，发表攻里。表里俱解，肿痛仍不消者，乃瘀血凝滞，宜砭去恶血。砭血之后，肿痛仍作不消者，已欲作脓，宜托脓健脾。肿痛日多而胀痛者，已有脓，急针之，更兼补托脾胃。溃后肿痛不减，脓清腥秽，脾胃弱也，更宜温中健脾。饥年时毒流行传染者，忌用攻发，当和解、宜养正气。

时毒治验

（1）一男子耳项肿痛，发寒热，脉浮数。以荆防败毒散一剂，寒退热存；又以连翘消毒饮一剂，便行三次，内热顿退，余肿不消，本方去大黄加川芎数剂而愈。

（2）一男子先发寒热，次日头面俱肿，又二日，口噤汤水不入，诊之脉洪数而有力，此表里俱实也。又咽喉妨碍，汤药难下，先用针刺咽间，去恶血盅许，牙关稍开；以防风通圣散一剂徐徐服之，便去三、四次，肿上砭去恶血，以金黄散敷之。次日肿势稍退，又以普济消毒饮二剂，面肿渐消，惟两耳下坚肿不退，此必作脓；又以托里消毒散数服，候脓熟而针之，次以十全大补汤去肉桂加陈皮十余剂而敛。

（3）一男子牙根肿痛，次传腮、项俱肿，顿生寒热。此阳阴湿热上攻，用荆防败毒散加石膏一剂，寒热顿退，惟腮肿不消，以针刺牙根肿上出毒血，以冰硼散搽之，外敷真君妙贴散，内服牛蒡子汤，数服而愈。

（4）一男子冬月耳面赤肿，发热口干，脉洪实而便秘，此三阳蕴热症也。必舍时从症治之，以五利大黄汤一剂，便行二次，赤肿消退，内热稍疏，又以升麻解毒汤二服，肿亦消而病愈。此为用寒远寒[①]之意也。

[①] 用寒远寒，语出《素问·六元正纪大论》，意即使用寒性物应避开寒气主令之时，即气候寒凉之际不宜使用大寒大凉之药物。陈氏此语指使用升麻解毒汤，组方为升麻、皂角针、土茯苓，为"杨梅疮主治方"项下，今用治时毒亦效。

（5）一妇人冬月面肿咽痛，口噤难开，脉诊洪数有力；又见房中暖气如烘，此因炉火盛也。以黄连解毒汤加玄参一剂，次日肿消咽利，又用二剂，其疾痊愈。

（6）一男子劳甚，鬓间肿硬，肉色不变。予曰："劳伤气血，湿痰凝滞之症，与外感时毒不同。"又诊脉细数而无力，为内伤损病。治当养气血、调经脉，理劳续损治之。彼欲内消，自服仙方活命饮①二服，肿不觉消，脾胃已损。又请一医，乃行攻利，复损脏腑；数日后饮食不进，便泄不止，肿硬愈坚，痰涎愈甚。复请视之，辞不可治。予曰："凡疗理，病有主末，治有权宜。此病初起肉色不变者，血不足也；坚硬不热者，脾胃弱也；脉细数而无力，正气衰也；岂可用前有余之药以攻不足之病。"后又强投温中补剂，不应而死。

时毒主治方

第一百二十六方：荆防败毒散

> 荆防败毒散人参　羌独前柴芎桔梗
> 茯苓枳壳同甘草　寒甚加葱共得名

治时毒初起，头眩恶寒，腮、项肿痛，脉浮者服之。

荆芥　防风　羌活　独活　前胡　柴胡　川芎　桔梗　茯苓　枳壳各一钱　甘草　人参各五分

姜三片，水二碗，煎八分，食远服，寒甚加葱三枝。

【注释】本方抄自明·虞抟《医学正传》，陈氏将甘草、人参二味减半。

[考订者按] 陈氏在"脱疽应用方"中称"人参败毒散"。

第一百二十七方：五利大黄汤

> 五利大黄汤黄芩　升麻栀子朴硝评
> 时毒焮肿大便秘　服之敢取即安宁

治时毒焮肿赤痛，烦渴便秘，脉实有力者服之。

大黄煨　黄芩　升麻各二钱　芒硝　栀子各二钱三分

水二碗，煎八分，空心服，未利者，渣再煎服。

【注释】本方源自《刘涓子鬼遗方》卷三方大黄汤。大黄、黄芩各三两，栀子五十个，升麻二两，芒硝（冲服）一两（一方作二两），水煎，分三次服，快利为度。治实热痈疽，二便不通。陈氏抄自《外科理例》五利大黄汤，内容基本相同。

[考订者按] 陈氏"肠痈主治方"有大黄汤，以大黄为君，另组朴硝、牡丹皮、白芥子、桃仁，属原创。

---

① 陈氏有《仙方活命饮今古不同论》，可参阅。

第一百二十八方：连翘消毒饮（二）[原创]

> 连翘消毒饮芎归　赤芍牛蒡薄荷随
> 黄芩花粉桔梗草　枳壳升麻共所依

治时毒表里二症俱罢，余肿不消，疼痛不退者。

连翘　川芎　当归　赤芍药　牛蒡子　薄荷　黄芩　天花粉　甘草　枳壳　桔梗各一钱　升麻五分

水二碗，煎八方，食后服，便燥者加酒炒大黄。

[考订者按] 此方可与第八十六方连翘消毒饮（一）互参，来体验陈氏外科用方思路。

第一百二十九方：防风通圣散

> 防风通圣将军芍　薄荷芎归草朴硝
> 桔梗栀翘芩白术　荆芥麻黄滑石膏

治时毒恶寒发热，烦躁口干，表里脉症俱实者。

防风　白芍　薄荷　川芎　桔梗　山栀　黄芩　白术　当归　连翘　荆芥　麻黄　滑石　石膏各一钱　甘草五分　芒硝一钱五分　大黄（酒炒）二钱

水二碗，煎八分，空心温服。

【注释】此方抄自金·刘完素《宣明论方》卷三。用药全部相同，配比分量略有不同。主治风热壅盛，表里三焦皆实等症。冉雪峰曰："此方（指《宣明论方》）下尚有贾同知通圣散，崔宣武通圣散，刘庭瑞通圣散三方，与此方药品十同八九，或无麻黄，或无芒硝，或加缩砂仁，可见此方非河间独造，乃得之古方及师友间也。"

第一百三十方：普济消毒饮

> 普济消毒饮芩连　玄草参陈牛子攒
> 柴桔翘蓝并马勃　升麻姜蚕共水煎

治时毒、疫疠初觉憎寒发热，肢体沉重，次传头面作肿；或咽喉不利，舌干口燥，烦渴不宁者服。

黄芩　黄连各二钱　人参一钱　陈皮去白　玄参　甘草　柴胡　桔梗（炒），各一钱五分　连翘　牛蒡子　马勃　板蓝根　升麻　姜蚕各五分

水二碗，煎八分，食后服。如大便燥加酒煨大黄一钱或二钱，以利为度；肿势甚者，宜砭去恶血。

【注释】李杲《东垣试效方》卷九普济消毒饮子，又名普济消毒饮。功能清热解毒，疏风散邪。治风热疫毒上攻之大头瘟证，症见恶寒发热，头面红肿焮痛等。陈氏药用相同，剂量稍有调整。冉雪峰称："此方为清头面最上之方。据传泰和间（按：指金

泰和即公元1201—1208年）多大头瘟，东垣遂处此方，全活甚多，名曰普济，昭其实也。"

第一百三十一方：通气散［原创］

（外用）

$$通气散内用玄胡　羊踯躅花与藜芦$$
$$川芎牙皂共为末　拈于鼻内嚏无危$$

治时毒焮肿疼痛，咽喉不利，语言不爽者用之。

玄胡索一钱五分　川芎　牙皂角各五分　藜芦三分　羊踯躅花二钱五分

为细末，用纸拈蘸药少许，拈于鼻内取嚏为效。

[考订者按] 明·董宿辑《奇效良方》卷五十八方，也有通气散。用茴香、木香、全蝎、延胡索、陈皮、菖蒲、羌活、僵蚕、川芎、蝉蜕、穿山甲、甘草，为细末，每服三钱，用温酒调服，治耳聋气闭不通。本方为外用，是谓辅助治疗。明·王肯堂《证治准绳·疡医》卷五通气散，用玄参一钱五分、皂角、川芎、细辛、藜芦、草乌、羊踯躅花各一钱，有纸拈蘸少许，入鼻内取嚏。陈氏去掉草乌、细辛刺激性强且有毒性的药物，乃临床经验者。

托里消毒散（见"肿疡主治方"）

治时毒表里俱解，肿尚不退，欲其作脓者服之。

第一百三十二方：牛蒡子汤（一）

$$牛蒡子汤用葛根　还将贯众共相呈$$
$$江西豆豉同甘草　煎尝时毒可安宁$$

治时毒热甚肿痛，脉浮数而无力者宜服之。

葛根　贯众[①]　甘草　江西豆豉　牛蒡子（半生半熟，研）各二钱

水二锺，煎八分，食后服。

【注释】此方抄自《外科理例》葛根牛蒡子汤。其后《乳痈主治方》陈氏原创牛蒡子汤（二）。

十全大补汤（见"溃疡主治方"）

治时毒溃后，脓水清稀，形容消瘦，脾胃虚弱，饮食减少，虚热不睡，自汗、盗汗及不收敛者服之。

---

① 原为"管仲"（包括歌诀），今改。

时毒应用方

如意金黄散　真君妙贴散（见"肿疡主治方"）
黄连解毒汤（见"疔疮主治方"）
冰硼散（见"咽喉主治方"）
升麻解毒汤（见"杨梅疮主治方"）

瘿瘤论第二十三

夫人生瘿瘤之症，非阴阳正气结肿，乃五脏瘀血、浊气、痰滞而成。瘿者阳也，色红而高突，或蒂小而下垂；瘤者阴也，色白而漫肿，亦无痒痛，人所不觉，薛立斋分别甚详："肝统筋，怒动肝火，血燥筋挛曰筋瘤。心主血，暴急太甚，火旺逼血沸腾，复被外邪所搏而肿曰血瘤。脾主肌肉，郁结伤脾，肌肉消薄，土气不行，逆于肉里而为肿曰肉瘤。肺主气，劳伤元气，腠理不密，外寒搏而为肿曰气瘤。肾主骨，恣欲伤肾，肾火郁遏，骨无荣养而为肿曰骨瘤。"[①]予曰："筋瘤者，坚而色紫，垒垒青筋，盘曲甚者，结若蚯蚓；治当清肝解郁，养血舒筋，清肝芦荟丸是也。血瘤者，微紫微红，软硬间杂，皮肤隐隐，缠若红丝，擦破血流，禁之不住；治当养血凉血，抑火滋阴，安敛心神，调和血脉，芩连二母丸是也。肉瘤者，软若绵，硬似馒，皮色不变，不紧不宽，终年只似复肝然；治当理脾宽中，疏通戊土，开郁行痰，调理饮食，加味归脾丸是也。气瘤者，软而不坚，皮色如故，或消或长，无热无寒；治当清肺气，调经脉，理劳伤，和荣卫，通气散坚丸是也。骨瘤者，形色紫黑，坚硬如石，疙瘩高起，推之不移，昂昂坚贴于骨；治当补肾气，养血行瘀，散肿破坚，利窍调元，肾气丸是也。此瘤之五名，治瘤之五法，惟在此也。"

又观立斋云："筋骨呈露曰筋瘿，赤脉交结曰血瘿，皮色不变曰肉瘿，随忧喜消长曰气瘿，坚硬不可移曰石瘿，此瘿之五名也。"[①]通治瘿瘤初起，元气实者，海藻玉壶汤、六军丸；久而元气虚者，琥珀黑龙丹、十全流气饮，选服此药，自然缩小消磨；切不可轻用针刀，掘破出血不止，多致立危；久则脓血崩溃，渗漏不已，终致偾事。

[考订者按] 瘿瘤，病名，出《中藏经》卷上，即瘿与瘤的合称。（《中医大辞典》）

又一种粉瘤，红粉色，多生耳项前后，亦有生于下体者，全是痰气凝结而成；宜铍针破去脂粉，以三品一条枪插入，数次以净内膜自愈。

又一种黑砂瘤，多生臀腿，肿突大小不一，以手摄起，内有黑色是也；亦用针

---

① 此二段瘿瘤论，辑自薛己（约1486—1558），字新甫，号立斋，所编撰《校注外科精要》（《外科精要》为宋·陈自明撰，共3卷，刊于1263年）。

刺，内出黑砂有声，软硬不一。

又一种发瘤，多生耳后发下寸许，软小高突，按之不痛，亦针之，粉发齐出。

又一种蛔虫瘤，生于胁下，又一种疽瘤，连生肩膊，详在后治验中。予观古又有虱瘤[1]矣，但其形状之异，皆五脏湿热、邪火、浊气、瘀血各感而成，此非正病也。

【按语】以上数瘤，皆亲手治验非谬也。

［考订者按］粉瘤，病名，仅见《外科正宗》，现称"皮脂囊肿"，可以参照。黑砂瘤、发瘤、蛔虫瘤、疽瘤，均仅见《外科正宗》，陈氏"瘿瘤治验"均详述，医德、医风均为上乘，方有如此体验。

瘿瘤看法

初起红色光亮，微热微痛，根脚浮浅、不坚实者为易。已成红赤高肿，作热焮痛，顶破皮穿，脓溃肿消者易。已溃脓稠色鲜，根脚缩小，内肉渐生，外皮渐紧者顺。溃后气体平和，饮食如故，肿消痛止，口平收敛者顺。

初起肉色不变，寒热渐生，根脚散漫，时或阴痛者险。已成坚硬如石，举动牵强，咳嗽生痰，皮寒食少者逆。已溃无脓，惟流血水，肿不消，痛不止，脾气衰弱者逆。破后血水不止，肿硬更增，败腐不脱，哕[2]气恶心者死。

瘿瘤治法

初起自无表里之症相兼，但结成形者，宜行散气血。已成无痛无痒，或软或硬色白者，痰聚也，行痰顺气。已成色红坚硬，渐大微痒微疼者，补肾气、活血散坚。形如茄蒂，瘤大下垂者，用药点其蒂茄落，生肌收敛。已破流脓不止，瘤仍不消，宜健脾胃为主，佐以化坚。已溃出血不常，瘤口开泛者，宜养血凉血，佐以清肝。溃后瘤肿渐消，脾弱不能收敛者，补肾气、兼助脾胃。

瘿瘤治验

（1）一男子臀瘤五年，形如复瓢，按之隐隐黑色，此黑粉瘤[3]也。以针破之，按出黑砂兼黑粉共约碗许，用三品一条枪插入患内十余日，每次捵出黑膜，其瘤渐消。内服十全大补汤健脾胃，养气血，月余而敛。

（2）一男子腮上生瘤半年，形若复桃，皮色不变，按之微红，此粉瘤也。针破

---

[1] 虱瘤，古病名。出五代宋·徐铉《稽神录》："浮梁生，背突起如盂，痒甚。医士李德立云：'此虱瘤也。'以药傅之，一夕，瘤溃，出虱斗余，即日体轻。"（《中医大辞典》）
[2] 哕，症状名。哕通"哕"，指干呕。《类证活人书》卷十："干呕者，令人所谓哕也。"《医经溯洄集·呕吐干呕哕咳逆辨》："夫哕与哕，盖字异而音义俱同者也。"（《中医大辞典》）
[3] 据《瘿瘤论第二十三》，此症应称"黑砂瘤"。

之，捻出脂粉，插前药半月而愈。

（3）一义乌兵士，肩膊上连生小瘤五枚三月余，渐发痒异状，以手扪之，内则嗡嗡攻动。予视之，内动果如虾鞠，此必有异虫；以针破其一枚，先出红水一匙，少顷攻出黑嘴粉红虫一条，形如蛆样，长六七分；又破一枚，依然如是，其人渐觉昏晕，此泄气之过也。余瘤停止，服补中益气汤数剂，外以膏盖，又五六日，患者方健，渐渐破之，仍以补药十余服而愈。

（4）一妇人并一女子，耳后、发际下一寸各生一瘤半年余，渐渐而大，此乃粉瘤。用针破之，先出脂粉，后出头发数根，长约二尺余，齐根剪断，出血微许；俱用插药，数日化出内膜而愈。以此观之，知有发瘤也。

（5）一妇人腰间生一肉瘤，三年余方渐微痛，一日溃后出小蛔三条，长约五寸，置温汤中游动半时方息。其时患者形体衰弱，面黄肌瘦，口干发热，朝以八味丸，午用人参养荣汤，服至百日外，元气渐醒，又百日，其口方收。予意度之，其蛔乃经络气血所化。

（6）一妇人气冲穴生瘤，红紫坚硬，乃血瘤也。请视之，心、肝二脉俱已洪数，其患得之心气郁结，肝气受伤之故，辞不可治。后请京师明公医治，其时头已穿溃，虽强投补托、化坚、凉血等剂，日溃日烂，终至不应。破经两月，一旦涌出紫血盆许，随即身亡。后人问曰："何以致此？"予曰："心脉洪数，心火旺也；肝脉弦数，肝气伤也；火旺逼血妄行，肝气伤不能藏血，后破之必出血不止，多致危亡，预辞不治者此意也。"

瘿瘤主治方

第一百三十三方：清肝芦荟丸 [原创]

　　　　清肝芦荟丸芎芍　昆布青连皂地黄
　　　　海粉还兼甘草节　当归加上共成方

治恼怒伤肝，致肝气郁结为瘤，其坚硬色紫，垒垒青筋，结若蚯蚓，遇喜则安，遇怒则痛者服之。

川芎　当归　白芍各二两　生地（酒浸，捣膏）二两　青皮　芦荟　昆布　海粉　甘草节　牙皂　黄连各五钱

上为末，神曲糊为丸，如梧桐子大，每服八十丸，白滚汤量病上下、食前后服之。

第一百三十四方：芩连二母丸 [原创]

　　　　芩连二母丸芎芍　熟地当归羚羊角
　　　　蒲黄生地与骨皮　甘草柏叶同丸服

治心火妄动，逼血沸腾，外受寒凉，结为血瘤；其患微紫微红，软硬间杂，皮肤隐隐，缠如红丝，皮破血流，禁之不住者宜服。

黄连　黄芩　知母　贝母　川芎　当归　白芍　生地　熟地　蒲黄　羚羊角　甘

草（减半）　地骨皮各等分

上为末，侧柏叶煎汤，打寒食面①为丸如桐子大，每服七十丸，灯心汤送下，或作煎剂服之亦效。

[考订者按] 血瘤，病名，出唐·王焘《外台秘要》卷二十四。(《中医大辞典》)

第一百三十五方：顺气归脾丸 [原创]

　　　　　顺气归脾汤贝母　乌附芪陈术茯神
　　　　　枣仁远志人参等　木香甘草合欢灵

治思虑伤脾，致脾气郁结乃生肉瘤，软如绵，肿似馒，脾气虚弱，日久渐大，或微疼或不疼者服。

陈皮　贝母　香附　乌药　当归　白术　茯神　黄芪　酸枣仁　远志　人参各一两　木香　甘草（炙）各三钱

上为末，合欢树根皮四两煎汤煮老米糊，丸如桐子大，每服六十丸，食远白滚汤送下。

[考订者按] 肉瘤，病名，出宋·陈言《三因极一病证方论》卷十五。(《中医大辞典》)

第一百三十六方：通气散坚丸 [原创]

　　　　　通气散坚丸半夏　陈贝芎归粉草苓
　　　　　香附桔菖参海藻　南星枳实共黄芩

治忧郁伤肺，致气浊而不清，聚结为瘤，色白不赤，软而不坚，由阴阳失度，随喜怒消长者宜服。

陈皮　半夏　茯苓　甘草　石菖蒲　枳实（炒）　人参　胆南星　天花粉　桔梗　川芎　当归　贝母　香附　海藻　黄芩（酒炒）各等分

上为末，荷叶煎汤，跌②为丸寒豆大，每服一钱，食远灯心二十根、姜三片泡汤送下。

第一百三十七方：调元肾气丸 [原创]

　　　　　调元肾气丸参地　山药丹归黄泽苓
　　　　　麦冬龙骨香砂柏　骨皮知母效如神

治房欲劳伤，忧恐损肾，致肾气弱而骨无荣养，遂生骨瘤。其患坚硬如石，形色

---

① 卷四有"制寒食面法第一百四十九"。
② 跌，指手工制药丸的关键程序，药工在细竹篾编成的竹匾内手工制作，药料经过转动，并抛跌，反复操作成型，药丸由小变大，是谓中药丸手工技术。

或紫或不紫，推之不移，坚贴于骨，形体日渐衰瘦，气血不荣，皮肤枯槁；甚者寒热交作，饮食无味，举动艰辛，脚膝无力者并服之。

淮生地（酒煮，捣膏）四两　山萸肉　山药　牡丹皮　白茯苓各二两　人参　当归身　泽泻　麦门冬（捣膏）　龙骨　地骨皮各一两　木香　砂仁各三钱　黄柏（盐水炒）　知母（童便炒）各五钱

上为末，鹿角胶四两，老酒化稠加蜜四两同煎，滴水成珠，和药为丸如桐子大，每服八十丸，空心温酒送下。忌白萝卜、火酒、房事。

[考订者按] 骨瘤，病名，出《外科正宗》。

第一百三十八方：海藻玉壶汤 [原创]

　　　　海藻玉壶汤青陈　翘贝芎归昆布评
　　　　半夏独活并甘草　海带煎来效有灵

治瘿瘤初起，或肿或硬，或赤不赤，但未破者服。

海藻　贝母　陈皮　昆布　青皮　川芎　当归　半夏　连翘　甘草节　独活各一钱　海带五分

水二碗，煎八分，量病上下、食前后服之。凡服此门药饵，先断厚味大荤，次宜绝欲虚心者为妙。

[考订者按] 冉小峰《历代名医良方注释》："'瘿瘤'即甲状腺肿大，多由缺碘所引起，本方昆布、海藻均含有丰富的碘质，治瘿瘤有比较好的效果。"海藻，《本经》云"主结气瘿瘤是也。"昆布，《别录》："主十二种水肿，瘿瘤聚结气，瘘疮。"另冉小峰认为："按中药十八反海藻、昆布与甘草属于'反药'，这里是一种特别的用法，虽然实际上问题不大，加用甘草，药效也不会增加多少，所以临床还是以慎用为妙。"

第一百三十九方：活血散瘿汤 [原创]

　　　　活血散瘿汤芍归　青皮芎半地黄随
　　　　参苓昆布丹皮草　红花肉桂木香催

治瘿瘤已成，日久渐大，无痛无痒，气血虚弱者。

白芍　当归　陈皮　川芎　半夏　熟地　人参　茯苓　丹皮各一钱　红花　昆布　木香　甘草（节）各五分　青皮　肉桂各三分

水二碗，煎八分，量病上下，服后饮酒一小杯。

第一百四十方：六军丸 [原创]

　　　　六军丸内用蜈蚣　全蝎僵蚕蝉蜕同
　　　　夜明砂与穿山甲　诸肿瘿瘤可觅功

治瘿瘤已成未溃者，不论年月新久并宜服之。

蜈蚣（去头足）　蝉蜕　全蝎　僵蚕（炒，去丝）　夜明砂　穿山甲

以上等分为细末，神曲糊为丸粟米大，朱砂为衣，每服三分，食远酒下。忌大荤煎炒，日渐可消。

第一百四十一方：枯瘤方［原创］

（外用）

枯瘤方用白砒硇　黄丹轻粉雄黄饼
乳香没药硼砂等　斑蝥田螺米粥调

治瘤初起成形未破者，及根蒂小而不散者用。

白砒　硇砂　黄丹　轻粉　雄黄　乳香　没药　硼砂各一钱　斑蝥二十个　田螺三枚（大者，去壳，晒干切片）

共研极细，糯米粥调安，捏作小棋子样，曝干先灸瘤顶三炷，以药饼贴之，上用黄柏末水调，盖敷药饼；候十日外，其瘤自然枯落，次用敛口药。

第一百四十二方：秘传敛瘤膏［原创］

（外用）

秘传敛瘤膏血竭　轻粉龙骨海螵蛸
象皮乳香各等分　鸡子熬油一处调

治瘿瘤枯药落后，用此搽贴，自然生肌完口。

血竭　轻粉　龙骨　海螵蛸　象皮　乳香各一钱　鸡蛋十五枚（煮熟用黄熬油一小盏）

以上各等细末，共再研，和入鸡蛋油内搅匀，每日早晚甘草汤洗净患上，鸡翎蘸涂，膏药盖贴。

第一百四十三方：琥珀黑龙丹［原创］

琥珀黑龙丹海带　南星血竭五灵脂
海藻木香并京墨　麝香加上效堪随

治五瘿六瘤，不论新久，但未穿破者并宜用之。

琥珀一两　血竭二两　京墨　五灵脂（炒）　海带　海藻　南星（姜汁拌炒）各五钱　木香三钱　麝香一钱

以上各为细末，和匀再研，炼蜜丸一钱重，金箔为衣，晒干密收，每用一丸，热酒一杯量病上下、食前后化服。如患在下部，服后随用美膳压之。

第一百四十四方：十全流气饮 [原创]

十全流气饮陈皮　赤茯青皮香附随
木香乌药芎归芍　甘草同煎效可奇

治忧郁伤肝，思虑伤脾，致脾气不行，逆于肉里，乃生气瘿、肉瘤，皮色不变，日久渐大，宜服此药。

陈皮　赤茯苓　乌药　川芎　当归　白芍各一钱　香附八分　青皮六分　甘草五分　木香三分

姜三片，枣二枚，水二碗，煎八分，食远服。

瘿瘤应用方

三品一条枪（见"瘰疬主治方"）
人参养荣汤　补中益气汤　八味丸　十全大补汤（见"溃疡主治方"）
寒食面（卷四第一百四十九）

肺痈论第二十四

夫肺痈者，金受火刑之症也。盖肺为五脏华盖，其位至高，其质至清，内主乎气，中主声音，外司皮毛，又兼主乎寿夭。金清而气管深长者，其音自清，其韵自高，其声自洪，此三者主寿，亦主通达；如金浊而气管短细者，其音自焦，其韵自低，其声自小，此三者主夭，亦主塞滞。故肺金独旺于秋者，应其轻清之候也，倘有所忤，其病自生。

罹患肺痈者，先因感受风寒，未经发越，停留肺中，初则其候毛耸恶风，咳嗽声重，胸膈隐痛，项强不能转侧者，是其真候也；久则鼻流清涕，咳吐脓痰，黄色腥秽，甚则胸胁胀满，呼吸不利，饮食减少，脉洪自汗。法当清金甘桔汤[①]主之，麦冬平肺饮调之。

又久嗽劳伤，咳吐痰血，寒热往来，形体消削，咯吐瘀脓，声哑咽痛，其候传为肺痿，如此者百死一生之病也。治宜知母茯苓汤主之，人参五味子汤调之。

又有七情、饥饱、劳役损伤脾肺者，麦冬平肺饮主之，紫菀茸汤调之。又有房欲劳伤，丹石补药消铄肾水者，宜肾气丸主之，金液戊土丹调之。又劳力内伤，迎风响叫，外寒侵入，未经解散致生肺痈者，初起脉浮微数，胸热气粗，寒热往来，咳嗽生痰者，当以小青龙汤[②]主之，麦冬平肺饮调之。通用金鲤汤、蜡矾丸、太乙膏相间服之亦效。如手掌皮粗，六脉洪数，气急颧红，污脓白血，呕哕，鼻煽，不餐冷饮者，

---

① 此方名为原书笔误，应为"宁肺桔梗汤"。
② 小青龙汤《伤寒论》卷三方。功能解表散寒，温肺化痰。用于肺痈初起表证。

俱为不治。此症以身凉脉细，脓血交流，痰色鲜明，饮食知味，脓血渐止者俱为无妨，反此则死。

肺痈看法

初起脉浮虚细，身体不热，咳嗽有痰，呼吸调匀者顺。已成脉浮微数，咳吐脓痰，形色鲜明，语声清朗者吉。溃后咯吐脓痰，间吐鲜血，时发时止，饮食知味者顺。

吐脓渐渐稀少，胸胁不痛，面色微微带黄，便调多秽；初起脉洪弦数，身热多寒，胸疼气喘，面红多汗损寿。已成咯吐脓痰，气味恶臭，黄痰如胶黏固、唇反终亡。咯吐再兼白血，气急多烦，指甲紫而带弯，终归冥路。手掌反如枯树，面艳颧红，咽痛者如鸭声，鼻煽终死。

[考订者按] 肺痈，病名，首见《金匮要略·肺痿肺痈咳嗽上气病脉证治》："咳而胸满，振寒，脉数，咽干不渴，时出浊唾腥臭，久久吐脓如米粥者，为肺痈。"

肺痈治法

初起风寒相入，头眩恶寒，咳嗽声重者，宜解散风邪。汗出恶风，咳嗽气急，鼻塞项强，胸膈隐痛，实表清肺。日间多寒，喜覆衣被，夜间发热，多烦去被，滋阴养肺。口干喘满，咽嗽而渴，咳嗽身热、脉弦数者，降火抑阴。胸满喘急，咳吐脓痰，身热气粗，不得安卧，平肺排脓。热退身凉，脉来短涩，精神减少，自汗盗汗，补肺健脾。

肺痈治验

（1）一义官仲冬时督工河道，不常迎风呼唤，致肺受伤，后发此症。初起寒热交作，咳嗽声重，气急生痰，请内医治之，越治越重。后予视，诊其脉浮而数，面光而泽，此肺痈也。视其痰果有脓意相黏，以桔梗汤二服，咳嗽稍止；以排脓散四服，其脓渐多，惟胸膈疼痛不减，脉亦带芤，此胸中有瘀血也。以四顺散加红花、牡丹皮二服，吐出紫血碗许，随后膈痛渐止；又以金鲤汤兼人参五味汤间服，月余而愈。

（2）一男子久嗽不已，咳吐脓痰，面白神劳，胸中隐痛，诊之脉浮微数，此属肺气不足，火尚有余。以知母茯苓汤数服，其脓渐少，又以清金宁肺丸服之而愈。

（3）一男子因劳伤咳嗽不止，至夜身热尤甚，日久咯吐脓血，诊之脉弦而数，此虚火假症也。先以童子小便日饮三四次，又服紫菀茸汤数剂，至夜身热不发，又间服金鲤汤月余而渐瘳，此非童便之功而阴火岂能得退，尝治疮疡虚热不退者，用此极效。

（4）一男子郁郁不遂意，患嗽半年，时或咳吐脓血，且形体衰弱，饮食减少，脉亦微数，声渐将嘶；惟面不红，其病将成肺痿，而尚可治。以清金二母汤十余服，咳吐减半，又以金鲤汤与人参五味汤[1]间服之，又早饮人乳、晚饮童便各一盏，调理百日外而安。

（5）一男子生平好饮，口干作渴，致肺壅热成痈，咳吐脓痰，喘满难卧。以葶苈散二服，而喘定易睡；又以紫菀茸汤加干葛、天花粉十余服而脓痰渐少；早以加减八味丸，午用清金宁肺丸间服之，两月而愈。

（6）一男子五十余岁，平素宠姬、膏粱，复生咳嗽发热，吐痰腥臭，视之手掌枯涩，面隐微红，痰中白血，脉亦细微而数，此肺痈所忌症也。辞不治。后医强许其生，而用药至不应乃死。人问曰："何以致之？"予曰："手掌干涩，血枯土伤，不能生其金也；面色微红，相火已动；痰中白血，正肺受伤；脉细而数，真气虚败。凡肺痈犯此，岂有不死者乎！"以此言之后，人乃服。

肺痈主治方

第一百四十五方：麦冬平肺饮［原创］

　　　　麦冬平肺饮人参　赤芍槟榔赤茯苓
　　　　陈皮甘桔同成剂　肺痈咳嗽可回春

治肺痈初起，咳嗽气急，胸中隐痛，呕吐脓痰者。

　人参　麦门冬　赤芍　槟榔　赤茯苓　陈皮　桔梗各一钱　甘草五分

水二碗，煎八分，食远服。

第一百四十六方：玄参清肺饮［原创］

　　　　玄参清肺饮柴陈　甘桔槟榔参茯苓
　　　　麦冬骨皮薏苡仁　生姜童便可安宁

治肺痈咳吐脓痰，胸膈胀满，上气喘急，发热者。

　玄参八分　银柴胡　陈皮　桔梗　茯苓　地骨皮　麦门冬各一钱　薏苡仁二钱　人参　甘草各五分　槟榔三分

水二碗，姜一片，煎八分，临入童便一杯，食后服。

［考订者按］冉小峰曰："玄参清肺饮立法甚为周到，是陈实功《外科正宗》名方之一。"又曰："用治肺痈有全身症状反应者，在用葶苈大枣泻肺汤后，可转用此方治疗。"

第一百四十七方：宁肺桔梗汤［原创］

　　　　宁肺桔梗汤贝芪　归蒌枳壳草桑皮
　　　　防已百合葶五味　杏仁知母地骨皮

---

[1] 肺痈治验（1）（4）均称"人参五味子汤"，殆为陈氏撰著时多参考汪机《外科理例》，其"人参五味子汤"为口语化表述，今按主治方名改。

治肺痈胸膈隐痛，两胁肿满，口燥咽干，烦闷多渴，自汗盗汗，眠卧不得，时吐稠痰腥臭者服之。

桔梗　贝母　当归　瓜蒌仁　黄芪　枳壳　甘草节　桑白皮　防己　百合　苡仁各八分　五味子　甜葶苈　地骨皮　知母　杏仁各五分

水二碗，姜三片，煎八分，不拘时服。

[加减法] 咳甚加百合，身热加柴胡、黄芩，大便不利加蜜炙大黄一钱，小便涩滞加灯心、木通，烦躁兼血加白茅根，痛甚加人参、白芷。

第一百四十八方：四顺散

　　　　四顺散内有奇功　桔梗紫菀贝母同
　　　　甘草杏仁相协力　肺痈喘嗽永无踪

治肺痈吐脓，五心烦热壅闷，咳嗽气急不能安。

贝母　紫菀　桔梗各一钱五分　甘草　杏仁各七分

水二碗，煎八分，食远服。或为末，白汤调服二钱。

【注释】本方源自宋·赵佶《圣济总录》四顺汤，前三味各一两，甘草半两。主治肺痈吐脓，五心烦热，壅闷咳嗽。制法：水煎，咳嗽甚，入杏仁三枚。继后明·薛己《外科发挥》卷四有"四顺散"，方剂与主治与"四顺汤"相同。陈氏抄自《外科理例》四顺散，内容与《外科发挥》相同，只不过服法仍"咳嗽加杏仁"（是谓遵古"四顺"），陈氏索性将杏仁加入组方中是因"咳嗽气急不能安"，不可或缺。冉小峰释："本方主治肺急性化脓性炎症脓已成阶段。"

第一百四十九方：清金宁肺丸 [原创]

　　　　清金宁肺贝甘陈　参桔归苓地骨芩
　　　　银柴天麦芎连芍　五味白术生熟凭

治肺痈咳嗽日久，脓痰不尽，身热虚羸，渐成劳瘵者服之效。

陈皮　茯苓　桔梗　贝母　人参　黄芩各五钱　麦门冬　地骨皮　银柴胡　川芎　白芍　胡黄连各六分　五味子　天门冬　生地（酒浸，捣膏）　熟地（捣膏）　归身　白术各一两　甘草三钱

上为细末，炼蜜为丸如梧子大，每服七十丸，食远白滚汤送下。

第一百五十方：人参五味汤

　　　　人参五味汤陈术　芪桔归苓枳地黄
　　　　桑皮柴前地骨草　肺痈虚乏可煎尝

治气血劳伤，咳脓或咯血，寒热往来。羸瘦困乏，一切虚损之症并效。

人参　五味子　前胡　陈皮　白术　桔梗　当归　茯苓　熟地　甘草各一钱　黄芪　地骨皮　桑白皮　枳壳　柴胡各五分

水二碗，姜三片，煎八分，食后服。

【注释】本方抄自《外科理例》人参五味子汤，原方后五味药为七分，陈氏减为五分，其余内容基本相同。

第一百五十一方：紫菀茸汤

紫菀茸汤参犀角　冬花桑叶草半夏
杏仁百合与阿胶　贝母蒲黄姜莫却

治膏粱厚味，饮食过度，或煎煿、法酒①，致伤肺气，咳嗽咽干、痰多、唾血，喘急，胁痛不得安卧并服。

紫菀茸②　犀角　炙甘草　人参各五分　桑叶（用经霜者）　款冬花　百合　杏仁　阿胶　贝母　半夏　蒲黄（生），各七分

水二碗，姜三片，煎八分，入犀角末，食后服。

【注释】本方源自宋·严用和《济生方》。药物（剂量有所不同）、主治及煎服不变。陈氏抄自《外科理例》，剂量基本相同。冉小峰释："本方治疗支气管炎兼有全身症状和神经系统症状者。"

第一百五十二方：排脓散（一）

排脓散内用黄芪　白芷人参五味宜
每服三钱蜜调下　肺痈痰吐效堪奇

治肺痈已吐脓后，宜服此药，排脓秽，补肺气。

黄芪　白芷　五味子　人参各等分

上为细末，每服三钱，食后蜜汤调服。

【注释】本方源自元·危亦林《世医得效方》，用黄芪二两，其余各一两，为末。适应"肺痈吐脓后，宜排脓辅肺"。明·薛己《外科发挥》卷四方剂量"各等分"，"治肺痈吐脓"。冉小峰释："原作者的方义乃用于脓成排脓之后，即肺脓痈的恢复期。"另治肠痈有排脓散（二）。

第一百五十三方：知母茯苓汤

知母茯苓汤桔芩　薄荷五味草人参

---

① 法酒本指"古代朝廷的正式宴会"，颜师古注："法酒者，犹言礼酌，谓之不饮之至醉。"陈氏此处在原方主治内容中例举"法酒"，其义与颜注相反，说的是常参加宴会（民间）喝得酩酊大醉有伤肺气的危险。

② 原书为紫苑茸，应为紫菀（wǎn）茸，今改。

柴半冬花芎白术　阿胶麦冬仔细凭

治肺痿喘嗽，咳吐痰涎，或自汗盗汗，往来寒热。

茯苓　黄芩各一钱　知母　甘草　桔梗　薄荷　人参　五味子　柴胡　半夏　川芎　款冬花　白术　阿胶　麦门冬各六分

水二碗，姜三片，煎八分，加童便一杯食后温服。

【注释】本方抄自金·刘完素《宣明论方》卷九方。唯药物用量配比略有不同，服时添加童便。

第一百五十四方：涤痰汤

涤痰汤内二陈先　麦冬枳实胆星前

人参桔梗黄连煎　竹茹加上病安然

治心火尅肺金，久而不愈，传为肺痿，咽嗌嘶哑，胸膈痞闷，呕吐痰涎，喘急难卧者并服之。

陈皮　半夏　茯苓　甘草　麦门冬　胆南星　枳实　黄连　人参　桔梗各五分　竹茹一钱

水二碗，煎八分，食后服。

【注释】本方源自明·董宿辑《奇效良方》卷一方。原方功能涤痰开窍。治中风痰迷心窍，舌强不能言。原方还有石菖蒲，煎时加生姜五片。陈氏加麦门冬、黄连、桔梗，去生姜。用量配比略有不同。

第一百五十五方：宁肺丸 [原创]

宁肺丸中二般药　乌梅粟壳去筋膜

每服二钱功有灵　肺痈肺痿同堪嚼

治久嗽咯吐脓血，胸膈不利，咳嗽痰盛，坐卧不安，言语不出，甚则声音哑嗌者服之。

乌梅蜜拌蒸，取肉八钱（捣膏）　罂粟壳（去膜，蜜拌炒为末）一两

用乌梅膏加生蜜少许调作丸，每服二钱，乌梅汤不拘时下。

第一百五十六方：清金二母汤 [原创]

清金二母汤芩桔　知母苏柴术杏苓

蒌桑五味陈皮麦　甘草当归共此呈

治肺痿多嗽少痰，午后发热，口干烦躁不宁者。

知母　贝母　桔梗　茯苓　当归　白术　陈皮各一钱　桑皮　紫苏　杏仁　柴胡　瓜蒌仁　黄芩　五味子　甘草　麦门冬五分

水二碗，煎八分，童便一杯，食后服。

第一百五十七方：栀子仁汤

栀子仁汤大青叶　石膏淡豉共黄芩
杏仁知母赤芍药　升麻柴胡甘草行

治肺痿发热潮热，或发狂乱烦躁，面赤咽痛者。

栀子仁　赤芍药　大青叶　知母各七分　黄芩　石膏　杏仁　升麻各一钱五分　柴胡六分　甘草五分　淡豆豉百粒

水二碗，煎八分，食远服。

【注释】本方抄自《外科理例》，药味相同，原方柴胡二钱、甘草一钱，其余剂量不变，主治内容与煎服法均相同。另此方明·王肯堂《证治准绳》药味增量，用粗末，每服四钱，水煎，不拘时报。治阳毒伤寒，壮热，百节疼痛，故名阳毒栀子汤。

第一百五十八方：加味理中汤

加味理中汤半夏　茯苓白术共陈皮
干姜细辛并甘草　人参五味效同推

治肺胃俱虚，咳嗽声重，发热不已，又兼脉浮数而无力者服之。

炙甘草　半夏　茯苓　干姜（泡）　白术　陈皮　细辛　五味子　人参各五分

水二碗，煎八分，食远服。

【注释】此方抄自《外科理例》，乃在《伤寒论》理中汤方加半夏、茯苓、陈皮、细辛、五味子。方药不同，功效亦异。但汪机《外科理例》其主治仅"肺胃俱寒，发热不已"，陈氏实践有细节叙述。

第一百五十九方：金鲤汤 [原创]

金鲤汤中效罕稀　独将贝母效真奇
童子小便重汤炖　肺痈痰吐最堪医

治肺痈已成未成，胸中隐痛，咯吐脓血者服之。

金色活鲤鱼一尾，约四两重　贝母一钱

先将鲤鱼连鳞剖去肚肠，勿经水气，用贝母细末掺在鱼肚内线扎之；用上白童子小便半大碗，将鱼浸童便内，重汤炖煮，鱼眼突出为度。少顷取起去鳞骨，取净鱼肉浸入童便内炖热；肉与童便作二三次，一日食尽一尾，其功效甚捷。

第一百六十方：葶苈散

葶苈散中薏苡仁　甘草桑皮用葛根

　　　　瓜蒌升麻桔梗等　肺痈服下可回春

治过食煎煿，或饮酒过度，致肺热气壅，喘急不卧；及肺痈浊唾腥臭，胸膈胀满不食者，并服之。

甜葶苈　桔梗　瓜蒌仁　川升麻　薏苡仁　桑白皮　葛根各一钱　炙甘草五分

水二碗，姜三片，煎八分，食后服。

【注释】本方抄自南宋·严用和《济生方》卷二，方药、主治及服法均相同。

第一百六十一方：肾气丸（六味地黄丸）

　　　　肾气丸中泽泻蒸　茱萸山药白云苓
　　　　丹皮熟地同捣膏　丸服忻然心肾宁

治肾气素虚，不交于心，津液不降，败浊为痰，致生咳逆。

干山药四两　山茱萸（去核，酒拌）四两　泽泻（蒸）牡丹皮（白者佳）白茯苓各三两　熟地用生者八两（酒拌铜器　蒸半日，砂器亦可，捣膏）

上为末，地黄煮烂，杵膏蜜丸如桐子大，每服七八十丸，空心滚汤、盐汤、温酒送下。

【注释】本方源自《金匮要略》。方用干地黄八两、山药、山茱萸各四两，泽泻、茯苓、牡丹皮各三两，桂枝、炮附子各一两，为末，炼蜜和丸，梧桐子大，每服十五至二十五丸；酒送下。功能温补肾阳。治肾阳不足而致的腰酸腿软等症。陈氏取北宋·钱乙《小儿药证直诀》卷下方。六味地黄丸药味相同，配比一样。

肺痈应用方

金液戊土丹（见"脱疽主治方"）。

【卷之三】 下部痈毒门

流注论第二十五

　　夫流注者，流者行也，乃气血之壮，自无停息之机；注者住也，因气血之衰，是以凝滞之患。故行者由其自然，住者由其瘀壅。其形漫肿无头，皮色不变，所发毋论穴道，随处可生。凡得此者，多生于体虚之人，勤劳之辈，不慎调燮，夏秋露卧，纵意取凉，热体当风，图身快爽；或中风邪，发散未尽，或欲后阴虚，外寒所侵。又或恼怒伤肝，郁结伤脾，荣气不从，逆于肉里；又或跌打损伤，瘀血凝滞；或产后恶露未尽，流缩经络。此等种种，皆成斯疾也。

　　既成之后，当分表里、寒热、虚实、邪正、新久而治之。初因风寒相中，表症发散未尽者，人参败毒散散之。房欲之后，体虚寒气外侵者，五积散加附子温之。劳伤郁怒，思虑伤脾而成者，归脾汤加香附、青皮散之。跌仆伤损，瘀血凝滞而成者，复元活血汤[①]逐之。产后恶露未尽，流注经络而成，木香流气饮导之。此皆初起将成之法，一服至三四服皆可；外俱用琥珀膏敷贴，其中亦有可消者，十中五六。如服前药不得内消者，法当大养气血，培助脾胃，温暖经络，通行关节，木香流气饮、十全大补汤俱加熟附子、香附培助根本；此则未成者自消，已成者自溃，已溃者自敛，而终无残败破漏不敛之症。且如有脓宜急开之。患者又当慎起居，戒七情，远寒就温，俱可保全；若误用寒凉尅伐、内消等药，终至不救者多矣。

　　[考订者按] 流注，病名，首见隋·巢元方《诸病源候论·流注候》："人体虚受邪气，邪气随血而行，或淫奕皮肤，去来击痛，游走无有常所。"

---

① 复元活血汤，卷一"治病则例歌"亦提及，流注主治方漏载，卷四"补遗方中第四百四十方"详述。

流注看法

初起漫肿，皮色光亮，微热微疼，筋骨不牵强者为顺，已成身体微热，饮食有味，疼痛有时，肿生红色者顺。已溃脓稠而黄，肿消痛止，身体轻便，起坐如常者顺。溃后内肉易生，脓水易止，精神易复，脓口易合者顺。

初起身体发热，脉细而数，皮色微肿，痛彻筋骨者险。已成饮食少思，口干作渴，身体疼痛，四肢沉重者险。已溃脓水清稀，肿仍不消，虚热不退，疼痛不减者逆。溃后脓秽不止，肌肤瘦削，饮食不餐，发热皮粗者死。

流注治法

初因风寒表散未尽，而后复生肿痛者，再宜和解之。表邪已尽，而后复生流注者，宜清热消肿、行散气血。暴怒所伤，抑郁所致，胸膈痞闷，中气不舒，顺气宽中。肿硬已成而不得内消者，宜和气血，更兼补助脾胃。跌仆闪挫，瘀血凝滞为患者，宜调和气血、通行经络。寒邪所袭，筋挛骨痛及遍身疼痛者，温经络、行气血。产后败血流注关节致生肿痛者，当散败瘀、养气血。溃后脓水不止，而形衰食少者，宜滋气血、峻补脾胃。

流注治验

（1）一男子风寒表散未尽，两腮肿痛，微热不退，小柴胡汤加川芎、天花粉、桔梗、连翘二服，余热顿退；又以二陈汤加桔梗、黄芩、牛蒡子、连翘四服，十日而安。

（2）一男子劳伤受寒，背生三肿，皮色不变，寒热交作，至夜尤甚。先以保安万灵丹洗浴发汗，寒热顿退；惟肿硬不消，以琥珀膏敷之，三次其肿消痛止，渐渐而平。

（3）一妇人因怒胁下结肿，将近半年方痛，此得之肝气郁结之症。以木香流气饮四服，其肿渐红，此日久之病必欲作脓，不可内消；又以十全大补汤加木香、香附、青皮十余服，其肿渐高；又以本方加皂角刺五服，其脓方溃，且清且多。此劳中所得者，元气已经亏损，其脓故多而清，以人参养荣汤加熟附子月余，脓稠且少，又本方倍参、芪、归、术两月而愈。

（4）一男子元气素虚，因暴怒膊生肿块，疼痛牵强，寒热往来，饮食日减，以补中益气汤加香附、贝母十余服，寒热渐止；又以益气养荣汤月余而肿溃。间以八珍汤服之，外用香附饼日灸二次，脾胃健而安。

（5）一孀妇项间、乳上各肿一块，将近一年，渐大方痛，诊之脉细数而无力，此思虑过伤之病也。以归脾汤加桔梗、香附十余服，其肿渐高；外以琥珀膏敷之，肿顶红色；欲其作脓，又以十全大补汤加桔梗、贝母服之，半月脓熟；针之后，头腐脓清，虚热复作，食少不睡，仍以归脾汤间以逍遥散，服之三月而愈。

（6）一男子平素怯弱，腰后微肿一块，饮食少思，口干发热，此得之肾伤之病也，治当朝以桂附八味丸，午用人参养荣汤扶植根本为要。彼以口干发热内火之故，欲投清凉之剂解之，予辞不敢治。请内医视之，以退热为主，正合病家之意。投药三剂，腹痛作泻，又以猪苓、泽泻、厚朴泄气等药，大热发作，形体更变，复请予治。予曰："死之速矣。"伊不知因虚致病，法当滋补。况是腰间肿块，内肾受伤；口干作渴，肾水枯竭；发热不退，阴虚血少，今以有余之药而疗不足之症，岂有不死者。始信前误，又半月而死。

流注主治方

第一百六十二方：调和荣卫汤 [原创]

调和荣卫汤甘草　陈独芎归芪大茴
赤芍白芷并乌药　牛膝红花相共随

治流注初起，气血凝聚，结肿不散，已成未成者服。

川芎　当归　陈皮　独活各一钱　赤芍　白芷　乌药　大茴香　黄芪各八分　甘草（炙）　红花各五分　牛膝（下部加）

水二碗，煎八分，入酒一杯，量病上下服。

[考订者按] 冉小峰："本方以活血化瘀和提高人体非特异性抗病能力为主，配合芳香止痛药物，如添加适量的消炎药，疗效当可进一步提高。"

第一百六十三方：木香流气饮

木香流气饮芎归　苏桔青皮乌泽芪
枳壳槟苓防半夏　腹皮半芍膝甘随

治流注、瘰疬及郁结为肿。或血气凝滞，遍身走注作痛；或心胸痞闷，嗌咽不利，胁腹膨胀，呕吐不食，上气喘急，咳嗽痰盛，或四肢面目浮肿者并服之。

川芎　当归　紫苏　桔梗　青皮　陈皮　乌药　黄芪　枳实　茯苓　防风　半夏　白芍各一钱　甘草节　大腹皮　木香　槟榔　泽泻　枳壳各五分　牛膝下部加一钱

水三碗，姜三片，枣一枚，煎八分，食远服。

【注释】本方与《太平惠民和剂局方》卷三木香流气饮，方名虽同，但组方药物与主治内容迥异。本方抄自《外科理例》方脉流气饮，药物增加泽泻、牛膝二味，剂量略有不同，主治内容相同。

第一百六十四方：六郁汤

六郁汤内用川芎　半夏陈苓香附同

甘栀苍术砂仁等　湿痰流注即时通

治诸郁结肿，及左右二搭相串，湿痰流注等症。

川芎　半夏　茯苓　香附　陈皮　山栀各一钱　苍术　砂仁　甘草各五分

姜三片，水二碗，煎服。

【注释】六郁，病证名，首见《丹溪心法·六郁》，指气郁、湿郁、痰郁、热郁、血郁、食郁。本方抄自明虞抟《医学正传·郁证》，主治气、血、痰、食、热、湿六郁。须知《丹溪心法》有六郁汤，虞抟《郁证》之六郁汤组方及主治与之不同。陈氏采用《医学正传》六郁汤，仅剂量略有不同。冉雪峰说："必须指出，六郁汤只能主治六郁初起，故用综合疗法，如病程日久，矛盾突出则应辩证分析，根据不同病例表现，针对性加以治疗方为上策。"

第一百六十五方：附子八物汤 [原创]

附子八物汤芎芍　熟地人参术茯苓

甘草肉桂当归等　木香姜枣效通神

治房欲后阴虚受寒，致生肿块，又或遍身腿脚疼痛，不能步履。

川芎　白芍　熟地　人参　白术　茯苓　当归　附子各一钱　肉桂五分　木香甘草各三分

水二碗，姜三片，枣一枚，煎八分，食远服。

[考订者按]《外科理例》附子八物汤，药用附子、干姜、芍药、茯苓、人参、甘草各一钱五分，肉桂一钱，白术二钱，作一帖水煎，食前服，主治内容空白。陈氏加川芎、当归、木香，主治内容明确，临床有验。

第一百六十六方：疮科流气饮

疮科流气饮芎归　甘桔苏槟芍桂芪

防风枳壳香乌药　白芷人参厚朴随

治流注及一切郁怒凝滞气血，作肿疼痛；或胸膈痞闷，或风寒湿毒搏于经络，结成肿块者服。

当归　甘草　紫苏　人参　白芍　官桂　黄芪　防风　枳壳　乌药　桔梗　厚朴各七分　槟榔　木香　川芎　白芷各五分

水二碗，煎八分，食远服。

【注释】本方抄自明·汪机《外科理例》流气饮，又称"疮科流气饮"，主治及方药基本相同。

第一百六十七方：通经导滞汤 [原创]

　　　　　通经导滞汤香附　赤芍芎归熟地随
　　　　　陈皮丹皮苏草节　牛膝红花独枳奇

治妇人产后，败血流注，经络结成肿块疼痛者。

香附　赤芍　川芎　当归　熟地　陈皮　紫苏　牡丹皮　红花　牛膝　枳壳各一钱　甘草节　独活各五分

水二碗，煎八分，入酒一小杯，食前服。

[考订者按] 冉小峰："妇人产后体弱，容易发生流注，治法以活血化瘀为主，用归芎、红花、牛膝，配合抗菌消炎药丹皮等，视病情不同可以适当加减。方中熟地可改为生地。"

第一百六十八方：香附饼

（外用）

　　　　　香附饼最散风寒　酒和调成患上安
　　　　　熨底热攻寒气散　敢教苦楚即成欢

治风寒流注袭于经络，结成肿痛。用香附为末，酒和，量疮大小，做饼覆患处；热熨斗熨药上，未成者自消，已成者自溃，风寒湿毒宜姜汁作饼。

【注释】本方抄自明·薛己《外科发挥》卷五。外用药。

第一百六十九方：醒脾汤 [原创]

　　　　　醒脾汤中白术芪　人参酸枣地骨皮
　　　　　茯神远志柴甘桔　香附木香共得宜

治怀抱郁结，思虑伤脾，致脾气不行，逆于肉里，乃生臃肿；疼痛不眠，心烦不安，神气不清等症。

白术　黄芪　人参　茯神各一钱　酸枣仁　地骨皮　远志各七分　柴胡　甘草　桔梗　黄连　木香　香附各五分　圆眼肉[①]七个

水二碗，姜三片，枣二枚，煎八分，不拘时服。

第一百七十方：调中大成汤 [原创]

　　　　　调中大成汤术附　苓归芍药藿黄芪
　　　　　砂仁远志丹皮草　肉桂煨姜黑枣随

治流注溃后，脓水精稀，饮食减少，不能生肌收敛。

---

① 即龙眼肉。"圆眼肉"，为南通方言。

白术　茯苓　归身　白芍　陈皮　山药　黄芪　牡丹皮各一钱　人参二钱　藿香　砂仁　远志　甘草各五分　附子　肉桂各八分

水二碗，煨姜三片，枣二枚，煎八分，食远服。

［考订者按］本书"痈疽治验"（2）称"回元大成汤"。

第一百七十一方：黄芪六一汤

　　　　黄芪六一汤甘草　　加上人参三味奇
　　　　流注脓多并作渴　　更兼烦躁效堪推

治流注溃后，脓水出多，口干作渴，烦躁不宁服之。

黄芪（半生、半蜜水炒）六钱　甘草（半生、半炙）一钱五分　人参一钱

水二碗，煎八分，食远服。

【注释】本方源自《太平惠民和剂局方》卷五。陈氏多加甘草五分，现代医学证明，甘草有抗炎和抗变态反应的作用。另加人参一钱，针对流注溃后的"扶正"治疗。冉小峰释曰："'扶正固本'疗法是中医重要的治疗法则之一，用之得当，效果极佳，用不得当时也可能反受其害。"

第一百七十二方：散血葛根汤 [原创]

　　　　散血葛根汤半夏　　芎防羌葛芷升麻
　　　　甘草细辛并苏叶　　桔梗香附与红花

治跌仆伤损，瘀血凝滞，结成流注，身发寒热者。

干葛　半夏　川芎　防风　羌活　升麻　桔梗各八分　白芷　甘草　细辛　苏叶　香附　红花各六分

水二碗，葱三根，姜三片，煎八分，不拘时服。

［考订者按］冉小峰说："本方是治疗流注的另一种法则。以芳香走窜，通经活络为治疗的重点，结合解表祛邪，在药理方面和临床方面都有深入一步研究探讨的价值。"

第一百七十三方：先天大造丸 [原创]

　　　　先天大造丸归杞　　熟地生苓兔肉黄
　　　　乌茅巴骨香牛膝　　远志青盐故纸方

治风寒湿毒袭于经络，初起皮色不变，漫肿无头；或阴虚外寒侵入，初起筋骨疼痛，日久遂成肿痛，溃后脓水清稀，久而不愈，渐成漏症者服。

紫河车（酒煮，捣膏）一具　熟地黄（酒煮，捣膏）四两　归身　茯苓　人参　枸杞　菟丝子　肉苁蓉（酒洗，捣膏）　黄精　白术　何首乌（去皮，用黑豆同蒸，捣膏）　川牛膝　仙茅（浸去赤汁，蒸熟去皮，捣膏）各二两　骨碎补（去毛，微炒）

川巴戟（去骨）　破故纸（炒）　远志（去心，炒）各一两　木香　青盐各五钱　丁香三钱　黑枣肉二两

上为细末，炼蜜丸如桐子大，每服七十丸，空心温酒送下。

【按语】此方非独流注成漏者。又补一切气血虚羸，劳伤内损，乃男妇久无嗣息，并有奇功。

第一百七十四方：琥珀膏（二）[原创]

（外用）

琥珀膏中用大黄　南星白芷郁金香
同蒜捣稠敷患处　敢教流毒即安康

治一切皮色不变，漫肿无头，气血凝滞，结成流毒；毋论身体上下、年月新久，但未成脓者并效。

大黄二两　郁金　南星　白芷各一两

共为细末，用大蒜头去壳捣烂，入上药再捣稠，入酒一二匙调匀，遍敷肿上，纸盖；随即热痛，又有不痛，俱待药干便效。次日又有起泡，又有不起泡者，如有泡起，挑去泡中黄水，膏贴之自效。

流注应用方

十全大补汤　人参养荣汤　补中益气汤　八珍汤（见"溃疡主治方"）

保安万灵丹（见"肿疡主治方"）

益气养荣汤　小柴胡汤①　芩连二陈汤（见"瘰疬主治方"）

乳痈论第二十六（附：乳岩）

夫乳病者，乳房阳明胃经所司，乳头厥阴肝经所属，乳子之母，不能调养，以致胃汁浊而壅滞为脓。又有忧郁伤肝，肝气滞而结肿，初起必烦渴呕吐，寒热交作，肿痛疼甚，宜牛蒡子汤主之。厚味饮食，暴怒肝火妄动结肿者，宜橘叶散散之。又忧郁伤肝，思虑伤脾，积想在心，所愿不得志者，致经络痞涩，聚结成核，初如豆大，渐若棋子；半年一年，二载三载，不疼不痒，渐渐而大，始生疼痛，痛则无解，日后肿如堆栗，或如复碗，紫色气秽，渐渐溃烂，深者如岩穴，凸者若泛莲，疼痛连心，出

---

① 小柴胡汤，《伤寒论》方，柴胡半斤，黄芩、人参、炙甘草、生姜各三两，半夏半斤，大枣十二枚，水煎去渣，分三次服，日三次。主治伤寒中风少阳证。陈氏在《流注治法》中首提"初因风寒表散未尽，而复生肿痛者，再宜和解之"。冉雪峰曰："小柴胡不仅和腠理，并和血室，仲景之用柴胡，真直穷到底矣。"陈氏在"瘰疬主治方"中未载此方，可考虑应用化裁。

血则臭，其时五脏俱衰，四大不救[1]，名曰乳岩。凡犯此者，百人百必死。如此症知觉若早，只可清肝解郁汤或益气养荣汤，患者再加清心静养、无挂无碍，服药调理只可苟延岁月。惟初生核时，急用艾灸核顶，待次日起泡挑破，用铍针针入四分，用冰蛳散条插入核内，糊纸封盖；至十三日，其核自落，用玉红膏生肌敛口，再当保养不发。又男子乳疖[2]与妇人微异，女损肝胃，男损肝肾，盖怒火房欲过度，以此肝虚血燥，肾虚精怯，血脉不得上行，肝经无以荣养，遂结肿痛。治当八珍汤加山栀、牡丹皮，口干作渴者加减八味丸，肾气素虚者肾气丸，已溃作脓者十全大补汤。怀孕之妇乳疾曰内吹。（按：内吹，病名。出窦默《疮疡经验全书》，即妊娠乳肿。陈氏此说可供参考。）因胎气旺而上冲，致阳明乳房作肿，宜石膏散清之，亦可消散；迟则迁延日久，将产出脓，乳汁亦从脓窍[3]流出，其口难完，有此者，纯用补托生肌，其口亦易完矣。

[考订者按] 乳痈，病名，出东晋·葛洪《肘后备急方》卷五。乳岩，病名，见元·朱震亨《丹溪心法》卷五，又名石榴翻花发。（《中医大辞典》）

乳痈　乳岩看法

初起红赤肿痛，身微寒热，无头眩，无口干，微痛者顺。已成焮肿发热者，疼痛有时，一囊结肿，不侵别囊者轻。已溃脓黄而稠，肿消疼痛渐止，四边作痒，生肌者顺。溃后脓水自止，肿痛自消，新肉易生，脓口易合者顺。

初起一乳通肿，木痛不红，寒热心烦，呕吐不食者逆。已成不热不红，坚硬如石，口干不眠，胸痞食少者逆。已溃无脓，正头腐烂，肿势愈高，痛势愈盛，流血者死。溃后肉色紫黑，痛苦连心，怨气日深，形体日削者死。

乳痈　乳岩治法

初起发热恶寒，头眩体倦，六脉浮数，邪在表，宜散之。发热恶寒，恶心呕吐，口干作渴，胸膈不利者，宜清之。忧郁伤肝，思虑伤脾，结肿坚硬微痛者，宜疏肝行气。已成焮肿发热，疼痛有时，已欲作脓者，宜托里消毒。脓已成而胀痛者，宜急开之。又脾胃虚弱，更兼补托。溃而不敛，脓水清稀，肿痛不消，疼痛不止，大补气血。结核不知疼痛，久而渐大，破后惟流污水，养血清肝。

乳痈治验

（1）一妇人因怒左乳肿痛，寒热交作。以人参败毒散一剂，表症已退；又以牛蒡子汤，二服肿消，渐渐而安。

---

[1] 四大不救，即"四大绝证"，指外科的舌疳、失荣、乳岩和肾岩翻花四种疑难疾患。（《中医大辞典》）
[2] 原为"乳节"，今改。
[3] 原为"乳窍"，今改。

（2）一妇人忧思过度，久郁成痨，左乳结核如桃半年。似痛非痛，咳嗽生痰，身发潮热，诊之脉微数而无力，此真气虽弱，而邪火尚未有余，如用药合理，亦堪调治。先用逍遥散加香附、贝母，十余服而咳嗽渐止；寒热间作，又以八珍汤加香附、牡丹皮、柴胡、远志十余服，身热去其八九；又以益气养荣汤加青皮、木香两月余，其胸膈得利，嗳气得舒，饮食渐进，肌肤渐泽，外肿以阿魏化痞膏①贴之，半年余而消。

（3）一妇人右乳疼痛，肿如复碗，诊之脉数有力，此有余症，欲作脓也。以托里消毒散，数服而胀痛，即针之出脓碗许，又以十全大补汤加香附十余服而安。

（4）一妇人暴怒，左乳结肿疼痛，自服仙方活命饮，二服疼痛稍止，结肿不消；仍服清凉败毒之剂，肿痛反作，形体日弱。予诊之脉浮数而无力，此属真气虚而邪气实也，非补不可，以益气养荣汤四五服，其肿始高，寒热亦退；又十余服而脓溃，兼以十全大补汤，两月而痊。此非纯补之功，其疾岂能得愈。

（5）一男子年过五旬，因妻丧子不成立，忧郁伤肝，左乳结肿，半年痛甚作腐，肝脉弦数。先以小柴胡汤加青皮、山栀、远志、贝母，数服而肝脉稍平；又以八珍汤仍加前药十余服，其肿渐腐为脓；更服益气养荣汤，庶保收敛。彼为内医所惑，谓郁怒伤肝，肝经有火，不必用补，更服降火、流气、宽中等剂，致食少便秘，发热作渴，复请予治。肝脉复弦，口干作渴，邪火内淫；饮食减少，脾土受伤；便秘发热，阴血竭而为燥为热。以上俱内损症也，辞不治。后月余果死。

（6）一妇人左乳结核，三年方生肿痛，诊之脉紧数而有力，此阳有余而阴不足也。况结肿如石，皮肉紫色不泽，此乳岩症也。辞不治。又一妇左乳结肿，或小或大，或软或硬，俱不为痛，已半年余，方发肿如复碗，坚硬木痛，近乳头垒垒遍生疙瘩，时痛时痒，诊之脉弦而数，肿皮惨黑不泽，此气血已死，辞不可治。又一妇已溃肿如泛莲，流血不禁，辞后果俱死。

乳痈主治方

第一百七十五方：牛蒡子汤（二）[原创]

牛蒡子汤瓜蒌仁　银花山栀甘草陈
黄芩连翘柴花粉　青皮牛子角针平

治乳痈、乳疽、结肿疼痛，毋论新久，但未成脓服。

陈皮　牛蒡子　山栀　金银花　甘草　瓜蒌仁　黄芩　天花粉　连翘　角针各一钱　柴胡　青皮各五分

水二碗，煎八分，入酒一杯和匀，食远服。

[考订者按] 冉小峰曰："本方'治乳痈乳疽'，痈和疽均为化脓性感染。'痈'一

---

① 陈氏痞癖主治方有阿魏化痞散，殆用此散剂调制成膏剂，亦效。

般发于肌肉之间，局部红肿热痛，病灶周围界限清楚，未溃时无疮头；'疽'除以上症状外，病灶中心部位紫黯平塌，并有白色焦枯形如粟粒的疮头，容易扩散出现全身反应。痈与疽的脓液尚未形成时，清热解毒抗菌是重点，同时适当配合活血化瘀，控制并预防炎症扩散。"

第一百七十六方：橘叶散［原创］

橘叶散内有柴陈　川芎山栀青皮迎
石膏黄芩连翘行　甘草加之效有灵

治妇人有孕胎热为内吹，有儿吃乳名外吹。致乳结成肿痛，寒热交作，甚者恶心呕吐并服之。

柴胡　陈皮　川芎　山栀　青皮　石膏　黄芩　连翘各一钱　甘草五分　橘叶二十个

水二碗，煎八分，食远服，渣再煎服。

［考订者按］冉小峰曰："内吹为乳汁梗阻局部，抗菌能力降低而导致的继发细菌感染，外吹为直接细菌感染，病因有别，炎症则一，治法与牛蒡子汤方义相同。"

第一百七十七方：清肝解郁汤（二）［原创］

清肝解郁汤陈芍　桔半芎归贝茯神
青皮生附并苏叶　通草山栀远志评

治一切忧郁气滞，乳结肿硬，不疼不痒，久渐作疼，或胸膈不利，肢体倦怠，面色萎黄，饮食减少。

陈皮　白芍　川芎　当归　生地　半夏　香附各八分　青皮　远志　茯神　贝母　苏叶　桔梗各六分　甘草　山栀　木通各四分

水二碗，姜三片，煎八分，食远服。

［考订者按］《中医大辞典》："（此方）功能养血疏肝，化瘀散结。治肝脾气郁，乳房结核坚硬，时时隐痛者。"

第一百七十八方：鹿角散［原创］

鹿角散效独称雄　消乳专于建大功
每服三钱酒调下　能教肿痛永无踪

治乳痈新起结肿疼痛，憎寒发热，但未成俱效。

鹿角尖三寸，用炭火内煅稍红存性研末，每服三钱，食后热酒一茶盅调服，甚者再一服必消。

［考订者按］冉小峰引《本草纲目》说："鹿角生用则散热行血、消肿辟邪，熟用

则益肾补虚、强精活血，炼霜熬膏，则专于滋补矣。"他说："鹿角治痈据医籍记载重在机体功能的促进，因此，有深入一步研究的价值。中药抗菌药的研究，应以在位炎症的痊愈速度和性质为主要指标，不能以体外抑菌比为主要指标，不然，是研究不出其精华所在的。"

第一百七十九方：回乳四物汤 [原创]

回乳四物汤最灵　芎归白芍熟地呈
加上麦芽能散乳　最消肿胀得和平

治产妇无儿吃乳，致乳房肿胀，坚硬疼痛难忍。

川芎　当归　白芍　熟地各二钱　麦芽（炒为粗末）二两

水二碗，煎八分，食远服，用长毛巾束紧两乳，以手按揉其肿，自然消散，甚者再用一服。

[考订者按] 冉小峰曰："本方是回乳名方，主药为麦芽，剂量可用至50克至100克，疗效可靠，其机制有待进一步研究，其余为养血活血药物，加强乳汁吸收，预防乳汁凝聚。另用长毛巾紧束和按揉，可减少乳栓的形成，药物和物理两种疗法并举，是中医用药特点之一。"张锡纯《医学衷中参西录·大麦芽解》："麦芽与肝为同气相求，故善舒之……因其善于消化，微兼破血之性，故又善回乳。"

第一百八十方：灸乳肿妙方 [原创]

（外用）

灸乳肿痛方来异　恼怒劳伤气不调
将碗复于患上灸　诸般肿疼寂然消

治气恼劳伤，或寒热不调，乳内忽生肿痛。

用碗一只，内用粗灯草四根，十字排匀，灯草头各露碗外寸许，再用平山粗纸裁成一寸五分阔纸条，用水湿纸贴盖碗内灯草上，纸与碗口相齐；将碗复于肿乳上，留灯草头在外，将艾大圆放碗足底内，点火灸之；艾尽再添，灸至碗口流出水气，内痛觉止方住，甚者次日再灸一次必消。

[考订者按] 此灸法为陈氏独异。据歌括"灸乳肿痛方来异"句，应为采自"异人"或者走访民间所得。

保安万灵丹（见"肿疡主治方"）

治乳痈初起，发热恶寒，头眩，肢体作痛者立效。

益气养荣汤（见"瘰疬主治方"）

治郁怒伤肝，七情内结，以致乳中生核，不疼不痒，日久方痛；甚者胸膈不利，吞酸呕吐，头目昏眩，四肢倦怠；或已破溃，脓水清稀，不能收敛，饮食减少，口淡无味，自汗盗汗，肢体羸瘦者并效。

第一百八十一方：治乳便用方 [原创]

（内外兼用）

治乳蒲公英常说　同酒煎来乘热啜
再加葱汤催汗泄　消肿犹如汤泼雪

治乳痈初起肿痛未成脓者。

用蒲公英春秋间开黄花似菊，取连根蒂叶二两捣烂，用好酒半斤同煎数沸，存渣敷肿上，用酒热服，盖睡一时许，再用连须葱白汤一茶盅催之，得微汗而散。

【按语】此方乡村偏僻无药之所用之极妙，亦且简便。

第一百八十二方：下乳天浆散 [原创]

下乳天浆散四物　茯苓花粉麦门冬
王不留行并山甲　漏芦甘草木通逢

治乳母元气虚弱，乳汁微少，或生儿日久乳少。

川芎　当归　白芍　熟地　茯苓　天花粉　甘草　王不留行（炒）　麦门冬　漏芦　川山甲（炒）　通草各一钱

用健猪蹄一只，煮蹄烂，取汁两碗，同药煎至碗半，二次炖热，食远服之。以热木梳梳其乳房①，其汁如泉涌而出。

[考订者按] 清·顾世澄撰《疡医大全》卷二十方下乳天浆饮，药物、剂量相同。水煎服。治乳汁缺少。

第一百八十三方：木香饼 [原创]

（外用）

木香饼同生地黄　二物和匀患上装
气滞肿疼并闪肭　用之一熨自无殃

治一切气滞结肿成核，或痛或闪肭②、风寒所伤并致。

木香五钱　生地黄（捣膏）一两

上木香为末，同地黄和匀，量患处大小，作饼置肿上，以热熨斗熨之；坚硬木痛者，间日熨之妙。

---

① 热木梳梳其乳房，作为下乳药物的辅助治疗，有效。
② 闪肭，肭（nà 纳）。指乳房软组织因受牵拉或撞击等外因引起的损伤，亦作"闪挫"。

乳痈应用方

十全大补汤　八珍汤（见"溃疡主治方"）

逍遥散　冰蛳散　（见"瘰疬主治方"）

小柴胡汤（见"流注应用方"）

托里消毒散（见"肿疡主治方"）

阿魏化痞膏（见"痞癖主治方"）

附骨疽第二十七（附：鹤膝风）

夫附骨疽者，乃阴寒入骨之病也。但人之气血生平壮实，虽遇寒冷则邪不入骨。凡入者，皆由体虚之人夏秋露卧，寒湿内袭；或房欲之后，盖覆单薄，寒气乘虚入里，遂成斯疾也。

初起则寒热交作，稍似风邪；随后臀腿筋骨作疼，不热不红，疼至彻骨。甚者曲伸不能转侧，日久阴变为阳，寒化为热，热甚而腐肉为脓，此疽已成也。凡治此症，初起寒热作痛时，便用五积散加牛膝、红花发汗散寒、通行经络，或保安万灵丹发汗亦可；次以大防风汤行经活血、渗湿补虚。又有生于尻臀部位漫肿作疼者，内托羌活汤；腿内近膝股，漫肿木痛者，内托芪柴汤；腿外侧者，内托酒煎汤。初起通用人参败毒散[①]加木瓜、牛膝、苏木、红花，虚者十全大补汤加羌活、防己、牛膝；已成欲作脓者，附子八珍汤；脓成胀痛者，即针之；脓稠而黄体实者，十全大补汤；脓清色白体虚者，保元大成汤；食少体倦者，香砂六君子汤；脾虚寒热者，补中益气汤，以此调理可也。又有风湿相乘之症，初起寒热交作，次传腿肿作痛，其形光亮微红，发热肿痛，按之如泥不便起者，宜当归拈痛汤或茯苓佐经汤，间服保安万灵丹和之。

以上之症，皆由元气不足中来，不可误用损脾、泄气、败毒等药，外禁寒凉等法，如误用之，必致气血冰凝，内肉瘀腐，日久化为污水败脓，流而不禁者终死。

又有房欲劳伤，寒热互变，气血乖违，经脉横解，受病日深已成斯疾者，其患大腿渐渐肿如冬瓜，上过胯腹，下连足底，牵连漫肿，皮色不红，日久溃脓，色白腥秽，肿仍不消，痛仍不减，元气日衰，身体缩小，唇舌干焦，二便枯秘，诸药不效，饮食不进者，终为不治。

又有鹤膝风，乃足三阴亏损之症。初起寒热交作时，亦宜五积散加牛膝、红花，或万灵丹发汗俱可；如汗后肿痛仍不消减，此阴寒深伏，以大防风汤温暖经络，重者

---

① 人参败毒散，载《太平惠民和剂局方》，人参、柴胡、前胡、羌活、独活、枳壳、川芎、桔梗、茯苓各一钱，甘草五分。上十味，共为细末。治伤寒时气，头痛项强，壮热恶寒，身体烦痛及寒壅咳嗽，鼻塞身重，风痰，头痛呕秽，寒热等症。此方后世多有发挥。陈氏殆非实指此方，详见第二百方加味败毒散注释，可供参阅。

兼灸膝眼二穴，敷以琥珀膏，亦可渐渐取效。又如以上之法俱不效者，终成痼疾，不必强药消之，只宜先天大造丸、史国公药酒①每常服之，终年亦可转重就轻，移步行履，尚可图也。

[考订者按]附骨疽，病名，出《肘后备急方》卷五。元·齐德之《外科精义》："夫附骨疽者，以其毒气深沉，附着于骨也。"鹤膝风，出《外科心法》卷五。

附骨疽看法

初起身微寒热，饮食如常，结肿微红，疼不附骨者顺。已成举动自便，结肿成囊，疼痛有时，脓易成者为吉。已溃脓稠，肿消痛减，身体轻便，醒苏睡稳、不热者吉。溃后元气易复，饮食易进，内肉易实，脓水易干者吉。

初起身发寒热，漫肿色白，肢体牵强，疼痛附骨者险。已成举动不便，通腿漫肿，不热不红，不作脓者为险。已溃脓水清稀，气秽腥臭，肿痛不消，形体日削者死。溃后脾胃虚弱，饮食无味，口渴不止，唇白皮枯者死。

附骨疽治法

初起发热恶寒，身体拘急，腿脚肿疼，脉浮紧者散之。已成腿脚肿痛，皮色不变，上下通肿者，散寒、温经络。寒热作肿，色白光亮，按之如泥不起者，宜健脾渗湿。身体无热恶寒，脉迟而涩，腿肿不热者，养血、温经络。暑中三阴，脉洪而数，腿脚焮肿，口干便燥者，宜下之。已溃脓水清稀，饮食减少，形体消瘦者，补中健脾胃。溃后肿痛不减，脓水不止，虚热不退者，温中养气血。愈后筋骨牵强，曲伸不便者，宜滋养气血、通利关节。

附骨疽治验

（1）一男子中寒发散未尽，大腿肿痛，脉浮数而无力，此风寒未尽内虚故也。以五积散去麻黄加牛膝二服，疼痛稍减；又以内托黄芪酒煎汤②，四服通肿俱消。惟腿外侧结肿一块不退，此瘀血凝滞欲作脓也，以托里药候脓熟针之，更以十全大补汤而敛。

（2）一男子劳碌遇寒，每发腿痛，发则寒热呕吐，胸痞不食，此因气恼、饮食

---

① 史国公药酒，载明·王肯堂《证治准绳·类方》。原名史国公浸酒方。方用当归、虎胫骨（再浸一日，烙干酥炙）、羌活、炙鳖甲、萆薢、防风、秦艽、川牛膝、松节、蚕砂各二两，枸杞子五两，干茄根（蒸熟）八两。上药盛入绢袋内，用无灰酒一斗，密封浸泡十日即得，每日早晚随量饮二次，不可间断。功能祛风除湿，养血舒筋。治半身瘫痪，四肢顽麻，骨节酸痛，风寒湿痹（按：如今虎胫骨用鹿角胶代）。

② 内托黄芪酒煎汤，即第一百八十八方内托酒煎汤。

不节，脾胃受伤，故脾气有亏，饮食不能运化痰滞，中脘湿热动而下流注为脚气。以开结导引丸①二服，行去停痰；又以半夏佐经汤②数服，呕止膈利，更以附子六物汤，数剂消而不发。

（3）一老人年六旬，纵欲肾虚，致筋挛痹缩，脚膝无力，不能步履。外贴追风逐湿膏③，内服三因胜骏丸而愈。

（4）一男子右腿肿痛两月余。予曰："脓已成久，何不开之？"彼曰："二老医同治，俱称内消无脓，其脓不知真否？此当再请二老决之。"又曰："此必无脓。"但患者昏沉不醒，命在危笃。予强开之，出脓盆许，以独参汤连进二服而苏，后以十全大补汤调理百日外而安。

（5）一男子房事后阴寒，大腿无形作痛，至夜尤甚，不能步履。医以散寒除湿、消痰止痛药治之，其疼益增，诊之脉细涩而无力，此气血不足，寒气所乘之症。当以大防风汤，二剂疼痛顿减；又四剂，其疾痊安。

（6）一男子暑月欲后，当风睡卧，致寒气袭于左腿，遂成肿痛，寒热交作，胸痞不食。以保安万灵丹葱汤化服，洗浴发汗，以散骨髓寒毒。后以大防风汤去羌活加红花、破故纸温暖肾经，通行经络，肿痛渐消，血脉渐和，后以三因胜骏丸间服调理，两月而愈。

（7）一监生似前欲后受寒，致成腿痛，予以暖肾经、温经络、散寒邪药治之。彼以为缓，请内医，甘服表散之剂，外邪虽散，其内必虚。又以小柴胡汤等药调理，致虚热发作，口燥咽干，烦渴不已；又以知母石膏汤清其上，防风、木瓜、威灵仙等剂攻其下，众议纷纷，杂药妄进，致病愈剧。仍复请治，其时患腿愈肿，其形缩小，此必死症也。况此症原从肾经受寒，非附子、破故纸不能通达关节；非羌活、防风、牛膝不能通行闭滞；非人参、白术、炙甘草不能使脾气行达四肢；非川芎、当归、白芍、熟地、红花不能养血活血。凡病从虚而入者，先补其虚，后攻其病。况治此症，不加温补而反用发散解肌，以正风寒有余之法治之，不死何愈？后果死。医者众误，始信而服之。

---

① 开结导引丸为《外科理例》方，治饮食不消，心下痞闷，腿脚肿痛。方用白术、陈皮、泽泻、茯苓、神曲、麦芽、姜半夏各一两，青皮、干姜各五钱，巴豆霜、枳实各钱半，为末，汤浸，蒸饼丸如梧子大，每服四五丸或十丸，温水下。治内伤饮食，脾胃营运之气有亏，不能上升，则注为脚气，用此导引，行水化脾气也。陈氏本书未列。

② 半夏左经汤为宋·陈言《三因极一病证方论》卷三方。方用半夏、葛根、细辛、白术、茯苓、桂心、防风、炮姜、黄芩、小草、炙甘草、柴胡、麦门冬各三分。为粗末，每服四大钱，加生姜三片，大枣一枚，水煎，空腹服。治足少阳经为风寒暑湿流注，发热，腰胁痛，头疼眩晕，呕吐不食，热闷，心烦，腿痹，纵缓不随。陈氏本书未列。

③ 原为"祛风逐湿膏"，应为第二百三方追风逐湿膏，今改。

附骨疽主治方

第一百八十四方：五积散

　　　　　五积散桂芎归桔　苍半麻陈芍茯苓
　　　　　枳壳干姜并厚朴　白芷甘草共姜行

治风寒湿毒客于经络，致筋挛骨痛，或腰脚酸疼，或遍身拘急，或发热恶寒、头痛者，并宜服之。

苍术二钱　陈皮　桔梗　川芎　当归　白芍各一钱　麻黄　枳壳　桂心　干姜　厚朴各六分　白芷　半夏　甘草　茯苓各四分

姜三片，水二碗，煎八分，不拘时服。头痛恶寒者，加连须葱头三根，盖汗为效。下部加木瓜、牛膝。

【注释】此方抄自唐·蔺道人《仙授理伤续断秘方》。药物组成相同，剂量及主治略有变化。

第一百八十五方：内托羌活汤

　　　　　内托羌活汤苍柏　防桂连翘藁本芪
　　　　　归尾陈皮兼甘草　红花加上效堪推

治尻臀患痛，坚硬肿痛，两尺脉紧数，按之无力。

羌活　黄柏　防风　归尾　藁本　肉桂各一钱　黄芪一钱五分　连翘　甘草　苍术　陈皮各六分　红花五分

水、酒各一茶碗，煎八分，食前服。

【注释】方源自明·方贤《奇效良方》，抄自明·李梴《医学入门》卷七方。在主治内容上陈氏添加"按之无力"，其方药组成基本一样，仅加红花一味，剂量略有变化。

第一百八十六方：当归拈痛汤

　　　　　当归拈痛汤二术　羌活防芩泽泻苓
　　　　　升麻茵陈甘草节　人参知母要调匀

治湿热下注，腿脚生疮，赤肿作痛；或腰脚酸痛，或四肢遍身重痛，或下部顽麻作痒，或成血风[1]。

羌活　当归　防风　茵陈　苍术各一钱　苦参　升麻　白术各七分　葛根　甘草

---

[1] 血风，即疠风，病名。慢性传染性皮肤病之一。《素问·风论》："疠者，有荣气热胕，其气不清，故使其鼻柱坏而色败，皮肤溃疡，风寒客于脉而不去，名曰疠风。""血风"之名，首见于明·沈之问《解围元薮》卷一。

黄芩　知母　泽泻　猪苓　人参各五分　黄柏三分

水二碗，煎八分，食前服。

【注释】本方抄自金·张元素《医学启源》卷下。又名拈痛汤。陈氏用药剂量和主治略有不同，加黄柏。

第一百八十七方：内托芪柴汤（又名内托黄芪柴胡汤）

　　　　内托芪柴汤黄柏　羌活当归生地黄
　　　　柴胡肉桂连翘等　木瓜加上效非常

治湿热腿内近膝股患痈，或附骨疽初起肿痛，此太阴厥阴之分也。脉细而弦，按之洪缓有力。

黄芪（盐水拌炒）　当归　柴胡　木瓜　连翘各一钱　羌活　肉桂　生地黄　黄柏各五分

水、酒各一碗，煎一半，空心热服。

【注释】本方在《治病则例歌第八》中提示为"芪柴汤"，出自明·李梴《医学入门》卷七方。方名"内托芪柴汤"。药味相同，剂量有变动（其方倍加黄芪），主治及煎、服法相同。陈氏原书方剂名"内托黄芪汤"，为正名起见，今改。另朱良春先生对陈氏内托系列方剂共15首具体研究中，将此方定为代表方剂。此方与第二百十四方内托黄芪散方剂组成及功用主治有所不同。

第一百八十八方：内托酒煎汤

　　　　内托酒煎汤桂芪　柴胡连翘黄柏宜
　　　　甘草升麻大力子　煎同水酒效堪推

治寒湿发于腿外侧少阳经分患痈，或附骨疽坚硬漫肿作痛，或流至足阳明经作肿亦治之。

黄芪　当归各二钱　柴胡一钱五分　连翘　肉桂　牛蒡子各一钱　升麻　黄柏　甘草各五分

水、酒各一碗，煎一半，食前服。

【注释】本方抄自明·李梴《医学入门》卷七。剂内缺白芷一味，且升麻原为七分。主治病证略有不同。

第一百八十九方：茯苓佐经汤［原创］

　　　　茯苓佐经汤半夏　二术陈皮草葛根
　　　　藿香泽泻柴胡等　木瓜厚朴共同行

治足少阳经为四气^①所乘，以致腰腿发热疼痛，头目昏眩，呕吐不食，胸膈不利，心烦热闷等症。

茯苓　陈皮　半夏　白术　苍术各一钱　藿香　泽泻　甘草　葛根　柴胡　厚朴　木瓜各五分

水二碗，姜三片，煎八分，食前服。

第一百九十方：附子六物汤

附子六物汤甘草　防己白术桂枝苓
同水二碗姜三片　太阴足肿最消疼

治四气流注于足太阴经，骨节烦痛，四肢拘急，自汗短气，小便不利，手足或时浮肿，并皆服之。

附子　甘草各一钱　防己　白术　茯苓各八分　桂枝五分

水二碗，姜三片，煎八分，食远服。

【注释】本方抄自明·薛己《外科发挥》卷三，方药及用量相同。薛氏云："功能温阳祛湿。治风寒湿邪流注四肢，关节烦痛，四肢拘急，恶寒无汗，小便不利；也治附骨疽。"

第一百九十一方：麻黄左经汤

麻黄左经汤葛根　羌活防风苍术苓
防己甘草细辛等　桂心姜枣效通神

治风寒暑湿流注足太阳经，腰足挛痹，关节肿痛，憎寒发热，无汗恶寒或自汗恶风、头痛等症。

麻黄　葛根　羌活　防风　苍术　茯苓　防己各一钱　桂心　细辛　甘草各五分

水二碗，姜三片，枣二枚，煎八分，食前服。

【注释】本方源自南宋·陈言《三因极一病证方论》卷三，十味药各等分，为粗末，每服四钱，水煎，空腹服。明·汪机《外科理例》传抄十味药，将白术改为苍术，剂量各一钱二分。陈氏抄自《外科理例》，药物相同，用量变化如上。其传承主治适应证基本相同。

第一百九十二方：小续命汤

小续命汤芎白术　防风防己共人参
附子麻黄桂枝等　白芍黄芩甘草凭

---

① 四气，本指寒、热、温、凉四种药性。陈氏此处乃指风、寒、暑、湿四种气候。如麻黄左经汤即指明此因。

治寒湿之气中于三阳，致身不热，所患烦痛或脚转筋，或肿或不肿，或膝腿顽痹，或时缓纵不随，或遍身百节挛痛，或小肠疝气攻冲并服之。

川芎　白术　防风　人参　防己　附子（生用）麻黄（有汁去之）桂心　黄芩　白芍各一钱　甘草五分

水二碗，煎八分，入姜汁一匙和匀，食前服。又暑中三阴，所患必热，去附子，减桂枝一半。

【注释】本方源自唐·甄立言《古今录验》（已佚）方。《中医大辞典》载小续命汤为《备急千金要方》卷八方，其方有杏仁，无白术。今考唐·王焘《外台秘要》编录晋唐医家医方皆注明出处，引《古今录验》方，无杏仁有白术，陈氏抄此是应为实。

第一百九十三方：大防风汤

　　　　大防风汤术附归　参芍川芎杜仲芪
　　　　羌活牛膝并甘草　姜引加之熟地随

治三阴之气不足，风邪乘之，两膝作痛，久则膝愈大而腿愈细，因名曰鹤膝风，乃败症也。非此方不能治。又治附骨疽，皮色不变，大腿通肿，疼痛无奈，及痢后脚痛缓弱不能行，或腿膝肿痛。

人参二钱　防风　白术　附子　当归　白芍　川芎　杜仲　黄芪　羌活　牛膝　甘草　熟地各一钱

水二碗，姜三片，煎八分，食前服。

【注释】本方源自《太平惠民和剂局方》卷一。组方药味相同，陈氏重用人参。主治内容抄自《外科理例》上半部分，后半部分陈氏添加治附骨疽症情至"疼痛无奈"，共后仍为汪氏原句。

第一百九十四方：槟苏散 [原创]

　　　　槟苏散内用木瓜　香附陈皮大腹加
　　　　羌活木香姜作引　敢教风湿疾无他

治风湿流注，脚胫酸痛，或麻痹不仁，呕吐不食。

槟榔　紫苏　木瓜　香附　陈皮　大腹皮各一钱　木香三分　羌活五分

水二碗，姜三片，葱白三茎，煎一碗，空心服。

第一百九十五方：独活寄生汤

　　　　独活寄生汤茯苓　芎归防芍细辛参
　　　　桂心杜仲秦艽膝　熟地甘草共相平

治肝肾虚弱，风湿内攻，足胫缓纵或膝痹挛重。

独活二钱　茯苓　川芎　当归　防风　白芍　细辛　人参　桂心　杜仲　秦艽　牛膝　熟地　桑寄生（真者）各一钱　甘草五分

水二碗，姜三片，煎八分，食前服。

【注释】本方抄自唐·孙思邈《备急千金要方》卷八，方药相同，剂量及主治略有不同。

第一百九十六方：神应养真丹

　　　神应养真丹木瓜　当归芎芍共天麻
　　　羌活熟地菟丝子　蜜丸酒服效堪夸

治厥阴经为四气所袭，脚膝无力，左瘫右痪，半身不遂，手足顽麻，言语蹇涩，气血凝滞，遍身疼痛者并服。

当归　川芎　白芍　天麻　羌活　熟地（捣膏）　木瓜　菟丝子各等分

上为细末，入地黄膏加蜜，丸如桐子大，每服百丸，空心温酒、盐汤任下。

【注释】本方抄自南宋·陈言《三因极一病证方论》卷三。其方前六味为末炼蜜为丸，鸡子黄大，每服一丸，后两味浸酒送下。主治适应证相同。

第一百九十七方：三因胜骏丸

　　　三因胜骏膝附归　防麻枣熟木槟随
　　　麝乳戟甘羌没薢　苍蝎苁蓉故纸宜

治元气不足，真气虚弱，及诸虚被寒，湿气侵袭，手足拳挛，脚趾连脚面拘急，走注疼痛，筋脉不伸，行步不随。

附子一枚（一两之外制之）　当归　明天麻　牛膝　酸枣仁　熟地（捣膏）　防风各二两　木瓜四两　全蝎（净身）一两　麝香一钱　乳香　木香　没药　羌活　甘草（炙）各五钱　槟榔　川萆薢　肉苁蓉　破故纸　巴戟（去心）　苍术各一两

上为细末，炼蜜丸桐子大，每服七十丸，空心淡盐汤、温酒任下。病近者七日，年深者半月见效。

【按语】常服益真气、壮筋骨、黑髭须、滑皮肤，一切足弱、鹤膝风症，膝愈大而腿愈细并治。

【注释】《外科理例》三因胜骏丸，前十五味药相同，剂量有所不同，主治内容同。槟榔、川萆薢、肉苁蓉、破故纸、巴戟、苍术为陈氏另加，专对鹤膝风研制。

第一百九十八方：健步丸

　　　健步丸中用苦参　防风防己泽柴呈

羌活滑石瓜蒌等　甘草川乌肉桂评

治生平好饮，饮烧酒多，伤于脾肺，膝中无力，伸不能屈，屈不能伸，腰背腿膝沉重，行步艰难者。

苦参（酒洗）　防己（酒浸，微焙）　羌活　柴胡　滑石（炒）　瓜蒌根　甘草各五钱　防风　肉桂各三钱　泽泻一两半　川乌（泡）二钱

上为细末，酒糊为丸如桐子大，每服三十丸，空心温酒送下。

【注释】本方抄自金·李杲《兰室秘藏·自汗门》。组方药物相同，原方用川乌、苦参各一钱，肉桂五分，泽泻三钱。每服七十丸，空腹服。主治适应证相同。

第一百九十九方：大腹子散

大腹子散苏木瓜　羌荆赤芍木通加

独活桑皮并枳壳　甘草青皮效可夸

治风毒脚气上攻，寒热交作，肢节烦疼，心神壅闷。

大腹子　紫苏　木瓜　羌活　荆芥　赤芍　木通　独活　桑白皮　青皮各五分　枳壳一钱　甘草三分

水二碗，姜五片，葱白三茎，煎八分，空心服。

【注释】本方抄自明·孙一奎《赤水玄珠》卷十一。组方为前十味各一两，为粗末，每服四钱加姜葱，水煎，空腹服。陈氏另加枳壳、甘草，煎服，适应证同。

第二百方：加味败毒散

加味败毒散人参　羌独前柴芎桔梗

茯苓枳壳同甘草　木瓜苍术此为能

治足三阳经湿热、毒气流注脚踝，焮赤肿痛，寒热如疟，自汗恶风，或无汗恶寒，或恶闻饮食者。

人参　羌活　独活　前胡　柴胡　川芎　桔梗　茯苓　枳壳　甘草　木瓜　苍术各八分

水二碗，姜三片，煎八分，食前服，便秘加炒大黄。

【注释】败毒散为元·朱震亨《脉因证治》卷四方，人参、羌活、独活、川芎、柴胡、陈皮、桔梗、水煎服，治风寒湿痹。若无汗加防风；胸满去人参，加枳壳。本方抄自南宋·陈言《三因极一病证方论》卷三加味败毒散，组方药物相同各等分，共12味，陈氏将大黄调为木瓜，大黄列方外；主治内容加了"或恶闻饮食"。

【考订者按】另外，《太平惠民和剂局方》卷二之人参败毒散，又名败毒散。药10味，剂量等同，即陈氏所列前10味，《外科理例》人参败毒散即抄自《局方》。陈氏在主治内容上加了"或恶闻饮食"，体现陈氏在临诊中的细致，加之对方剂及药物的选

择比较严谨,加用木瓜,正如《本草求真》所说:"木瓜气味酸涩,既于湿热可疏,复于损耗可敛,故能于脾有补,于筋可舒,于肺可敛……"

第二百一方:千里健步散[原创]

(外用)

千里健步散奇功　细辛防风白芷同
加上草乌为细末　长安瞬息即时通

治远行两脚肿痛,若用之可行千里轻便甚妙。

细辛　防风　白芷　草乌

上等分为末,掺在鞋底内,如底干即以水微湿过,掺药着脚行走,自不吃力,再不作肿。

[考订者按]张山雷《本草正义》:"细辛,芳香最烈,故善开结气。"黄元御《长沙药解》:"(防风)行经络,逐湿淫,通关节,止疼痛,舒筋脉,伸急挛,活肢节,起瘫痪。"倪朱谟《本草经百种录》:"白芷极香,能祛风燥湿,其质又极滑润,能和利血脉……"黄宫绣《本草求真》:"草乌悍烈,仅堪外治。"作为外用的运动处方可以深入研究。

第二百二方:雷火神针

(外用)

雷火神针效罕稀　丁香蕲艾麝香随
风寒湿毒艰难病　针之患上效堪推

治风寒湿毒袭于经络为患,漫肿无头,皮色不变,筋骨疼痛,起坐艰难,不得安卧者,用此针之。

蕲艾三钱　丁香五分　麝香二分

药与蕲艾揉和,先将夹纸作筒如指粗大,用艾药叠实收用。临用以萧山纸[①]七层平放患上,将针点着一头对患向纸捺紧,待不痛方起针,病甚者再复一次,七日后,火疮大发,自取功效矣。

[考订者按]雷火神针,首载于《本草纲目》,陈氏于艾条所含药物简单,适宜外科常用。

第二百三方:追风逐湿膏[原创]

(外用)

逐湿膏中川草乌　麻藤星桂半苊图

---

① 萧山纸,即产于浙江杭州萧山的纸张。

羌辛芷术归豨莶　大黄独活共相扶

治风寒暑湿相伤，以致骨节疼痛，筋挛不能步履，或麻木湿痹等症并效。

豨莶草　麻黄　川乌　草乌　风藤　半夏　南星　羌活　蓖麻子（打碎）[1]　桂枝各三两　独活　细辛　当归　白芷　苍术　大黄各二两

以上药各切咀片，用葱汁、姜汁各二碗拌药先浸一宿。次日用香油半斤，同药入锅内慢火煎至葱、姜二汁将干不爆时，油方与药相煎渣枯为度；细绢滤清，每油一斤，下飞过炒丹十两为准备用，再将前油入锅内煎滚，以油滴水成珠不散方下黄丹，徐徐搅入，其膏已成；再下碾松香净末一斤四两，再同熬化，取下锅来，将盆顿稳，再下乳香、木香、胡椒、轻粉各末二两，白芥子细末四两，渐入搅匀，倾入钵内盛贮，渐用热汤炖化，绫缎摊贴。七日后，诸病可痊，百发百中。

附骨疽应用方

保安万灵丹（见"肿疡主治方"）

十全大补汤（见"溃疡主治方"）

小柴胡汤（见"流注应用方"）

肠痈论第二十八

夫肠痈者，皆湿热、瘀血流入小肠而成也。由来有三：男子暴急奔走，以致肠胃传送不能舒利，败血浊气壅遏而成者一也；妇人产后，体虚多卧，未经起坐；又或坐草艰难，用力太过，产后失逐败瘀，以致败血停积，肠胃结滞而成者二也；饥饱劳伤，担负重物，致伤肠胃；又或醉饱、房劳过伤精力；或生冷并进以致气血乖违，湿动痰生，多致肠胃痞塞，运化不通，气血凝滞而成者三也。

总之，初起外证发热恶寒，脉芤而数，皮毛错纵，腹急渐肿，按之急痛，大便坠重，小便涩滞若淋甚者，脐突腹胀，转侧水声，此等并见则内痈已成也。

初起未成时，小腹隐隐作痛，俨似奔豚，小便淋涩者，当大黄汤下之，瘀血去尽自安。体虚脉细不敢下者，活血散瘀汤和利之。已成腹中疼痛，胀满不食，便淋刺痛者，薏苡仁汤主之。腹濡而痛，小腹急胀，时时下脓者，毒未解也，用牡丹皮汤治之。如脓从脐出，腹胀不除，饮食减少，面白神劳，此皆气血俱虚，宜八珍汤加牡丹皮、肉桂、黄芪、五味子敛而补之。如积袭日久，因循不识此症，误作胀病治之，以致毒攻内脏，肠胃受伤；或致阴器攻烂，腐靥黑斑，色败无脓，每流污水，腹连阴痛，烦躁不止，身热口干，衾帏多臭，卧房难进者，凡犯之俱为不治证。宜斟酌之。

---

[1] 原为"荸麻子"，歌括第二句又作"荜"，应为蓖麻子，今改。

[考订者按] 肠痈，病名，出《素问·厥论》曰："少阳厥逆，机关不利……发肠痈。"

肠痈看法

初起小腹疼痛，小便不利，六脉微缓，不作寒热者轻。已成小腹肿而坚硬，小便数而不利，六脉洪数者险。已溃时时下脓，里急后重，日夜无度，疼痛不减者重。溃后脓腥臭秽，或流败水浊瘀，虚热更增不食者死。

肠痈治法

初起小腹疼痛，或软或硬，脉芤数者，瘀血也，宜下之。小腹作痛有块，大便秘涩，小便如淋者，宜和而利之。已溃时时下脓，腹痛不止，饮食无味者，宜托而补之。产妇恶露不尽，流注小肠作痛脉数者，宜和而导之。腹胀日久，脐高突出，转侧响如水声，脓内蓄急针之。

肠痈治验

（1）一男子小腹胀痛，里急后重，时时下脓，医作痢疾治之愈重，诊之脉芤而数，此小肠痈也。薏苡仁汤一服，下脓升许，随不坠重，更以牡丹皮汤①六服而安。

（2）一幼妇产后月余，腹中渐痛，肿胀如蛊；内医纷纷认为蛊病。又月余，沉重昏愦，彼家已弃不治。请予视童稚疮恙，偶言此，予讨诊之。彼时人虽昏愦不苏，诊之其脉细数有力，此内痈脓病也。彼家曰："无生之理。"予曰："腹肿上见而按之，一决其生何如？"随视肿皮，紧急光亮，脐下大热，此内痈不妨，乃万无一失之病。彼家欢悦，分付先备净桶，用滚汤半桶盖之听用。先以薏苡仁汤加酒炒大黄二钱，徐徐灌服，待腹中觉痛，搭起患者坐桶上，热气熏蒸，其脓下如涌泉，连汤与脓，约共满桶，其患即苏。更服八珍汤加牡丹皮、五味子，调理月余而安。

（3）一妇人小腹肿痛，小便如淋，诊之脉缓而芤。此得之行经时误餐生冷，又兼恼怒，肝火急驳瘀血而成内痈。脓尚未成也，以大黄汤下之，瘀血出尽而安。

（4）一妇人小产，瘀血未尽，劳动之早，小腹内外肿痛月余，大便秘燥，小便涩滞，口燥咽干，烦闷不睡。内医调理其病日重，偶见问之。予曰："恐内痈也。"请视脉数实而有力，此肠痈已成。用薏苡仁汤加大黄一服，下脓数碗，胀痛顿退；外肿坚硬不散，仍焮作痛，此欲溃脓从外泄也，以十全大补汤，三服脓胀痛而针之；更服八珍汤加牡丹皮、五味子，月余而敛。

（5）一妇人腹胀如鼓，脐突寸许，小水涩滞，转侧腹有水声，此内脓已成。用针

---

① 此处包括治验（5）、第二百六方原为"牡丹皮散"，而《肠痈论第二十八》"腹濡而痛，小腹急胀……用牡丹皮汤治之"。今考其剂型未作散剂，煎汤服用，所以还"牡丹皮汤"以正其名。

刺脐上突顶，出脓盆许；以牡丹皮汤五六剂，其脓渐少，朝以八味丸，暮以八珍汤加泽泻、牡丹皮、黄芪、破故纸服之，月余而愈矣。

肠痈主治方

第二百四方：大黄汤

大黄汤中用朴硝　丹皮白芥不相饶
加上桃仁病即消　肠痈腹痛自然调

治肠痈小腹坚硬如掌而热，按之则痛，肉色如故；或焮赤微肿，小便频数，汗出憎寒，脉紧实而有力，日浅未成脓者，宜服之。

大黄（炒）朴硝各一钱　牡丹皮　白芥子　桃仁（去皮尖）各二钱

水二碗，煎八分，食前或空心温服。

【注释】本方源自《刘涓子鬼遗方》卷三。大黄、黄芩各三两，栀子五十个，升麻二两，芒硝（冲服）一两。水煎，分三次服，快利为度。治实热痈疽，二便不通。陈氏列此方以主治肠痈为首，其他外证用大黄较为谨慎。本方抄自《外科理例》药，共五味，唯将原方瓜蒌仁易为白芥子，剂量、主治及煎服法不变。

第二百五方：活血散瘀汤（一）[原创]

活血散瘀汤赤芍　芎归苏木与丹皮
瓜蒌枳壳桃仁等　槟榔加上大黄随

治产后恶露不尽，或经后瘀血作痛，或暴急奔走，或男子杖后瘀血流注肠胃作痛，渐成内痈，及腹痛大便燥者，并宜服之。

川芎　归尾　赤芍　苏木　牡丹皮　枳壳　瓜蒌仁（去壳）桃仁（去皮尖）各一钱　槟榔六分　大黄（酒炒）二钱

水二碗，煎八分，空心服，渣再煎服。

[考订者按] 冉小峰说："活血散瘀汤治妇人内生殖器各种急性炎症，包括子宫炎症、输卵管卵巢炎、输卵管等，治法以活血化瘀为主，清热消炎为辅。"又"活血化瘀治疗炎症是中医用药特点之一，目的在于改善病灶血液循环，促进炎症病理进程正常完成，陈氏组方，用之得当，疗效甚佳"。

第二百六方：牡丹皮汤 [原创]

牡丹皮汤芍参芪　茯苓薏苡牡丹皮
甘草白芷芎归等　桃仁官桂木香宜

治肠痈腹濡而痛，以手重按则止，或时时下脓。

人参　牡丹皮　白芍　茯苓　黄芪　薏苡仁　桃仁　白芷　当归　川芎各一钱

甘草　官桂各五分　木香三分

水二碗，煎八分，食前服。

[考订者按]《金匮要略》有大黄牡丹皮汤治肠痈，"脓未成，可下之。"牡丹皮可清热，凉血，和血消瘀，陈氏针对肠痈体虚，有脓出而立方。

第二百七方：七贤散 [原创]

七贤散内参山药　萸肉丹皮熟地黄
茯苓还有黄芪辈　姜枣同煎理内伤

治肠痈溃后，疼痛淋沥不已；或精神减少，饮食无味，面色痿黄，四肢无力，自汗盗汗，睡卧不宁。

茯苓　山药　牡丹皮　山茱萸　熟地黄　人参各一钱　黄芪二钱

水二碗，煨姜二片，大枣二枚，煎八分，食前服。

[考订者按]明·王大伦《外科纂要经验良方》亦有七贤散，列方皂角针、连翘、皂角子、黄连、金银花、花粉各一两，土茯苓八两。分七剂，每剂水五碗，煎二碗半，治癞病初起即效。其组方及主治内容与陈氏七贤散迥异。

第二百八方：失笑散

失笑散用五灵丹　还有蒲黄相更随
心腹诸疼并疝痛　吞之即可乐嘻嘻

治产后心腹绞痛欲死，或血迷心窍，不省人事，及寻常腹内瘀血或积血作痛。又妇人血气为病作痛之圣药也，及治男子诸疝疼痛不已者。

五灵脂　蒲黄（俱炒）等分

上为细末，每服三钱，醋一合，调稠熬数滚，入水一碗，煎七分，食前连药服用。醋为丸，每服二钱，淡醋汤下，治前症亦妙。

【注释】本方抄自《太平惠民和剂局方》卷九。药物相同，主治内容略有不同。陈氏作散剂增为三钱，调剂用醋及煎、服法相同。

第二百九方：排脓散（二）

排脓散内用黄芪　白芷芎归山甲宜
银花再兼瓜蒌等　防风加上效堪推

治肠痈小腹胀痛，脉滑数，里急后重，时时下脓。

黄芪　当归　金银花　白芷　穿山甲　防风　川芎　瓜蒌仁各一钱

水二碗，煎八分，食前服。或为末，每服二三钱，食远蜜汤调下亦可。

【注释】《金匮要略》有排脓散，枳实、芍药、桔梗、鸡子黄，但有方无证。《张氏医通》补为"治内痈，脓从便出"。《证治准绳·疡医》卷二排脓散，当归、黄芪、金银花、白芷、穿山甲、防风、连翘、瓜蒌、甘草各一钱，若脓将尽，去穿山甲、连翘，加当归、川芎。陈氏方去掉连翘、甘草加川芎，煎、服法及主治内容基本相同。

第二百十方：瓜蒌子汤 [原创]

瓜蒌子汤薏苡仁　桃仁丹皮共此呈
产后恶露并瘀血　肠胃停来用此清

治产后恶露不尽，或经后瘀血停滞肠胃作痛，纵非是痛，服之亦效。
薏苡仁四钱　桃仁　牡丹皮　瓜蒌仁各二钱
水二碗，煎八分，食前并空心服。

第二百十一方：薏苡仁汤

薏苡仁汤功效奇　肠痈腹痛最堪医
桃仁加上瓜蒌子　白芍丹皮在后随

治肠痈腹中疼痛，或胀满不食，小便涩滞，妇人产后多有此病，纵非痈，服之尤效。
薏苡仁　瓜蒌仁各三钱　牡丹皮　桃仁（去皮尖）各二钱　白芍一钱
水二碗，煎八分，空心服。
【注释】本方源自明·薛己《外科发挥》卷四。原方前四味药物及剂量相同，增白芍。适应证抄自《外科理例》。

肠痈应用方

八珍汤　十全大补汤　香砂六君子汤（见"溃疡主治方"）

脏毒论第二十九

夫脏毒者，醇酒厚味、勤劳辛苦，蕴毒流注肛门结成肿块。其病有内外之别，虚实之殊。

发于外者，多实多热，脉数有力，肛门突肿，大便秘结，肚腹不宽，小水不利，甚者肛门肉泛如箍，孔头紧闭，此为外发，属阳易治。宜四顺清凉饮、内消沃雪汤通利大小二便；痛甚者，珍珠散、人中白散搽之；脓胀痛者针之。

发于内者，属阴虚湿热渗入肛门，内脏结肿，刺痛如锤，小便淋沥，大便虚秘，咳嗽生痰，脉数虚细，寒热往来，遇夜尤甚，此为内发，属阴难治。宜四物汤加黄柏、知母、天花粉、甘草，兼以六味地黄丸调治，候内脏脓出则安。

又有生平情性暴急，纵食膏粱，或兼补术，蕴毒结于脏腑，火热流注肛门，结而为肿，其患痛连小腹，肛门坠重，二便乖违，或泻或秘，肛门内蚀，串烂经络，污水流通大孔，无奈饮食不餐，作渴之甚，凡犯此未得见其有生。又有虚劳久嗽，痰火结肿肛门如栗者，破必成漏，沥尽气血必亡。此二症乃内伤之故，非药可疗，不可勉治也。

[考订者按] 脏毒，见《圣济总录》卷一百四十三。

脏毒顺逆看法

初起肿痛，红色光亮，疼痛有时，肛门不坠、便和者易。已成焮赤肿痛，发热不渴，小便不数，辗转自便者顺。已溃脓稠，色鲜不臭，焮肿渐消，疼痛渐减、能食者顺。溃后脓水渐止，新肉易生，不疼多痒，疮口易干者顺。

初起坚硬漫肿，内脏闭痛，小便频数，大便秘结者险。已成疼痛日甚，肿连小腹，肛门闭紧，下气不通者重。已溃臭水淋漓，疼痛不减，肿仍不消，身热唇焦者逆。

脏毒治法

初起寒热交作，大便坠痛，脉浮数者，宜用轻剂解散。已成内热口干，大便秘结，脉沉实而有力者，当下之。肛门肿痛，常欲便而下坠作痛者，导湿热兼泻邪火。肛门焮肿疼痛，小便涩滞，小腹急胀者，清肝、利小水。出脓腥臭，疼痛不减，身热者，养血、健脾胃，更兼渗湿。脓水清稀，脾胃虚弱，不能收敛者，滋肾气、急补脾胃。

脏毒治验

（1）一男子肛门肿突，红紫痛甚，以内消沃雪汤二服，大便已通数次，疼痛稍减；外肿上以珍珠散清蜜调搽，早晚二次，其肿渐消，更以凉血地黄汤而痊愈。

（2）一妇人产后用力太过，肛门坠肿，疼苦之甚。先以枳壳、紫苏煎汤熏洗，后以珍珠散加冰片、猪脊髓调搽，内以四物汤加升麻、苍术、丹皮、枳壳服之而消。

（3）一男子夏月好饮火酒，热毒流入肛门，结肿坚硬，形色紫黑，坠痛便秘。以黄连解毒汤加大黄、枳壳，二剂便通，疼痛稍止；又以四物汤合前汤数剂，其肿渐消。存坚肿粟大不收，以脏连丸服至月余而愈。

（4）一妇人肛门肿突，坚硬痛极。用攻利、解毒药俱不应，以神灯照法照之，早晚二次，其疼方减。以蟾酥锭磨浓涂之，坚硬渐腐为脓；仍服内消沃雪汤，二剂便通，疼苦减其大半。又以四物汤加黄柏、知母、厚朴、苍术，外以珍珠散加冰片、猪髓调搽，月余而平。

（5）一男子素有内痔便血，常欲脱肛。一朝肛门坠重不收，肿痛突起，光亮紫色，此湿热流注结肿。固难收入，以黄连除湿汤二剂，外用珍珠散加冰片清蜜调涂，其肿痛渐减；后以补中益气汤加生地、黄连、苍术、天花粉、牡丹皮，服之数剂，其肿痛渐减而平。

（6）一监生素性急暴，每纵膏粱，因积毒流于大肠，内如针刺，外肛不肿，常欲后重，便则秘结，诊之脉空数而无力，此真气不足，邪火有余，内脏亏损症也。后必难痊，辞不可治。后请别医，用药月余，肛门内腐，败水无禁，复请视之。予曰："决不可疗也。"脉来虚数，邪胜正也；手掌不泽，脾气败也；至夜发热，阴虚火旺；败水无禁，幽门已坏；面若涂脂，元气走散；鼻如烟煤，肺气将绝；口干舌燥，肾水已竭，犯此岂有不死之理？患者不服，强用解毒、滋阴药饵，不效而死。

脏毒主治方

第二百十二方：黄连除湿汤 [原创]

> 黄连除湿汤芩朴　苍术陈归枳壳翘
> 防风甘草硝黄等　脏毒悬痈此莫逃

治脏毒初起，湿热流注肛门，结肿疼痛，小水不利，大便秘结，身热口干，脉数有力，或里急后重。

黄连　黄芩　川芎　当归　防风　苍术　厚朴　枳壳　连翘各一钱　甘草五分　大黄　朴硝各二钱

水二碗，煎八分，空心服。

第二百十三方：凉血地黄汤（一）[原创]

> 凉血地黄汤连芍　生地芎归术地榆
> 人参花粉茯苓草　山栀加上效应孚

治脏毒已成未成、或肿不肿，肛门疼痛，大便坠重，或泄或秘，常时便血，头晕眼花，腰膝无力者。

川芎　当归　白芍　生地　白术　茯苓各一钱　黄连　地榆　人参　山栀　天花粉　甘草各五分

水二碗，煎八分，食前服。

[考订者按] 查阅《兰室秘藏·妇人门》《寿世保元》《丹溪心法附余》均列凉血地黄汤。陈氏《血箭血痣第七十》凉血地黄汤（二）亦属原创方，均与古方配制及主治内容不同。

第二百十四方：内托黄芪散 [原创]

> 内托黄芪散芍归　川芎山甲共陈皮
> 角针白术槟榔等　脏毒将成此药医

治脏毒已成，红色光亮，已欲作脓，不必内消，宜服此药溃脓。

川芎　当归　陈皮　白术　黄芪　白芍　穿山甲　角针各一钱　槟榔三分

水二碗，煎八分，食前服。

[考订者按]《医宗金鉴·外科心法要诀》卷六十四方。内托黄芪散照抄陈氏方，加肉桂五分。煎服法相同。主治方歌中云："托里诸疮用最宜。"

黄连解毒汤（见"疔疮主治方"）

治好饮法酒，纵食膏粱，积热流入大肠，致肛门结成肿痛，疼刺如锤，坚硬如石宜服。

金液戊土膏（见"脱疽主治方"）

治脏毒出于骄奢情性，惯于急暴，烈火猖狂，思不如愿，水已枯竭，火不发泄，旺而又郁，郁而又旺，以致肛门结肿，毒攻内脏，痛如芒刺，炽如火炕，臭水淋漓，生命难望，宜服此药，免生惆怅也。

珍珠散（见"下疳主治方"）

治肛门肿泛如箍，红紫急胀，坚硬痛极。本方加冰片研极细，猪脊髓调涂患上，早晚日用二次。

脏毒应用方

六味地黄丸（见"肺痈主治方"）

四顺清凉饮（见"汤泼火烧主治方"）

内消沃雪汤　神灯照法　蟾酥锭（见"肿疡主治方"）

四物汤　补中益气汤（见"溃疡主治方"）

人中白散（见"走马疳第一百十一"）

脏连丸（见"痔疮主治方"）

痔疮论第三十

夫痔者，乃素积湿热，过食炙煿，或因久坐而血脉不行，又因七情而过伤生冷，以及担轻负重，竭力远行，气血纵横，经络交错；又或酒色过度，肠胃受伤，以致浊气瘀血流注肛门，俱能发痔。此患不论老幼男妇皆然，盖有生于肛门之内，又突于肛外之傍。治分内外，各自提防。

大者若莲花、蜂窠、翻花、鸡冠、菱角、珊瑚等状；小者如樱珠、鼠尾、牛奶、鸡心、核桃、蚬肉之形。故积毒深者，其形异而顽恶；毒浅者，其形正而平常。久则崩溃成漏，新则坠肿刺疼，甚者粪从孔出，血从窍流，气血日有所伤，形容渐有所削，若不早治，终至伤人。

因常治法多用针刀、砒、硇、线坠等法，患者受之苦楚，闻此因循都不医治。予疗此症，药味数品，从火煅炼，性即纯和，百试百验，此方法由来异矣。凡疗内痔者，先用通利药汤涤脏腑，然后用唤痔散涂入肛门，片时内痔自然泛出，即用葱汤洗净，搽枯痔散，早、午、晚每日三次，次次温汤洗净搽药，轻者七日，重者十一日，其痔自然枯黑干硬。停止枯药，其时痔边裂缝流脓，换用起痔汤日洗一次，待痔落之后，换搽生肌散或凤雏膏等药生肌敛口，虚者兼服补药，其口半月自可完矣。外痔者，用消毒散煎洗，随用枯痔散照内痔搽法用之，首尾至终无异，完口百日入房乃吉。又至于穿肠久漏者，此则另有二方，亦具于后，以致深患者服之，又不用针刀、挂线，效如拾芥耳。

[考订者按] 痔疮，病名，即"痔"的俗称。痔，出《素问·生气通天论》："因而饱食，筋脉横解，肠澼为痔。"

痔疮看法

初起形如牛奶，不肿不红，无焮无痛，行走不觉者轻。已成肿痛，有时遇劳而发，或软或硬，头出黄水者轻。久如鸡冠、蜂窠、莲花、翻花等状，流脓出血不止者重。久漏窍通臀腿，脓水淋漓，疼痛不已，粪从孔出者逆。

痔疮治法

初起及已成渐渐大而便涩作痛者，宜润燥及滋阴。肛门下坠，大便出血，时或疼痛坚硬者，宜清火渗湿。紫色疼痛，大便虚秘兼作痒者，凉血祛风、疏利湿热。肿痛坚硬，后重坠刺，便去难者，外宜熏洗，内当宣利。内痔去血，登厕脱肛而难上收者，当健脾、升举中气。便前便后下血，面色痿黄，心忪耳鸣者，宜养血健脾。诸痔欲断其根，必须枯药，当完其窍，必杜房劳乃愈。

痔疮治验

（1）一男子患痔六年。每遇酒色劳役，痔则发肿，坚硬疼苦，十余日方得稍可。彼欲断其根，以枯痔散上至七日外，其痔渐黑裂缝，至十六日痔枯脱落，孔若鸡心，以生肌散逐日用之，内补养血健脾药而愈。

（2）一男子患痔，焮肿作痛，大便结燥，脉数有力。以内疏黄连汤二服，便行痛止。又以四物汤[①]加芩、连、枳壳、天花粉，数剂而消肿，更以脏连丸一料而不复发。

[①] 四物汤，一为《仙授理伤续断秘方》，当归、川芎、白芍、熟地各等分，为粗末，每服三钱，水煎，食前服。治冲任虚损，月经不调，崩中漏下，血瘕块硬，风寒内搏，恶露不下，结生瘕聚，少腹坚痛等症。一为《太平惠民和剂局方》，干生地、当归、白芍、川芎各等分，煎、服法及主治内容相同。原书未入主治方，今将四物汤编入补遗方中，列第四百三十一方。

（3）一男子患痔，凡遇劳发肿作痛，以洗痔枳壳汤熏洗，内服防风秦艽汤，数服肿痛俱减，令彼常洗前汤，每月五六次，内与六味地黄丸加黄柏、知母服之不发。

（4）一男子好饮多欲，内痔虚坠下血。以四物汤加芩、连、升麻、葛根，数服虚坠乃止。又以当归郁李仁汤二剂，痔肿亦消；更服脏连丸月余，便血亦止；又月余，兼节酒色不发。

【按语】大抵醉饱入房，经脉横解，或精气一泄，脉络必虚，酒食之毒，乘虚流结；或淫极强固精气，以致败精浊血遂传大肠；又或饮食厚味，燥湿流注俱成斯疾。所受病者燥气也，为病者湿气也。初宜泻火和血、润燥疏风，久宜养血滋阴、健脾渗湿，治之自愈。若不节酒色，不慎起居，不戒口味，破必成漏，久则穿肠串臀，秽从孔出，臭水淋漓，昼夜无禁。凡得此者，虽不伤生，每苦瘀污，可叹息哉！

（5）一男子患痔十余年，头已穿溃，未及通肠，每发疼苦。又三品一条枪插至七日，痔变黑色，疮边渐渐裂缝，至十五日脱落；以生肌凤雏膏搽至半月，敛口而平。

（6）一男子怯弱，内痔便血，面色痿黄。自服凉药、止血药不应，诊之脾脉虚而无力，此中气不足，不能统血，以补中益气汤十余服，精神顿倍，便血亦少；又以加味四君子汤兼前汤间服，月余不发。

【按语】大抵此症所致之由不同，当究其因治之，如元气有余，形黑气盛，先粪而后紫血者，更兼脉实有力，此属有余，法当凉血止血，药应自效。至若形体瘦弱，面色痿黄，先鲜血而后粪者，更兼脉虚无力，此属不足，岂可反用凉药止之，致伤脾胃。此症若不温中健脾、升举中气，其血不得归原，故药难效。远其根本也。

痔疮主治方

第二百十五方：防风秦艽汤 [原创]

　　　　防风秦艽汤芍归　芎苓草地地黄随
　　　　槟翘槐角山栀壳　白芷还兼苍术宜

治痔疮不论新久，肛门便血，坠重作疼者并效。

防风　秦艽　当归　川芎　生地　白芍　赤茯苓　连翘各一钱　槟榔　甘草　栀子　地榆　枳壳　槐角　白芷　苍术各六分

水二碗，煎八分，食前服，便秘者加大黄二钱。

[考订者按]《外科理例》秦艽防风汤，秦艽、防风、当归、白术、黄柏、陈皮、柴胡、大黄、泽泻各一钱，红花、桃仁、升麻、甘草各五分，水二碗，煎八分，空心服。治痔漏结燥，大便作痛。陈氏仅取其中四味，其他十二味别具匠心，大黄仅为便秘另加，列方强调"痔疮不论新久"通用。

第二百十六方：提肛散

　　　　　提肛散内用芎归　参术芪陈甘草随
　　　　　升麻柴芩并白芷　加上黄连效可奇

治气虚肛门下坠，及脱肛、便血、脾胃虚弱等症。

川芎　归身　白术　人参　黄芪　陈皮　甘草各一钱　升麻　柴胡　条芩　黄连　白芷各五分

水二碗，煎八分，食远服，渣再煎服。

【注释】本方抄自明·方谷《医林绳墨》卷八。方药、剂量及适应证均相同。冉小峰曰："此方是以补气为主，消炎为辅的综合疗法处方，主治气虚脱肛兼有轻度炎症者。"

第二百十七方：加味四君子汤

　　　　　加味四君子汤术　茯苓扁豆与人参
　　　　　黄芪甘草姜枣等　痔疮脾倦效如神

治痔疮、痔漏，下血不止，面色痿黄，心松耳鸣，脚弱气乏，及一切脾虚口淡，食不知味；又治中气虚，不能摄血，致便血不禁者并效。

人参　白术　茯苓　白扁豆　黄芪（炙）　甘草（炙）各一钱

水二碗，姜一片，枣二枚，煎八分，食前服。

【注释】本方源自《太平惠民和剂局方》卷三，加白扁豆、黄芪，故名加味四君子汤。主治对症略有不同。陈氏照抄《外科理例》，其中"研末滚白汤点服"（所谓"点服"，意即细慢地饮服）句改为加姜、枣，煎八分，"点服"改为食前服。

第二百十八方：当归郁李汤

　　　　　当归郁李汤生地　大黄泽泻共秦艽
　　　　　麻仁枳实并苍术　皂子相兼用莫逃

治痔大便结燥，大肠下坠出血，苦痛不能忍者。

当归　郁李仁　泽泻　生地黄　大黄　枳实　苍术　秦艽各一钱　麻子仁（研）一钱五分　皂角一钱

水二碗，煎八分，空心服。

【注释】本方抄自《外科理例》当归郁李仁汤，将原方"治痔漏"改为"治痔大便结燥"，此乃临床体验也。

第二百十九方：芎归汤（一）

　　　　　芎归汤内用芎归　失血虚羸大得宜
　　　　　妇人产后虚烦热　煎尝顷刻脱藩篱

治便血或失血过多，兼妇人产后血虚烦热，头眩昏晕、盗汗等症并效。

川芎三钱　当归（酒拌）五钱

水二碗，煎八分，食前服，自汗手足冷者加人参二钱。

【注释】本方抄自《外科理例》方药剂量相同，原主治证仅记为"治便血，或失血过多，眩晕"，服法为"煎六分，食后服"。陈氏根据临床实践有所拓展。卷四第二百九十二方芎归汤（二）属陈氏创制，作为煎汤浴洗外用。

第二百二十方：三黄二地汤 [原创]

　　　　三黄二地汤苍术　厚朴陈皮白术归
　　　　人参防风兼甘草　地榆泽泻共乌梅

治肠风诸痔，便血不止；及面色痿黄，四肢无力。

生地黄　熟地各一钱半　苍术　厚朴　陈皮　黄连　黄柏　黄芩　归身　白术　人参各一钱　甘草　防风　泽泻　地榆各六分　乌梅二个

水二碗，煎八分，食前服。

第二百二十一方：粟壳散 [原创]

　　　　粟壳散内用归芪　生熟地黄苍柏宜
　　　　参芩厚朴陈皮草　荷蒂艽升地骨皮

治诸痔作疼及肠风下血，诸药不止者，宜服之。

粟壳（温汤泡去内穰，去蒂切丝，蜜水拌炒）二钱　当归　陈皮　秦艽　黄芪　生地黄　熟地各一钱　黄柏　黄芩　人参　苍术　厚朴　升麻各六分　荷叶蒂七个　甘草五分　地骨皮一钱二分

水二碗，煎八分，食前服。或为细末，每服二钱，空心温酒调服。

第二百二十二方：洗痔枳壳汤 [原创]

（外用）

　　　　洗痔枳壳汤蠲痛　癞虾蟆草相成共
　　　　用此煎汤洗痔疮　诸般疼苦随时送

治痔疮肿痛，肛门下坠，毋论新久，洗之肿自消。

枳壳二两　癞虾蟆草（一名荔枝草，四季常有，面青背白，麻纹垒垒者是）二两

河水三瓢，同上二味煎数滚，先熏后洗，良久汤留再热熏洗，甚者三次即消。洗净当搽后药。

第二百二十三方：五倍子散［原创］

（外用）

　　　　　五倍子散虾蟆草　加上轻粉冰片好
　　　　　痔疮肿痛及坠疼　用之掺上如同扫

治诸痔举发，坚硬疼痛难忍，或脏毒，肛门泛出肿硬不收亦效。

五倍子大者，敲一小孔，用阴干癞虾蟆草[①]揉碎填塞五倍子内，用纸塞孔，湿纸包煨，片时许取出待冷；去纸碾为细末，每一钱加轻粉三钱，冰片五厘，共研极细，待前汤洗后，用此干搽痔上。即睡勿动，其肿痛即除。

【按语】凡外痔用二方搽洗，亦可除根，永不再发，极效极效。

第二百二十四方：田螺水

（外用）

　　　　　田螺水治痔疮疼　冰片加之效罕闻
　　　　　脱肛诸痔虽难愈　将来一扫效如神

治痔疮坚硬作痛，及脱肛肿泛不收者并用之。

以大田螺一枚，用大冰片五厘研末，用尖刀挑起螺盖，将冰片入内，平放片时，待螺渗出浆水，用鸡翎蘸搽患上，勤勤扫之，其肿痛自然消散。

【注释】本方出明·李时珍《本草纲目》，具体制作和使用较《纲目》详细。

第二百二十五方：唤痔散［原创］

（外用）

　　　　　唤痔散上刺猬皮　草乌盐麝共能医
　　　　　枯矾冰片同研末　津唾调搽痔出齐

凡医内痔不得出，用此药填入肛门，其痔即出。

草乌（生用）一钱　刺猬皮（一钱，烧存性）　枯矾五钱　食盐（炒）三钱　麝香五分　冰片二分

上碾细末，先用温汤洗净肛门，随用津唾调药三钱，填入肛门，片时痔即当出，去药上护痔膏。

第二百二十六方：护痔膏［原创］

（外用）

　　　　　护痔膏中用石膏　黄连冰片麝香饶

---

① 　癞虾蟆草，《本草纲目》称荔枝草，基原为唇形科植物雪见草全草。

还加白及同为末　蛋白相调效岂逃

用唤痔散痔出之后，先用此药围护四边好肉。

白及　石膏　黄连各三钱　冰片　麝香各二分

共碾细末，鸡蛋清调成膏，护住四边好肉，方上枯痔散。

第二百二十七方：枯痔散［原创］

（外用）

枯痔散内用白矾　蟾酥轻粉共砒良

再加童子天灵盖　枯痔方中效岂凡

凡痔疮泛出，即用此药涂之。年浅者五七日，年深者八九日，待痔干黑后，不用此药，每日用落痔汤洗之。

白矾二两　蟾酥二钱　轻粉四钱　砒霜一两　天灵盖四钱（用清泉水浸，以天灵盖煅红，水内浸煅七次）

共研极细末，入小新铁锅内，上用粗磁碗密盖，盐泥封固；炭火煅至二炷京香，待冷取开，将药研末搽痔上，每日辰、午、申三时用温汤洗净，上药三次。上至七八日，其痔枯黑坚硬，住药裂缝，待其自落，换洗起痔汤。

［考订者按］天灵盖，出宋《开宝本草》，即脑盖骨、头颅骨。唐·陈藏器曰："凡用弥腐烂者乃佳。"清·徐大椿批曰："此药伤天和，不可用，去之换他药。"

第二百二十八方：起痔汤［原创］（又名落痔汤）

（外用）

起痔汤中芩柏连　大黄荆芥苦参前

防风甘草山栀等　朴硝槐角共相煎

治诸痔上枯药之后，黑色坚硬裂缝，宜此药洗。

黄连　黄柏　黄芩　大黄　防风　荆芥　栀子　槐角　苦参　甘草各一两　朴硝五钱

上药分作三次，用水煎洗，待痔落之后，换搽生肌散。

［考订者按］清·张璐《张氏医通》卷十四方落痔汤用陈实功起痔汤，方药同，用法亦一样，但云："如痔旁肉不赤肿，不用此药。"供参考。

第二百二十九方：生肌散（一）［原创］

（外用）

生肌散乳香没药　海螵蛸龙骨黄丹

赤石脂轻粉熊胆　珍麝竭冰片须参

治痔上枯药之后脱落、孔窍不收者，宜用此掺。

乳香　没药各一两　海螵蛸（水煮）五钱　黄丹（飞炒）四钱　赤石脂（煅）七钱　龙骨（煅）四钱　血竭三钱　熊胆四钱　轻粉五钱　冰片一钱　麝香八分　珍珠（煅）二钱

共研极细末，磁罐收贮，早晚日掺二次，盖膏渐敛而平。

[考订者按] 清·张璐《张氏医通》卷十四方生肌散应用《外科正宗》此方内容相同。陈氏于"多骨疽主治方"另拟一生肌散（二），亦外用方，矿物质药物占多，可见陈氏外科用药的思路开阔。

第二百三十方：洗痔肿痛方 [原创]

（外用）

洗痔肿痛方朴硝　鱼腥苦楝不相饶
还有瓦花马齿苋　煎汤熏洗痔疼消

鱼腥草　苦楝根　朴硝　马齿苋　瓦楞花各一两
水十碗，煎七八碗，先熏后洗，诸痔肿痛可消。

人中白散（见"走马疳第一百十一"）

治诸痔肿痛坚硬、坠重脱肛等症。先用温汤洗净，随后掺药患上，即卧勿动，其肿痛渐减，此药常有便于痔，故附录而用之。

三品一条枪（见"瘰疬主治方"）

治十八种痔漏。凡用药线插入痔孔内，早晚二次，初时每次插药三条，四日后每次插药五六条，上至七八日，药力满足，痔变紫黑，方住插药；候痔四边裂缝流脓，至十四日期满痔落，用甘草汤洗净，换掺凤雏膏或玉红膏，俱可生肌收敛。虚弱者兼服养血健脾之药，最为稳当。

【按语】大抵医人能取痔者，皆此方也，不可轻其药而弃之。

第二百三十一方：生肌凤雏膏 [原创]

（外用）

生肌鸡卵凤雏膏　乳香轻粉不相饶
血竭再加白龙骨　生肌长肉发生苗

用鸡蛋煮熟，去白用黄，十余个铜勺内熬油，倾入盏内，约油三钱加轻粉细末一钱，乳香、血竭、龙骨各研末五分，共入油内和匀，每日早、午、晚鸡翎蘸涂患孔内，膏盖避风，深者半月，可以完口。

第二百三十二方：煮线方 [原创]

（外用）

煮线方中用壁钱　芫花二味共相煎
白丝扣线将同煮　诸痔瘿瘤用此蠲

治诸痔及五瘿六瘤，凡蒂小而头面大者，宜用此线系其患根自效。

芫花五钱　壁钱①二钱

用白色细扣线三钱，同上二味用水一碗盛贮小磁罐内，慢火煮到汤干为度，取线阴干，凡遇前患，用线一根，患大者二根，双扣系于根蒂，两头留线，日渐紧之，其患自然紫黑、冰冷不热为度。轻者七日，重者十五日后必枯落，后用珍珠散收口至妙。

第二百三十三方：脏连丸

脏连丸本是黄连　猪肠将来灌煮煎
同捣为丸温酒服　敢教诸痔不缠绵

治痔无论新久，但举发便血作痛，肛门坠重者。黄连净末八两，用公猪大肠尽头一段，长一尺二寸，温汤洗净，将连末灌入肠内，两头以线扎紧，用时酒二斤半，砂锅内煮，酒将干为度；取起肠药，共捣如泥。如药烂，再晒一时许，复捣丸如桐子大，每服七十丸，空心温酒送下，久服除根。

【注释】此方仿宋·杨士瀛《仁斋直指方论》卷二十三猪脏丸方。其制法为黄连（剉碎）二两，猪（即猪大肠，去肥）二尺。用黄连塞满猪肠，扎两头，煮烂，糕糊为丸梧桐子大，每服三十至五十丸，食前米饮送下。治大便下血，日久多食易饥，腹不痛，里不急。

第二百三十四方：胡连追毒丸 [原创]

胡连追毒丸来异　痔漏通肠效罕稀
麝香刺猬皮丸服　排尽瘀脓换好肌

治痔漏不拘远年近日，有瘘通肠，粪水从孔出者。先用此丸追尽脓毒，服后丸药自然取效最稳。

胡黄连一两（切片，姜汁拌炒）　刺猬皮一两（炙，切片再炒黄为末）　麝香二分

软饭为丸麻子大，每服一钱，食前酒下，服药后脓水反多，是药力到也，勿惧之。

第二百三十五方：胡连闭管丸 [原创]

胡连闭管丸窥易　得此之功难上难
决明山甲槐花等　服下忧容换笑颜

---

① 壁钱出《本草拾遗》。药用壁钱科动物壁钱的全虫。主治鼻衄，痔疮下血，金疮出血。

胡黄连（净末）一两　穿山甲（麻油内煮黄色）　石决明（煅）　槐花（微炒，各末）五钱

炼蜜丸如麻子大，每服一钱，空心清米汤送下，早晚日进二服，至重者四十日而愈。此方不用针刀、挂线，不受苦楚，诚起瘤疾之良方也。如漏之四边有硬肉突起者，加蚕茧（一作僵蚕）二十个，炒末和入药中，此及遍身诸漏皆效。

归脾汤

本书补遗方新增，可参阅。实验研究："促进休克期肠管收缩运动的恢复，改善消化道症状，使呼吸加强加快，血糖上升，助于抗休克。"（《中医大辞典》）

痔疮应用方

内疏黄连汤（见"肿疡主治方"）
补中益气汤　四物汤（见"溃疡主治方"）
六味地黄丸（见"肺痈主治方"）

下疳论第三十一

下疳者，邪淫欲火郁滞而成。其来有三：一由男子欲念萌动，阳物兴举，淫火猖狂而未经发泄者，以致败精浊血流滞中途，结而为肿者一也；二由妇人阴器瘀精浊气未净，即与交媾，以致淫精传袭而成者二也；三由房术热药，兴阳助火，煽动阴精，以致火郁未发而成者三也。男子萌念火郁之症，初起先必涩淋，小便溺痛，次流黄浊败精，阳物渐损，甚则肿痛腐烂，法当疏利肝肾邪火，如八正散、清肝导滞汤之类是也。妇人阴器不洁，初起先从皮肿光亮，甚如水晶，皮破流水，肿痛日生，痒麻时发，治当解毒消风，如龙胆泻肝汤兼平胃散①合而用之。男妇房术所伤，蕴毒所致，初起阳物痒痛，坚硬紫色，疙瘩渐生，腐烂渐作，血水淋漓，不时兴举，治当泻火解毒，如黄连解毒汤、芦荟丸之类是也。外以银粉散、珍珠散、人中白散选用。又有先发时疮，误用熏条擦药结毒于此者，详注结毒门，不在此类推之。

[考订者按]下疳，病名，见《外科正宗》，又名疳疮。

下疳看法

初起不红不肿，睡不举阳，玉茎微损，小水自利者轻。已成微热微肿，皮色光

---

① 平胃散，出《太平惠民和剂局方》，由陈皮、厚朴、甘草、苍术组成。功能燥湿运脾，行气和胃。冉雪峰认为："方名平胃，实为理脾，用于寒湿痰饮，痞满郁滞各症为宜。设胃阴较伤，津液不濡，未可混投。"陈氏此处提及平胃散，有治验（1）可供临床参考。

亮，小便赤色，更兼白浊者平。已损肉色红活，焮无坚肿，小便不疼，大便不秘者可。初起小便淋漓，次损阳物，坚硬作痛，腐烂渐开者险。已成腐溃内攻，伤损玉茎，色紫无脓，疼如针刺者重。

下疳治法

初起肿痛发热，小水涩滞，肝经湿热也，宜泻肝渗湿。肿痛坚硬，焮发寒热，口燥咽干，大便秘者，通利二便。玉茎肿痛，小便如淋，自汗盗汗，时或尿血，清心滋肾。茎窍作痒，时出白浊，发热口干、津液少者，益肾清心。溃后肿痛，小便赤涩，日则安静，夜则疼甚，滋阴泻火。溃烂不已，肿痛又作，疼痛日深，秽气不回，清肝解毒。

下疳治验

（1）一童子十五岁，玉茎肿痛，外皮浮肿，比常粗大一倍。他医治之以解毒清肝等药，愈肿愈痛。予视之，亦用泻火清热渗湿等剂，俱不见效，诊之脉细数而无力，此中气不足，脾经湿水乘虚流注、停聚不散，当行从治[①]法也。以四物汤合平胃散加木香、熟附子、人参各五分，一服肿痛顿退，又四五服而全消。

（2）一男子肿痛发寒热，以荆防败毒散二服而退。又以龙胆泻肝汤，肿痛亦减；用四物加黄柏、知母而消。

（3）一男子年四十，色欲过度，小便涩痛，出如白浆，结冻成块，此肾伤湿热为患。朝以加减八味丸，午用八珍汤加山萸、牡丹皮、黄柏、知母，服之月余而涩肿亦退，小便渐清，但窍中常有滑精，不时渗出，久致腰弯脚膝无力。偶以三因胜骏丸，服至月余，前症悉愈。

（4）一男子茎头腐烂，小水涩痛。外以珍珠散。内服木通汤，四服涩痛亦止。更服四物汤加黄柏、花粉而痊。

（5）一男子初婚玉茎伤损，出血疼甚。先以葱汤浸洗良久，随用珍珠散加冰片掺之，腐皮渐干，痛亦渐止；内服四物汤加木通、山栀，四服其肿痛渐止而愈。

（6）一男子皮肿光亮，发热疼甚。外敷如意金黄散，内服龙胆泻肝汤加大黄，便痛稍愈，去大黄又服而消。

下疳主治方

第二百三十六方：清肝导滞汤 [原创]

清肝导滞汤瞿麦　滑石甘草并萹蓄

[①] 从治，《素问·至真要大论》："逆者正治，从者反治。"从治是相从于疾病之假象而治，故从治就是反治。（《中医大辞典》）

大便秘之加大黄　灯心为引空心服

治肝经湿热，玉茎肿痛，小水涩滞作疼者服之。

萹蓄四钱　瞿麦三钱　滑石二钱　甘草一钱　大黄二钱（便秘加）

水二碗，灯心二十根，煎八分，空心服。

[考订者按] 本方引用《局方》八正散中5味药组方，本应不属原创。但是，陈氏针对下疳其病主因及两项主症，倍用萹蓄、瞿麦，列为首选主治方，颇具创见。

第二百三十七方：龙胆泻肝汤

龙胆泻肝汤地黄　车前泽泻麦冬当
黄芩栀子甘草等　湿用黄连秘大黄

治肝经湿热，玉茎患疮，或便毒、悬痈，小便赤涩，或久溃烂不愈。又治阴囊肿痛，红热甚者并效。

龙胆草　连翘　生地黄　泽泻各一钱　车前子　木通　归尾　山栀　甘草　黄连　黄芩各五分　大黄二钱（便秘加）

水二碗，煎八分，食前服。

【注释】本方源自金·李杲《兰室秘藏·阴痿阴汗门》。其方组成为龙胆草、生地黄、当归各三分，柴胡、泽泻各一钱，车前子、木通各五分，为粗末，水煎，空腹服。主治肝经湿热，阴肿阴痒，小便赤涩，遗精白浊。陈氏组方有加减，但主治基本不离其宗。

第二百三十八方：清肝渗湿汤（三）[原创]

清肝渗湿汤二术　苓朴昆陈粉木通
山栀泽泻川芎等　当归甘草木香同

治阴囊玉茎湿肿如猪肚，小水不利，坠重作痛。

苍术　白术　茯苓　山栀　厚朴　泽泻　陈皮　木通　天花粉　昆布各一钱　甘草五分　木香三分　川芎　当归各六分

水二碗，煎八分，空心服。作热红色加黄连、龙胆草各七分。

[考订者按] 陈氏于治囊痈（第二百五十一方）、阴疮（第二百八十七方）亦分别创制清肝渗湿汤，辨证施治用药之精细可见一斑。

第二百三十九方：清心莲子饮

清心莲子饮黄芪　赤茯人参地骨皮
黄芩甘草并泽泻　麦冬加上效堪提

治心经蕴热，小便赤涩，玉茎肿痛，或茎窍作疼；及上盛下虚，心火炎上，口苦咽干，烦躁作渴。

治虚阳口干，小便白浊，夜则安静，昼则发热者。

石莲肉　黄芪　黄芩　赤茯苓　人参各一钱　炙甘草　泽泻　麦门冬　地骨皮各五分

水二碗，煎八分，空心并食前服。

【注释】本方抄自《太平惠民和剂局方》卷五。与原方剂量略有不同，且减去车前子，功效基本相同。

第二百四十方：八正散

　　　　八正散中用木通　车前瞿麦大黄同
　　　　萹蓄山栀并滑石　加之甘草效无穷

治肝经积热，小便淋闭不通，及一切淋病俱效。

大黄　车前子　瞿麦　萹蓄　山栀　木通　甘草各一钱　滑石二钱

水二碗，煎八分，食前服。

【注释】本方抄自《太平惠民和剂局方》卷六。组方药物完全相同。《局方》药物各一斤，为粗末，每服二钱，加灯心，水煎，食后、临卧服。治心经邪热，一切蕴毒，口干咽燥，大渴引饮，心忪面热，烦躁不宁，目赤睛疼，唇焦鼻衄，口舌生疮，咽喉肿痛，小便赤涩，或癃闭不通，热淋血淋等症。

第二百四十一方：解毒木通汤 [原创]

　　　　解毒木通汤柏连　胆草山栀芦荟全
　　　　瞿麦滑石并甘草　还用灯心作引煎

治男妇房术热药所伤，致玉茎、阴户痒痛，小水涩滞，白浊滑精，至夜阳物兴举不得眠者服之。

木通　黄连　龙胆草　瞿麦　滑石　山栀　黄柏　知母各一钱　芦荟　甘草各五分

水二碗，灯心二十根，煎二分，食前服。

第二百四十二方：芦荟丸

　　　　芦荟丸中用二连　芜荑鹤虱共雷丸
　　　　青皮麝木香同等　饼糊丸来共此全

治下疳溃烂作痛。又治妇人阴蚀疮作痒，及小儿疳积发热[①]，口鼻生疮，牙龈蚀烂等症。

---

① 《外科理例》原载为"小儿肝积发热"。肝积乃古病名，非小儿之症。传抄有误，今改。

胡黄连　黄连　芦荟　白芜荑　青皮　白雷丸　鹤虱草各一两　麝香一钱　木香三钱

上为末，蒸饼糊丸如麻子大，每服一钱，空心粳米汤送下。

【注释】本方抄自明·汪机《外科理例》，方药组成、剂量及主治完全相同。陈氏《耳病第八十五》主治方有聪耳芦荟丸（列三百八十一方），组方有创意。

第二百四十三方：银粉散［原创］

（外用）

　　　　银粉散效真罕稀　锡炒朱砂效不微
　　　　轻粉水银并煅粉　下疳结毒敢相违

治下疳毋论新久，但腐烂作痛及杨梅疮熏后结毒，玉茎腐烂，或阳物半伤半全者，并宜用之。

好锡六钱化开，下朱砂末二钱搅炒，砂枯去砂，留锡再化开，投水银一两，和匀倾出听用，杭粉一两研细，铺夹纸平山上，卷成一条，一头点火，煨至纸尽为度；吹去灰用粉同煎末，锡加真轻粉一两，共成一家研细。凡遇前患，先用甘草汤淋洗，挹干随用此药掺上，止痛生肌、收敛极妙。

第二百四十四方：珍珠散［原创］

（外用）

　　　　珍珠散效实堪夸　轻粉还兼缸子花
　　　　诸肿诸疮诸痛疾　用之一掺自无他

治下疳皮损腐烂，痛极难忍；及诸疮新肉已满，不能生皮。又汤泼火烧，皮损肉烂，疼痛不止者。

青缸花五分（如无，用头刀靛花双国花虚色翠者代之，终不及缸花为妙）　珍珠一钱（不论大小以新白为上，入豆腐内煮数滚，研为极细无声方用）　真轻粉一两

上三味，其研千转，细如飞面，方入罐收。凡下疳初起皮损，搽之即愈。腐烂疼痛者，甘草汤洗净。猪脊髓调搽；如诸疮不生皮者，用此干掺即可生皮。又妇人阴蚀疮或新嫁内伤痛甚者，亦可此搽极效。汤泼火烧痛甚者，用玉红膏调搽之。

［考订者按］《医宗金鉴·外科心法要诀》月白珍珠散，其主治内容、药物剂量及用法与此方基本相同。

第二百四十五方：疳疮简便方［原创］

（外用）

用油透罗缎旧帽檐烧灰，杭粉瓦上煅黄色各等分，共研极细，磁罐收贮。先用红

枣十五个、甘草三钱，煎汤温洗患上，挹干搽药即效。

加味太乙膏（见"肿疡主治方"）

治玉茎皮损疼痛不止者，用此贴之，其疼即止。

下疳应用方

四物汤　加减八味丸　八珍汤（见"溃疡主治方"）
三因胜骏丸（见"附骨疽主治方"）

鱼口便毒论第三十二

夫鱼便者，左为鱼口，右为便毒。总皆精血交错，生于两胯合缝之间结肿是也。近之生于小腹之下、阴毛之傍结肿，名曰横痃，又名外疝是也。得之入房忍精，强固不泄，或欲念已萌，停而不遂，以致精血走动凝滞结而为肿。治当散滞行瘀、通利大小二便，九龙丹、山甲内消散是也。七日以后，服之根本坚固，恐其作脓，宜用火针法刺之亦妙；已出脓者，十全大补汤服之，庶易收敛。迟则恐生别症难愈。

［考订者按］鱼口、便毒，病名，见《外科正宗》，其痈疽图形（图一七）有误，应据此论"左为鱼口，右为便毒"。

鱼口便毒看法

初起结肿，不红微热，行走稍便，无寒热交作者为轻。已成红赤肿痛，发热焮痛，举动艰辛，至夜尤甚者易。已溃脓稠，肉色红活，肿消痛止，新肉易生、作痒者顺。初起结肿，坚硬如石，牵强刺疼，起坐不便、寒热者重。已溃腐烂，肿痛不减，脓水清稀，孔深口大不敛者险。

鱼口便毒治法

初起漫漫，结肿疼痛，两胯牵强，身发寒热，宜散表邪。已成坚硬，发热疼痛，内热口干，大小便秘，宜通利之。发散疏利之后，肿痛仍作，欲其作脓，宜用托里消毒。焮肿发热，疼痛日久，急胀苦甚，内脓已成，宜急开之。已溃之后，脓水不干，新肉生迟不敛，健脾胃、补气血。

鱼口便毒治验

（1）一男子左胯肿痛，身发寒热，脉弦而数。以人参败毒散（即第二百方加味败毒散）一剂，表症悉退，次以山甲内消散二剂而痊消。

（2）一男子横痃，肿痛坚硬，二便涩滞，以九龙丹一服，通利大便，肿痛稍减；间日又用一服，二便通利而消。

（3）一男子患此十余日，形势已成，肿痛日甚，因公事急出，不能行走。以火针法针之，出紫血盅许。外用膏贴拔出微脓，服托里消毒散而便可行，亦且速愈。

（4）一男子溃而口大不敛，此先泄药之过也。以十全大补汤加泽泻、丹皮十余剂，外搽玉红膏月余而敛。

（5）一男子先出疳疮，久而不愈，后发横痃，十余日始生肿痛。予欲托里溃脓以泄毒气，彼欲内消，自服槐花酒、蜈蚣、全蝎等药，肿未获消，元气已损，转致筋骨疼痛，举动艰辛，仍复请治。形体瘦弱，脉虚而数，此真元受伤，邪气从之，虽当补养，后必欲发时疮方愈。彼不为信，自仍服败毒消风等药，元气愈虚，饮食不进，筋骨疼甚，彻夜不睡。又复请治。先用补中益气汤倍参、芪，六服元气稍醒；又以八珍汤加麦门冬、五味子、远志、酸枣仁、牡丹皮，十余服夜间方睡，惟疼痛不能大减，此内虚疮毒下陷，故难取效。朝以六味丸，午服十全大补汤，又十余服，遍身方发红点。此疮毒欲出，仍服前药，红点渐高，始成疮样，彼时疮毒一出，疼痛顿减，元气渐复。更服八珍汤加米仁、银花、土茯苓，服至半年，其疮方得渐渐而痊。彼悔执方治病之尤，始信因病用方之妙。

鱼口便毒主治方

第二百四十六方：山甲内消散［原创］

山甲内消散大黄　加上僵蚕甘草当
木鳖牵牛同协力　鱼口便毒自无妨

治鱼口、便毒、骑马痈、横痃等症，初起未成脓者。

当归梢　甘草节　大黄各三钱　穿山甲（炒）三大片　僵蚕　黑牵牛各一钱　土木鳖三个

水、酒各一碗，煎八分，空心服。渣再煎服，大便行三四次方吃稀粥，淡味饮食为妙。

［考订者按］冉小峰曰："山甲内消散系以穿山甲、土木鳖等活血化瘀药治疗顽固性炎症的处方，僵蚕的用法也比较少见，有进一步科研的价值。"

第二百四十七方：九龙丹［原创］

九龙丹药真堪羡　血竭儿茶乳没炼
木香巴豆等分同　鱼便横痃立消见

治鱼口、便毒、骑马痈、横痃①初起未成脓者服之。

儿茶　血竭　乳香　没药　巴豆不去油　木香

上各等分为末，生蜜调成一块，磁盒盛之，临时旋丸寒豆大，每服九丸，空心热酒一杯送下，行四五次，方吃稀粥。肿甚者，间日再用一服自消。

第二百四十八方：红花散瘀汤 [原创]

红花散瘀汤苏木　翘贝僵蚕乳决明
归尾大黄角针等　牵牛山甲酒煎行

治入房忍精强固不泄，以致瘀精浊血凝结两胯或小腹之傍结成肿痛，小水涩滞者并服之。

当归尾　皂角针　红花　苏木　僵蚕　连翘　石决明　穿山甲　乳香　贝母各一钱　大黄三钱　牵牛二钱

水、酒各一碗，煎八分，空心服，行五六次，方吃稀粥补之。

[**考订者按**] 冉小峰曰："本方用治输精管炎和前列腺炎，立法以活血化瘀为主，清热消炎为辅，兼顾通利大便，可供临床研究参考。"

第二百四十九方：黄芪内托散（一）[原创]

黄芪内托散芎归　白术银花泽泻随
花粉角针与甘草　鱼口便毒此能医

治鱼口、便毒、横痃等症，已成不得内消者服之。

川芎　当归　黄芪各二钱　白术　金银花　天花粉　皂角针各一钱　甘草　泽泻各五分

水二碗，煎八分，食前服。

生肌玉红膏（见"肿疡主治方"）

治鱼口、便毒、横痃腐溃口不合者，用此搽之效。

第二百五十方：火针法（二）[原创]

（外用）

火针之法由来异　胜如服药并奇治
将针一点破皮囊　肿消痛止随游戏

---

① 骑马痈、横痃，前者指悬痈；后者指梅毒发于腹股沟。(《中医大辞典》)

治鱼口、便毒、横痃等症，用行药[①]不得内消者。

用粗线针二条，将竹箸一头劈开，将针离分半许夹在箸头内，以线扎紧，用桐油灯盏内贮之；灯草五根，排入油内，点着用针蘸油烧红，向患顶重手刺入五六分，随出或血或脓，以膏盖贴，即得轻便，以后渐愈。虚者兼服十全大补汤完口。

鱼口便毒应用方

托里消毒散（见"肿疡主治方"）
十全大补汤　补中益气汤　八珍汤（见"溃疡主治方"）
六味地黄丸（见"肺痈主治方"）

囊痈论第三十三

夫囊痈者，乃阴虚湿热流注于囊，结而为肿。至溃后睾丸悬挂者，犹不伤人，以其毒从外发，治当补阴、清利湿热，取效者十有八九。近时人误用疝家热药，多致热甚为脓，虑难收敛。初宜龙胆泻肝汤，稍久滋阴内托散，外敷如意金黄散，俱可内消。又一种水疝，皮色光亮，无热无红，肿痛有时，内有聚水，宜用针从便处引去水气则安。如肿痛日久，内脓已成胀痛者，可即针之；内服十全大补汤加山茱萸、牡丹皮、泽泻治之，间以六味地黄丸服之亦愈。

[考订者按]囊痈，病名，见明·汪机《外科理例》卷三，又名肾囊痈。

囊痈看法

初起不红微肿，肾子引痛，不作寒热，起坐自便者轻。已成红肿发热，形色光亮，疼痛有时，饮食有味者顺。已溃脓稠，肿消痛止，新肉渐生，不痛作痒、收敛者吉。溃后腐烂，囊皮脱落，甚者睾丸突出，能食不痛者可。

初起坚硬紫色，日夜痛甚，小便不利，大便秘涩者重。已成坚而不溃，头腐无脓，疼痛无时，常流血水者重。溃后脓口开张，肿痛不减，身发寒热，睡卧不宁者重。

囊痈治法

初起寒热交作，肾子肿痛，疼连小腹者，宜发散寒邪。已成红肿发热，口干焮痛，小水不利，大便秘者利之；已溃疼痛不减，脓水清稀，朝寒暮热者，宜滋阴内托；

---

① 行药，魏晋南北朝士大夫喜服一种烈性药以求养生，服药后，漫步以散发药性，叫作"行药"，也叫作"行散"（服五石散，又名寒食散，故名"行散"）。唐·元稹《春病》诗："行药步墙阴。"陈氏记此仅指烈性药而已。

溃后不能收敛，日晡发热，饮食减少者，宜养血健脾；溃后睾丸悬挂不能收敛者，当外用生肌，内加补托。

囊痈治验

（1）一男子风寒未经发散，寒中肾囊，作肿痛甚。以万灵丹一服洗浴发汗，寒邪顿退；又以四物汤加泽泻、苍术、山栀、天花粉，外敷如意金黄散数次而痊消。

（2）一男子囊肿甚大，不热胀痛，按之软而即起。此湿水流注，聚而不散，以铍针导去黄水碗许，以导水消肾丸服月余而肿消。又以木香补肾丸服之不作。

（3）一男子患此十余日，肿甚胀痛，内脓已成。针之出脓碗许，以十全大补汤加泽泻、丹皮十余剂而收敛。

（4）一老年人素有疝气，因怒伤肝，举发疼痛，自服蟠葱散[①]热药，肿痛益甚，视之肾囊半边坚硬，皮损紫黑，此欲腐烂见睾丸候也。彼不为信，尚欲内消，请别医治之，内服龙胆泻肝汤，外敷四黄散[②]寒凉等药，坚硬果腐，饮食少进，虚热不睡，痛甚昏愦，又复请治。予曰："凡病有主末，治有权宜，初起以药治疝非疝也。"凡疝为患，小腹作疼，牵引肾子，多寒少热，好饮热汤。此症乃恼怒伤肝，阴虚湿热为患，其囊红肿发热，小便赤涩，内热口干，坠重作痛，此为囊痈之候。初宜清利湿热，而返用疝家热药；已成宜用补阴，况又用泻肝凉剂，此年老气血有亏，攻补机关已误，其疾岂有不致危亡者。即当养气血、固根本为主，而佐以安神定痛之药接补元气，死生在进退之间尚可转也。随以八珍汤加麦冬、五味子、远志、牡丹皮，外以甘草汤淋洗腐上，将已坏黑肉尽行剪落，其睾丸已露；数日后，其患得于补力，前症渐退，饮食渐进，外腐已尽，肾子已突大半。搽生肌玉红膏，外以膏盖，长肌渐收，调理半年外而得始安。

（5）一男子肿痛十余日，坚硬无脓，囊头肿上紫色作烂。此欲外腐，以蟾酥锭为末掺上膏盖，三日腐肉脱下，搽生肌玉红膏、加味太乙膏掩之，内服补阴滋肾药而安。

（6）一男子欲后受寒，致阴囊牵引小腹作痛，恶寒发热，诊之脉紧数而无力。以五积散一服，寒热乃退，痛亦稍止，更以八珍汤加肉桂、丹皮、泽泻，数服而愈。

囊痈主治方

第二百五十一方：清肝渗湿汤（一）[原创]

清肝渗湿汤归地　芎芍柴通泽泻芩

[①] 蟠葱散，该散剂为《太平惠民和剂局方》卷三方，其中有肉桂、炮姜等热药。
[②] 四黄散，即《仙传外科集验方》洪宝丹。天花粉、姜黄、白芷、赤芍药，为细末，茶水或酒调和，热敷患处。

山栀胆草天花粉　灯心甘草效如神

治囊痈肝经湿热结肿，小水不利，发热焮痛者。

川芎　当归　白芍　生地　柴胡　龙胆草　山栀　天花粉　黄芩各一钱　泽泻　木通　甘草各五分

水二碗，灯心二十根，煎八分，食前服。

[考订者按] 冉小峰曰："痈之发于阴囊者，名囊痈；发于睾丸者，名子痈。囊痈初起肾囊红肿，焮热疼痛，发热身寒，小便赤涩，口干饮冷。本方以龙胆泻肝汤加减，临证时可配合外用生大黄研末调敷。"

第二百五十二方：滋阴内托散 [原创]

滋阴内托散芎归　白芍还兼熟地芪
角针泽泻并山甲　囊痈日久服相宜

治囊痈已成，肿痛发热，服之有脓即可穿溃也。

当归　川芎　白芍　熟地　黄芪各一钱半　皂角针　泽泻　穿山甲各五分

水二碗，煎八分，食前服。

[考订者按] 冉小峰曰："上方清肝渗湿汤以内消为重点，此方则以排脓为重点，用药法则在于加强活血化瘀的作用，此方加川芎、皂角刺、穿山甲等比较峻烈的破血药，以利成脓快排。"

第二百五十三方：导水消肾丸 [原创]

导水消肾丸功捷　茅术牵牛与木通
更加肉桂老米等　打糊丸成建大功

治囊痈内伤生冷，外受风寒，以致寒湿侵入囊中，小者如升，大者若斗，皮肤顽厚，阳物短缩，小水不利，不痛多冷，俗称沙疝[①]是也。宜服此药引导水气，日久渐消，终身不为废疾也。此为常验。

茅山苍术一斤（米泔水浸，切片炒黄）　木通半斤　肉桂一两（刮去粗皮）　牵牛二两（微炒）　木香一两

共为细末，陈米粉打糊丸，如桐子大，每服百丸，空心白滚汤、清米汤任下。忌生冷面食，此囊虽夏月炎天，亦以衣被复之为妙。

---

① 此乃南通土话俗称"沙疝"，此"疝"字唯《康熙字典》有载，"音顾""久病也"。殆陈氏原稿写作"疝"，坊刻家因无此字，且不熟悉南通话，而刻作"疝"（音"山"，疟疾）。"沙疝"，即陈氏主治病症描述"（阴囊）小者如升，大者若斗"。笔者读中学时有一摆糖摊的中年男子端坐一旁，两腿叉开，看得出其阴囊大如球状。同学们背地里称他"沙疝佬儿"。随着国家防疫工作的加强，此病已绝迹。

第二百五十四方：灸偏坠法［原创］

（外用）

　　　　　　　偏坠灸法最多灵　晴日将来仰卧身
　　　　　　　木肾尽头为灸穴　安来七壮自然平

候取天晴人神①日，患者平身仰卧，取木肾②子根下硬根尽处，以墨点晕，用豌豆大艾炷，三年之内灸七壮，年久者灸九壮、十一壮为止。内服木香补肾丸，戒食生冷，兼忌房事百日为妙。

第二百五十五方：木香补肾丸［原创］

　　　　　　　木香补肾丸精地　枣膝蛇苁菟志归
　　　　　　　丁香茴香枸杞戟　人参青盐杜仲挥

治偏坠一名木肾。不疼不痒，渐渐而大，最为顽疾，有妨行动，多致不便，但灸后宜服此药，俱可内消。

淮庆生地四两（酒煮，捣膏）　菟丝子　肉苁蓉　黄精　黑枣肉　牛膝　蛇床子（微炒）　茯苓　远志各一两二钱　当归身二两四钱　丁香三钱　大茴香　木香各六钱　枸杞子一两五钱　巴戟　杜仲各一两　青盐五钱　人参五钱

上为细末，炼蜜丸如梧桐子大，每服六七十丸，空心温酒送下，又诸疝不常举发者，服之亦宜。

【按语】此药功效不独治疝，中年后宜服之，益寿延年，黑发、壮筋、填髓、明目、聪耳、补肾，助元阳、调饮食，其功不可尽述。妇人服之，颜如童女，肌肤莹洁如玉。又精寒血冷，久无嗣息者服之更妙。

如意金黄散（见"肿疡主治方"）

治囊痈初起，红赤肿痛，发热坠重者，用葱汤同蜜调敷。夏月湿热红甚者，温茶汤同蜜调敷妙。

囊痈应用方

万灵丹　太乙膏　生肌玉红膏（见"肿疡主治方"）
十全大补汤　四物汤（见"溃疡主治方"）
蟾酥锭（见"疔疮主治方"）

---

① 人神，古代针灸宜忌的一种说法。《黄帝虾蟆经》："神所藏行，不可犯伤。"意为人神在人体按时巡行各部，其所在部位，不宜针灸。(《中医大辞典》)
② 木肾，病名。出《丹溪心法》卷四。指睾丸肿大，坚硬麻木之病。多由下焦感受寒湿而致。另，偏坠，病证名，出《中藏经》卷二。(《中医大辞典》)

五积散（见"附骨疽主治方"）
龙胆泻肝汤（见"下疳主治方"）

悬痈论第三十四

夫悬痈者，乃三阴亏损、湿热结聚而成。此穴在于谷道之前，阴器之后，又谓海底穴也。初生状如莲子，少痒多痛，日久渐如桃李，赤肿焮痛，欲溃为脓，破后轻则成漏，重则沥尽气血变为痨瘵不起者多矣。初起时元气壮实，宜用九龙丹泻去病根；稍虚者内消沃雪汤利去湿热，亦有可消者，十中三四。如十余日后，肿势已成，不得内消，宜托里消毒散加山甲、皂角刺，服之自破。如肿高光亮，脓熟不破头者，用针急破之，秽脓一出，其患易安。如脓出之后，朝以六味地黄丸，午以十全大补汤加牡丹皮、泽泻温补滋阴。又有厚味膏粱气体壮实者，初服龙胆泻肝汤，溃服滋阴八物汤以清蕴热。体瘦房劳气血虚弱者，初服八珍汤加泽泻、制甘草①，溃后十全大补汤加牡丹皮、熟附子。脾弱者，补中益气汤以滋化源。日久成漏者，国老膏②化汤吞服琥珀蜡矾丸。首尾误服寒凉，损胃伤脾，冰凝气血，以致患孔渐开，秽脓不止者，亦定变成虚羸痨瘵，终为难愈。

[考订者按] 悬痈，病名，见明·汪机《外科理例》卷三。

悬痈看法

初起如松子，渐大若梅李，红赤肿痛，光亮发热者轻。已在高肿作痛，根脚不散，皮薄易破，脓成胀痛者易。已溃脓稠而黄，气味不臭，焮痛亦消，痛止作痒者顺。初起色紫坚硬，根脚漫肿，痛连臀膝，二便不利者重。已成肿如黄瓜，紫斑腐烂，秽水无脓，痛甚气急者难。已溃秽脓不绝，疮口开张，肉不红活，虚热食少者逆。

悬痈治法

初起寒热如疟，喜覆衣被，口干好饮热汤，宜当发散。已成焮热作痛，内热口干喜冷，大便秘涩者，微利之。日久内脓已成，不破头而胀痛者，急针之，法当补托。溃后脓水清稀，虚热不退，肿痛不消者，宜滋阴健脾。疮口不敛，饮食减少，余肿不消，新肉不生，峻补脾胃。

---

① 制甘草，原称"制甘草法"，出宋·陈自明编撰《外科精要》，治悬痈肿痛，或发寒热，不问肿溃，神效。《外科理例》有制甘草法："其法大甘草每一两切三寸许，开涧水一碗浸透，慢火炙干，仍投前水浸透，再炙再浸，以碗水干为度，到细，以无灰酒一碗，煎至七分，去渣，空心服。"陈氏也有制甘草，如悬痈治验第3例即有应用，即第二百五十七方炙粉草膏。
② 此即陈氏炙粉草膏。

悬痈治验

（1）一男子结肿四日，作痒微痛。以九龙丹一服，利五六次，其肿渐消；又以四物汤加花粉、黄柏、知母而愈。

（2）一男子患此十余日，焮肿作痛，至晚发热尤甚，又兼小水不利。以龙胆泻肝汤二服，小水稍通，微痛不止，此欲作脓，以托里消毒散加穿山甲、皂角刺、泽泻，二服而脓出，又以十全大补汤服之月余而敛。

（3）一男子患此肿甚胀痛，此内脓已成。即针之，出臭脓碗许，疼痛顿减；以十全大补汤十余服而饮食渐进，焮痛亦消，惟疮口原溃之甚，不易完合，间用制甘草吞蜡矾丸，外以附子饼灸之，调理三月而愈。

（4）一男子素有痰火，久服降下之药，致此结肿疼痛，脉细而数，此阴虚湿热流注而成，溃后必难收敛，辞不治。后果出臭脓，不禁日渐开大，发热不止，饮食不进，强以温中健脾、补托气血药，终至不应而殁。

悬痈主治方

第二百五十六方：滋阴八物汤 [原创]

　　　　滋阴八物汤生地　赤芍丹皮花粉归
　　　　甘草川芎泽泻等　灯心为引效堪推

治悬痈初起，状如莲子，红赤渐肿，悠悠作痛者。

川芎　当归　赤芍　生地　牡丹皮　天花粉　甘草节各一钱　泽泻五分　大黄（便秘加，蜜炒）一钱

水二碗，灯心二十根，煎八分，食前服。

[考订者按] 冉小峰曰："本方主治悬痈轻症，以清热解毒配合活血化瘀为治，兼用大黄、泽泻，通利大小便。"

第二百五十七方：炙粉草膏 [原创]

　　　　炙粉草膏药二般　当归甘草效常堪
　　　　制度熬膏好酒服　悬痈肿痛尽成欢

治悬痈已成，服药不得内消者服之，未成者即消，已成者即溃，既溃者即敛，此治悬痈良药也。

大粉草四两，用长流水浸透，炭火上炙干，再浸再炙，如此三度，切片，甘草三两，当归身三两，水三碗，慢火煎至稠膏，去渣再煎，稠厚为度。每日三钱，无灰好热酒一大杯，化膏空心服之最妙。

第二百五十八方：还元保真汤 [原创]

还元保真汤四物　参苓丹皮并白术
甘草黄芪枸杞同　附子肉桂泽泻入

治悬痈已溃，疮口开张，脓水淋漓，不能收敛者。

当归　川芎　白芍　熟地　白术　茯苓　人参　黄芪各一钱　牡丹皮　枸杞子各八分　甘草（炙）　熟附子各五分　肉桂　泽泻各三分

水二碗，煨姜三片，大枣二枚，煎八分，食前服。

第二百五十九方：滋阴九宝饮 [原创]

滋阴九宝饮芎归　白芍黄连生地随
花粉知母并黄柏　大黄煎服效堪提

治悬痈厚味膏粱，蕴热结肿，小水涩滞，大便秘结，内热口干，烦渴饮冷，及六脉沉实有力者服。

川芎　当归　白芍　生地　黄连　天花粉　知母　黄柏　大黄（蜜水拌炒）各二钱

水二碗，煎八分，空心服。

悬痈应用方

托里消毒散　内消沃雪汤　琥珀蜡矾丸（见"肿疡主治方"）
肾气丸（见"肺痈主治方"）
十全大补汤　八珍汤　补中益气汤　四物汤（见"溃疡主治方"）
九龙丹（见"鱼口便毒主治方"）
龙胆泻肝汤（见"下疳主治方"）
附子饼（见"附骨疽主治方"）

臀痈论第三十五

臀痈生于小腹之后，位远僻奥，气亦罕到，血亦少来，凡生此者，湿热凝滞结聚乃成。得此毒必外发，庶不内攻。初起毒从五脏蕴积者，患必有头红热，坠重如石，内必口干发热，宜内消沃雪汤通利积热，外以膏贴疮顶，四边以如意金黄金散敷之，拔出瘀脓紫血，内兼托药自愈。

常有不知，内服败毒寒剂，外敷凉药，气血冰凝，毒气不得外发，反致内攻，其疮头软陷无脓，根脚平散不痛，内热口干，烦躁谵语，痰喘气粗，恍惚不宁者，俱为不治。但此多从毒积于内，自里至表者十有八九，而从风寒暑湿自外至里者，百中一二，既出而复入里者，终为死候。

［考订者按］臀痈，病名，见明·汪机《外科理例》卷五。如前面悬痈，陈氏所述病理及治法均较详，用方亦严谨。

臀痈看法

初起有头，红赤肿痛，顶高发热，根脚高耸者，为易治。已成焮热发肿，疼痛有时，皮薄光亮，色红易脓为顺。已溃脓稠而黄，色如猪脑，肿消痛止，起坐自便者易。初起粟米形或黄泡一点，平塌作痒，根脚散漫者重。已成色紫坚硬，臀腿俱肿，小便涩滞，日久无脓者险。溃后无稠脓，顶空根软塌，手按不知疼，神昏无治法。

臀痈治法

初起恶寒体倦，喜覆衣被，脉浮紧而在表者，微散之。已成内热口干，好饮冷物，小水涩而大便秘者通之。顶高色赤，焮痛发热，疼痛有时者，宜托里更兼解毒。肿已高而作疼，脓已熟而不破，胀痛难忍，宜即针之。溃后坚硬不消，脓水不止，饮食无味者，宜补虚健脾。

臀痈治验

（1）一男子患此，四五日始生疼痛，至晚作寒，六脉浮而带数。以人参败毒散（即第二百方加味败毒散）二剂，寒热顿退，疼痛稍止；彼值公务相关欲出，乃用针点入患顶五六分，流出紫血，用蟾酥条插入膏盖，以活血散瘀汤二服，次日流出紫血，随便可行，更服托里药五六服而安。

（2）一男子患此六七日，焮痛发热，口干便燥。以托里消毒散加花粉、大黄，二服便通渴止；仍用前汤加角针、山甲，数服而脓溃；又以十全大补汤，半月而敛。

（3）一男子患此，坚硬不溃，此先寒凉之过也。以十全大补汤加角针、苍术、丹皮四剂，坚硬渐软；又以透脓散二服，脓熟针之，以前汤倍参、芪、归、术，月余而敛。

（4）一男子暑月患此，自为内毒。外用老鸦藤捣烂敷之，每日续饮凉水十余碗，如此三日，疮毒内陷，患上平塌冰冷，口噤不言，六脉虚细如丝，辞不可治，至夜而死。

又一人冬月患此，外用四黄散①凉水调敷，内服败毒凉药，毒亦内陷，烦躁口干，

---

① 四黄散，元·杨清叟《仙传外科集验方》方。正名洪宝丹，又名破血丹、柳阳散、洪宝膏、金丹、四黄散。方用天花粉三两，姜黄、白芷各一两，赤芍药二两。为细末，茶水或酒调和，热敷患处。功能清热解毒，活血消肿。治痈肿阳证，焮热红肿疼痛；亦治金疮。陈氏未列本书，但患者擅自外敷使用，为明代市售成药。

鼻㖆气急，患上平塌，原头存一空孔，无水无脓。予曰："疮毒已陷，定不可治。"复请别医，俱曰无事，予曰："臀居小腹之后，肌肉顽厚，毒既到此，必须内托为脓，溃后最易收敛；今已内外寒凉毒既内入，岂能再出。"众医强投内消解毒、定燥除烦之药，终至不应，半月而死。

臀痈主治方

第二百六十方：活血散瘀汤（二）[原创]

活血散瘀汤枳壳　芎归苏木角红花
连翘花粉防风等　大黄赤芍一齐加

治臀痈初起，红赤肿痛，坠重如石及大便秘涩。

川芎　当归　防风　赤芍　苏木　连翘　天花粉　皂角针　红花　黄芩　枳壳各一钱　大黄二钱

水二碗，煎八分，食前服。便通者，去大黄加乳香。

[考订者按] 冉小峰曰："臀痈系发于臀部者，红赤肿痛，步履难行，方药仍以清热解毒，活血化瘀为主，因臀部肌肉较厚，所以用药较一般治痈剂量为重。"本方可与第二百零五方活血散瘀汤（一）比较用药之考究。

第二百六十一方：黄芪内托散（二）[原创]

黄芪内托散堪夸　山甲芎归皂刺加
金银花与甘草节　臀痈诸肿乐无涯

治臀痈已成，服前药势定者，欲其溃脓宜服之。

黄芪二钱　当归　川芎　金银花　皂角针　穿山甲　甘草节各一钱

水二碗，煎八分，入酒一杯，食前服。

[考订者按] 陈氏《治病则例歌》有"臀痈腿病，芪柴汤下自无殃"句。指的是明·李梴《医学入门》内托芪柴汤，又名内托黄芪柴胡汤（列第一百八十七方）。黄芪、柴胡、土瓜根、羌活、连翘、肉桂、生地黄、黄柏、当归尾。酒一盏、水二盏，煎热服。治疮生腿内近膝股，或痈或附骨疽初起，肿痛势大，属足太阴经或足厥阴经者。本书未列。陈氏黄芪内托散"治臀痈已成"，临床体验"已成"之情占多，故与《医学入门》内托芪柴汤组方药物明显不同。

臀痈应用方

内消沃雪汤　如意金黄散　托里消毒散　透脓散（见"肿疡主治方"）
蟾酥条（见"疔疮主治方"）

人参败毒散[①]（见"时毒主治方"）

十全大补汤（见"溃疡主治方"）

杨梅疮论第三十六

　　夫杨梅疮者，以其形似杨梅；又名时疮，因时气乖变，邪气凑袭；又名棉花疮，自期绵绵难绝。有此三者之称，总由湿热邪火之化，但气化传染者轻，精化欲染者重。故气化乃脾肺受毒，其患先从上部见之，皮肤作痒，筋骨不疼，其形小而且干；精化乃肝肾受毒，其患先从下部见之，筋骨多疼，小水涩淋，其形大而且硬。如气化者，毒在皮肤，未经入里，宜服万灵丹洗浴发汗，解散皮肤之毒。精化者，毒在骨髓，未透肌肤，宜服九龙丹通利大小二便以泻骨中之毒，甚者二服皆可。行散之后，体实者升麻解毒汤，体弱者归灵内托散[②]。服至筋骨不疼，疮根淡白，内毒已解，方用点药，轻者半年，重则一载，始方得愈。如患者不遵此法，欲其速愈，妄用熏条、擦药、哈吸等法，往往致成后患者多矣。患者熟思之。

　　[考订者按] 杨梅疮，病名，见明·窦梦麟《疮疡经验全书》卷六。

杨梅疮看法

　　初起无头疼，筋骨不作痛，小水无涩淋，疮干细者轻。已生头面稀少，口角无疮，项下胸背虽多谷道无，可初生疮发下疳，次生鱼口，复作筋骨疼痛，疮发非祥。疮生红紫坚硬，手足多生，形如汤泼泡生，害非轻浅。

杨梅疮治法

　　初起先从涩淋，次传筋骨作疼，后发其疮，亦宜攻利。生此外无痔疮，内无筋骨作痛，时气所感者，微散之。疮从交媾不洁，乃生下疳，小水涩滞不通，当行导利。上部作痒疮多，消风清热；下部作疼痒甚，泻湿为先。红紫毒盛疮高，凉血解毒，淡白毒轻疮薄，攻利兼行。手足皮肤枯槁，鹅掌风生，柏叶、二矾煎汤熏洗即好。

　　头发眉毛脱，油风何须说，神应养真丹，早服稀疏脱。点点杨花癣，片片癞风疮，宜服换肌丸[③]，效应如同扫。

[①] 人参败毒散，《太平惠民和剂局方》卷二方，又名败毒散，本书未列。方用柴胡、甘草、桔梗、人参、川芎、茯苓、枳壳、前胡、羌活、独活各三十两。为粗末，每服二钱，加生姜、薄荷各少许，水煎，寒多热服，热多寒服，不拘时。功能益气解表，散风寒湿。陈氏于"脱疽应用方"中称人参败毒散，实指"荆防败毒散"（列第一百二十六方）。

[②] 此方应指主治方中归灵汤。

[③] 此指陈氏原创第三百七十九方祛风换肌丸。

杨梅疮治验

（1）一男子患此两月余。自服败毒凉剂不应，筋骨疼痛尚在，此表里寒凉、毒沉难出，必以辛热发之，用保安万灵丹，葱、酒煎服，洗浴盖之；先出冷汗如雨，次出热汗，疼痛减其大半，以归灵汤服至月余，疮势始定。又以萆薢汤[①]兼补中益气汤，又两月余而始痊愈。

（2）一男子小便白浊作痛，次出痄疮，发肿作烂，筋骨微痛。予曰："欲发时疮"。彼不为信，请他医以熏药照之，虽然痄疮稍愈，而筋骨更疼，头胀欲破，又复请治。其时红点满面，此火气郁遏难出，先用黄连解毒汤二服泻其火毒，次又蟾酥丸发汗，使毒透出肌表，已后红点渐渐为疮，筋骨头疼，从此渐减。以加味遗粮汤服至两月，疮始出尽，骨疼方止。又以解毒天浆散相兼服至百日，其疮始退，又百日而平。

（3）一女人，丈夫生疮所袭，筋骨至疼，遇晚寒甚，以人参败毒散四剂，其寒乃退；疼尚不止，又以万灵丹发汗二次，方出点如豆大，头面及背肉无余隙，此毒之盛也。以防风通圣散二剂，通利大小二便，去硝黄加皂角针、金银花，又十余剂，其疮渐大，小者如钱，大者若杯，气秽作烂，起坐不堪。外以石珍散[②]掺烂上结疤，又烂又掺，内服加味遗粮汤，两月余疮始渐干，轻者收敛而脱，重者又半年方得痊愈矣。

（4）一庠生患此月余，乃求速愈。予曰："此患非他恶所比，若速愈必遗毒于后日"，辞不敢治。更医对曰：半月全愈，后亦无患。因喜不胜，用水银、胆矾等药搽擦手足二心，半月内其疮果愈。随后骨疼，诸药不应，半年后，内毒方出作烂，疼不堪言，遍腿相串，并无一空；又二年腿脚曲而不直，径成痿疾终身，又兼耳聋，全不相听。

又一人嫖妓生疮，筋骨疼痛。予曰："升发方可。"彼欲内消，请他医以丸药七圆，每用一圆，置炭上燃着以口吸烟，至三圆鼻流鲜血，至夜而死。

又一妓者患此，欲其速愈，以照药熏之，三日后，吐鲜血数盆亦死。此求速愈，自取危亡者无怨。

杨梅疮主治方

第二百六十二方：加味遗粮汤 [原创]

　　　　加味遗粮汤木瓜　芎归防芪术银花
　　　　癣皮皂子灵仙等　木通甘草共参芪

治杨梅疮初起筋骨疼痛，及已成数月，延绵不已。并杨梅风毒误服轻粉，瘫痪骨

---

① 此萆薢汤系《外科理例》方，单味川萆薢（俗称王茯苓）每用二两，水煎，去渣，不拘时徐徐温服，治杨梅疮，不问新旧溃烂，筋骨作痛并效。

② 石珍散，详见《天泡第八十》主治方第三百七十三方。

疼，不能动履。

　　川芎　当归　防风　薏苡仁　木瓜　金银花　木通　白癣皮　苍术　威灵仙各一钱　甘草五分　皂荚子五个（切片微炒）　仙遗粮二两　人参（疮久气虚者加）

　　水二碗，煎八分，量病上下，食前后服。腿脚之下加牛膝一钱，病浅者一月可退，病深者百日可痊。忌牛肉、烧酒、海腥、煎炒，此疮发时多先起于下疳，若以此方预服之，可以止其不发梅疮也。

第二百六十三方：解毒天浆散（二）[原创]（又名土茯苓汤）

　　　　　　解毒天浆散角针　防风防己膝风藤
　　　　　　芎归翘粉银花草　木瓜蝉蜕薏苡仁

　　治杨梅疮不问新久，遍身溃烂及筋骨作疼者。

　　天花粉二钱　防风　防己　皂角针　蝉蜕　白癣皮　连翘　川芎　当归　风藤　木瓜　金银花　蝉蜕　薏苡仁各一钱　甘草五分　土茯苓二两　牛膝（下部加）

　　水二碗，煎八分，临服入酒一杯，量病上下服之。

　　[考订者按] 陈氏《小儿遗毒烂癞第一百七》首段叙述中有称"土茯苓汤"，即此方，乃倍用土茯苓之故。

第二百六十四方：升麻解毒汤 [原创]

　　　　　　升麻解毒汤传易　去病应知却不难
　　　　　　同煎皂刺加油服　哪怕多年结毒顽

　　治杨梅疮筋骨疼痛，久而不愈，及治远年近日流注结毒，皮肉破烂，咽喉损破者并宜服之。

　　川升麻、新鲜皂角针各四钱，上白土茯苓一斤，项之以上加白芷，咽内加桔梗，胸腹加白芍，肩背加羌活，下部加牛膝各一钱，用水八碗，煎至四碗，作四次一日服尽，每次炖热加麻油三茶匙和匀，量病上下，食前后服之。疮甚者不过十服。

　　[考订者按] 冉小峰曰："杨梅疮即梅毒，90%以上经由性交传染，病原体为梅毒螺旋体亦称苍白密螺旋体，初起皮疹为硬下疳，中期出现斑疹，间有脓疮，晚期出现'树胶肿'，多发于头面、四肢和躯干。本方治晚期梅毒，以土茯苓为治疗主药。"

第二百六十五方：归灵汤 [原创]（又名归灵内托散）

　　　　　　归灵汤中四物宜　木瓜防己白癣皮
　　　　　　米仁参术银花粉　甘草白芷牛膝随

　　治杨梅疮不论新久，但元气虚弱者，宜服此药。

　　川芎　当归　白芍　熟地　米仁　木瓜　防己　天花粉　金银花　白癣皮　人参

白术各一钱　甘草五分　威灵仙六分　牛膝（下部加）五分　土茯苓二两
水三碗，煎二碗，二次量病上下，食前后服之，渣再煎八分服。

第二百六十六方：防风必效散［原创］

防风必效散荆防　槐木翘藤癣芷当
角针木通翻白草　银花花粉木瓜南

治杨梅疮湿热太盛，疮高稠密，元气素实者服。

防风　防己　荆芥　白癣皮　连翘　槐花　苍术　皂角针　风藤　木通　白芷　天花粉　木瓜　金银花　翻白草①各一钱　甘草五分　土茯苓四两　大黄（初起加）三钱
水三碗，煎二碗，二次服。渣再煎一碗，服后饮酒一大杯，即静睡一时许更妙。

第二百六十七方：金蟾脱甲酒［原创］

治杨梅疮不拘新久轻重皆效。好酒五斤，用大虾蟆②一个浸酒封瓶口，煮香二枝，取起待次日随量之大小，以醉为度，冬夏盖暖出汗为效；存酒次日只服量之一半，酒尽疮愈。又治杨梅结毒、筋骨疼痛，诸药不效者更妙；服酒七日后，不许见风为要，忌口及房事，百日绝根矣。

第二百六十八方：翠云散［原创］

（外用）

翠云散中用铜绿　胆矾轻粉石膏加
湿用胆调干末掺　梅疮一点便生疤

治杨梅疮已服内药，根脚不红，疮势已退者用。

铜绿　胆矾各五钱　轻粉　石膏（煅）各一两
共研极细，磁罐收贮。湿疮干掺，干疮公猪胆汁调点，三日点三次，其疮自干而愈。

第二百六十九方：点药方［原创］

（外用）

点药方中用杏仁　雄黄轻粉共相称

---

① 原为蕃白草，歌括第3句为番白草，今改。翻白草属蔷薇科植物，其干燥全草有清热、镇痛、抗炎、抗病毒等功效。陈氏用于杨梅疮亦属创见。
② 《本草纲目》"虾蟆"条曰："古方多用虾蟆，近方多用蟾蜍，盖古人通称蟾为虾蟆耳。今考二物功用亦不甚远，则古人所用多是蟾蜍，且今人亦只用蟾蜍有效，而虾蟆不复入药矣。"今陈氏用"大虾蟆"浸酒，名曰："金蟾脱甲酒"，方名"金蟾"亦足证为"蟾蜍"无疑。所谓"脱甲"，即蟾蜍在浸酒后受刺激而脱去角质衣膜（此情此景给陈实功观察到，即有"脱甲"一说）。可与二百七十三方消风脱甲散参阅。笔者清晰地记得儿时庭院、田间，尤其荒野蟾蜍很多，现今因施用农药几近绝迹。

猪胆汁调疮上点　　致教三日自承平

杏仁四十九粒（去皮、尖）　雄黄一钱　轻粉二钱

先将杏仁捣细，加雄黄、轻粉细末再研匀，猪胆调点。

第二百七十方：鹅黄散（一）[原创]

（外用）

鹅黄散用真轻粉　　石膏黄柏要称准

等分为末掺烂疮　　杨梅腐痛最安稳

治杨梅疮溃烂成片，脓秽多而疼甚者宜用之。

石膏（煅）　轻粉　黄柏（炒）

以上各等分为极细末，干掺烂上，即可生疤，再烂再掺，毒尽乃愈。此解毒、止痛、收干之效药也。

杨梅疮应用方

保安万灵丹（见"肿疡主治方"）

人参败毒散　防风通圣散（见"时毒主治方"）

黄连解毒汤　蟾酥丸（见"疔疮主治方"）

补中益气汤（见"溃疡主治方"）

九龙丹（见"鱼口便毒主治方"）

神应养真丹（见"附骨疽主治方"）

祛风换肌丸（见"白屑风第八十四"）

柏叶二矾汤（见"鹅掌风第七十一"）

结毒论第三十七

结毒者，熏火收遏疮毒而沉于骨髓也。又有未经熏擦，见苗未久，服药不多，内毒未尽，便用点药收敛，郁遏毒气者，亦能致之。发则先从筋骨疼痛，日后渐渐肿起，发无定处，随便可生。发在关节中则损筋伤骨，纵愈曲直不便；发于口鼻则崩梁缺唇，虽瘥破相更形；发于咽喉者，更变声音；发于手足者，妨于行走。原来苦楚一生，毒遗数代；情关一错，祸起百端。初起筋骨冷痛，金蟾脱甲酒发汗自愈。虚弱者，芎归二术汤；头疼欲破者，天麻饼子并吹鼻碧云散；年余流串筋骨不愈者，五宝散；虚弱溃烂疼痛不敛者，十全大补汤同土茯苓煎服。初起筋骨痛甚者雷火针法。已溃腐烂，解毒紫金膏依法施治。年远毒盛者，玄武丹①兼外搽灵药；年近毒浅者，只在百日，自然可

---

① 即第二百七十八方结毒紫金丹。

愈。毋得再熏，为祸伤人耳。

以下看法治法，俱照本论。医治自有条款，未及重录。

[考订者按]结毒，病名，见《外科正宗》。

结毒治验

（1）一男子熏药之过，六年后双腿骨痛，半年始肿。以雷火针肿小者一处，肿大者三处，针之七日后，作脓腐溃，内服仙遗粮汤，两月余其疼渐止，肿亦渐消；又两月方得腐尽肌生，更十全大补汤，三月而敛。

（2）一男子玉茎患此半年，阳物已损七八。遇一方土，以熏药照之，患上流血不止，人似鬼形。予曰："毒发已伤元气，再加熏火一逼，血得热而妄行，故去盆许，此有限之物也，恐其难保。"先以四物汤兼黄连解毒汤合而服之，二剂其血乃止；更八珍汤加麦冬、五味子、黄柏、知母，十余服元气乃定。外以甘草汤浴洗患上，以银粉散搽之，如此月余，气血渐醒，红肉渐生，阳物复长大半，仍用前汤加土茯苓二两煎服，此不舍其根本，共约有四月之余，其疾乃愈。

（3）一男子患此，头疼欲破，至夜尤甚，苦楚不睡。自以解毒药治之，俱不响应。诊之寸关脉细数而无力，此虚阳之火上攻，以补中益气汤加土茯苓一两，服至三剂，其疼渐止；又十余剂，其疾全安而不再发。

（4）一男子患此，自膝以下腐烂无空，伏枕半年，内以芎归二术汤，外以甘草、白芷、归尾、葱白煎洗，三日一度，以解毒紫金膏搽之，如此三月余，渐渐而安。惟足不能步履，以史国公药酒[①]加土茯苓一斤浸煮，又服半年，其足方能步履。又一料，行步亦然如旧。

（5）一妇人患此，头疼手腕俱痛。诊之脉滑而弦，此痰毒相兼之病也。以天麻饼子服之半月，头痛痊安。又以二陈兼四物加红花、升麻、黄芩，服至月余而愈。

（6）一男子头额腐烂，外搽解毒紫金膏，内以草薢汤两月余而敛。又一人小腿患之年余，仍以前药而愈。

（7）一妇人咽间损坏半年，汤药难下几死。服结毒紫金丹，外用结毒灵药，一月内其疾痊安。

又一女人手膊、头、背肿痛六七年不溃，诸药不应，仍服前药而安。

（8）一男子咽喉腐烂。予以遗粮汤内服，外用解毒生肌药治之。彼以为缓，仍用熏药照之，口烂几死，大便纯去黑血，及遍身浮肿，饮食不进，肌破三月而死。

---

① 史国公药酒，原名史国公浸酒方，简称国公酒。《证治准绳·类方》第一册方。组方当归、虎胫骨（现用其他动物药代，如鹿角胶、狗胫骨之类）、羌活、鳖甲、萆薢、防风、秦艽、川牛膝、松节、蚕砂各二两，枸杞子五两，干茄根八两，绢包用无灰酒一斗，密封浸泡。功能祛风除湿，养血舒筋。陈氏此处用国公酒重用土茯苓浸煮施治。

结毒主治方

第二百七十一方：仙遗粮汤［原创］

　　　　仙遗粮汤荆芷防　银花花粉葛芎当
　　　　蒺藜灵仙栀膝草　芩连翘共水煎尝

治杨梅结毒，初起筋骨疼痛已破，肌肉溃烂者。

仙遗粮（即俗称土茯苓）四两　防风　荆芥　川芎　当归　天花粉　金银花　白蒺藜　薏苡仁　威灵仙各一钱　山栀　黄连　连翘　干葛　白芷　甘草　黄芩各六分　牛膝（下部加）

水三碗，煎二碗，量病上下，食前后服。渣再煎一碗，服后饮酒一杯，忌牛肉、火酒、房事等件更妙。

第二百七十二方：芎归二术汤［原创］

　　　　芎归二术汤防朴　独活参苓薏苡仁
　　　　木瓜皂刺精猪肉　草甲银通土茯苓

治杨梅结毒，已成未成，筋骨疼痛，步履艰辛，及溃后腐肉臭败，不能生肌收敛者，宜服之并效。

白术　苍术　川芎　当归　人参　茯苓　薏苡仁　皂角针　厚朴　防风　木瓜　木通　穿山甲（炒）　独活各一钱　金银花二钱　甘草　精猪肉二两　土茯苓

水三碗，煎一半，量病上下服之，渣再煎服。

第二百七十三方：消风脱甲散［原创］

　　　　消风脱甲散红花　翻白灵仙栀蜕瓜
　　　　风子薄藤银皂刺　翘通苍术草齐加

治杨梅结毒，筋骨疼痛，腐烂作臭，气血壮实者。

歌曰：
　　　　十年十五半年五　二十年来三十补
　　　　纵然臭烂不堪闻　管教逢人再不吐

翻白草　红花　甘草　威灵仙　山栀　蟾蜕[①]　连翘　皂角针　大风子肉　薄荷　风藤　金银花　冬瓜皮　木通　苍术各一钱　土茯苓四两

---

① 即蟾衣，与蟾皮不同，是蟾蜍皮肤自然脱下的角质衣膜。历代本草文献均未有载，一般情况下蟾蜍在蜕去衣膜（陈氏称"脱甲"）时即自行吞食，无人知晓。陈氏采用蟾蜕，可参阅杨梅主治方中之"金蟾脱甲酒"，经观察，大虾蟆（即蟾蜍）浸酒后有脱膜的反应，且蟾蜍在"酒醉"后无力吞食，所以称"金蟾脱甲酒"，可证当时陈氏为获取蟾衣采取"大虾蟆浸酒"的方法。此方蟾蜕应视为"金蟾脱甲酒"的副产品。蟾衣有清热、解毒、消肿止痛、镇静、利尿、抗病毒的功效。

水三碗，煎二碗，二次服用。好酒一大杯过口，渣再煎服。

[考订者按] 蟾蜍脱衣前有离群且反应迟钝，皮肤外表变湿发亮，十分钟后即开始脱衣，应及时将它放入池中，因在水中更易脱衣不受损。蟾蜍脱衣通常先从后背开裂，其次是后腿、腹部、头，最终前腿，直至将全部角质皮脱下。脱下的皮不久即自行吞食。人工采集即控制在未吞食前取出蟾衣，展开、漂洗、平摊晾干。

第二百七十四方：熏洗结毒方 [原创]
（外用）

熏洗结毒方堪效　苍术川椒共水煎
任是腐痛多彻骨　将来一洗即时蠲

苍术一两，点红川椒三钱，水五碗，煎至四碗，入罐内；将患上对罐口以热气熏之，半热倾药盆内淋洗患上，以洁净布挹干，搽解毒紫金膏。

第二百七十五方：解毒紫金膏 [原创]
（外用）

解毒紫金膏最易　取功奏效识应难
矾红只与松香等　去腐生新解笑颜

治杨梅结毒，腐烂作臭，脓水淋漓，诸药不效者。细块矾红，明净松香各一斤，共碾极细末，麻油调稠；先将患上用前汤熏洗洁净，搽上此药，油纸盖上，以软布条要扎至紧，毋令血行，三日一换。如无前汤熏洗，只煎葱、艾、甘草等汤，俱可洗换。又治诸毒顽臁等疮神效，愈后忌发物煎炒。

第二百七十六方：神仙碧玉膏 [原创]
（外用）

神仙碧玉膏潮脑　轻粉杭粉岂可饶
乳香没药并白占　猪油调搽腐烂好

治结毒溃烂臭秽，疼痛不敛，及风、臁等疮俱效。
轻粉一两　杭粉一两　白占① 五钱　乳香　没药各三钱　樟脑二钱

用公猪净熟油五两，同白占熬化倾入碗内，入上药和匀，水内炖一时取起，临用抿脚挑膏手心中捺化，摊油纸上，用葱汤洗净疮，对患贴之。

---

① 即白蜡，是蜂蜡的一种。

第二百七十七方：五宝散［原创］

> 五宝散内用朱砂　琥珀珍珠冰片加
> 飞罗面同滴乳石　饭团煎和效堪夸

治结毒筋骨疼痛，腐烂口鼻，诸药不效者服之。

滴乳石（如乳头下垂，敲破易碎，亮似蜻蜓翅者方真）四钱　琥珀　珍珠　朱砂各二钱　冰片一钱

上各研极细，对准共为一处，再研数百转，磁罐密收。用药二钱，加飞罗面①八钱再研和匀，每用土茯苓一斤，水八碗，煎至五碗，滤清作五次，每次加五宝散一分和匀，量病上下服，一日服完，十服自愈。如鼻子腐烂，每日土茯苓内加辛夷二钱煎服，引药上下，忌食海腥、煎炒、房事等件。

第二百七十八方：结毒紫金丹［原创］（又名幺武丹）

> 结毒紫金丹罕稀　此方原不欲人知
> 决明龟板朱砂等　米饭为丸脱苦篱

治远年近日杨梅结毒，筋骨疼痛，日久腐烂，臭败不堪闻者；或咽喉唇鼻破坏，诸药不效者妙。

龟板（放炭火上炙焦，用笔蘸浓新安酒浆涂上，反复炙涂三次，以焦黄为末）二两　石决明（用九孔大者，煅红，童便内渍之）　朱砂（明亮者）各末二钱

共再碾极细，烂米饭为丸麻子大，每服一钱，量病上下、食前后，筋骨疼痛酒下，腐烂者土茯苓汤下，至重者四十日而愈。此功力胜于五宝散。

［考订者按］据陈氏《治病则例歌第八》"玄武丹攻结毒臭腐顽疮"，即指"结毒紫金丹"。冉小峰说："本方主治晚期梅毒，有科研价值，录此供参考。"

第二百七十九方：结毒灵药方［原创］

（外用）

> 结毒灵药方水银　朱砂雄黄硫黄称
> 加上轻粉共研成　掺于腐上效如神

治杨梅结毒，腐烂作臭，或咽喉、唇、鼻腐坏日甚者并效。

水银一两　朱砂　雄黄　硫黄各三钱

共研细，入阳城罐②内，泥固铁盏梁兜固紧封口，点三香为度，用水擦盏内，火毕，次日取出盏底灵药，约有一两五六钱。治寻常腐烂之症，灵药五钱，轻粉五

---

① 飞罗面，指磨面粉时飞落下来混尘土的面粉。李时珍曰："医方中往往用飞罗面，取其无石末而性平易用尔。"

② 阳城罐，即指山西阳城制作的陶罐，用于烁制硫黄，明代因其质量好已名曰"阳城罐"。

钱，和匀碾细，小罐盛贮，纱封罐口，临用甘草汤洗净患上，将罐倒悬，纱眼内筛药患上，用后单油膏药盖之，一日一换自效。男子、妇人咽烂者，灵药一钱加人中白二分研细吹之，日用三次，内服不二散，其疼即止，随可饮食。

第二百八十方：硫黄不二散［原创］

　　　　硫黄不二散功奇　止痛除危效不疑
　　　　加上靛花研细末　服之犹自遇神医

治杨梅结毒发于咽内，腐烂疼痛，汤水难入者。

硫黄一钱　靛花[①]一分

共为细末，凉水一大酒杯调服，其疼即止，饮食可用。

第二百八十一方：铅回散［原创］

　　　　铅回散内药蹊跷　筋骨多疼功不饶
　　　　加上硫黄为末服　敢教苦楚寂然消

治杨梅结毒，筋骨疼痛，朝轻夜重，喜热手按揉者。

用铅半斤，铜勺内化开，倾入水内，将铅取起，再化再倾，如此百遍，铅尽为度。候半日，待水澄清，倾去用钵底内沉下铅灰，倾在三重纸上，下用灰收干水气，取起晒干，与硫黄等分研细罐收。每服一钱，温酒调服，至重者不过三次即见效。

第二百八十二方：单油膏［原创］

（外用）

　　　　单油膏药用麻油　杭粉将来渐渐投
　　　　熬化成膏倾水内　护肌护药不开流

贴结毒掺药上。

用麻油二斤熬，滴水成珠，续下杭粉[②]十三两，搅匀成膏，倾水内，片时取起摊用。

第二百八十三方：萆薢汤［原创］

　　　　萆薢汤蒲芷柏苍　灵仙龟板草红当
　　　　胡麻羌活川椒等　结毒筋毒皆可尝

治结毒筋骨疼痛，头胀欲破及已溃腐烂并效。

川萆薢二钱　苦参　防风　何首乌各五钱　威灵仙　当归　白芷　苍术　胡麻

---

① 即青黛。
② 杭粉，即西湖藕粉，杭州名产。南通俗称"杭粉"。

石菖蒲　黄柏各六分　羌活　川椒各四分　龟板一钱五分　红花三分　甘草五分

水二碗，煎八分，临服入酒一杯，量病上下服之。

第二百八十四方：碧云散［原创］

（外用）

> 吹鼻碧云散川芎　鹅不食草一般同
> 青黛共研为细末　吹之鼻内有神功

治结毒入于颠顶，以致头疼胀痛如破者吹之。

鹅不食草一两　川芎一两　青黛一钱

共为细末，患者口嚼凉水，以芦筒吹药疼之左右鼻内，取嚏为效。

［考订者按］冉小峰曰："碧云散是一种鼻用剂型。鹅不食草和川芎均含有挥发油，特别是鹅不食草芳香气味很浓，对鼻塞不通有特效。川芎佐鹅不食草，有活血化瘀作用，可改善脑部微循环，青黛有良好的消炎和抗病毒作用。三者标本兼治，病和症均可解决，是针对鼻腔的外用良方之一。"

结毒应用方

十全大补汤　补中益气汤　四物汤　八珍汤（见"溃疡主治方"）

金蟾脱甲酒（见"杨梅疮主治方"）

天麻饼子（见"头痛主治方"）

雷火神针（见"附骨疽主治方"）

史国公酒药（见"结毒治验注"）

芩连二陈汤（见"瘰疬主治方"）

黄连解毒汤（见"疔疮主治方"）

银粉散（见"下疳主治方"）

多骨疽论第三十八

多骨疽者，由疮溃久不收口，乃气血不能运行至此，骨无荣养所致。细骨由毒气结聚化成，大骨由受胎时精血交错而结，日后必成此疽也。但肾主骨，宜服肾气丸、十全大补汤先补脾肾；次用香附饼灸之令温暖，腐毒朽骨自然脱尽，生肌敛口而愈。

［考订者按］多骨疽，病名，见明·薛己《外科枢要》卷二。又称"附骨疽"。附骨疽，病名，出《肘后备急方》卷五。

多骨疽治验

（1）一男子上腭肿痛月余，以散风清热药俱已不效；又两月，破流血水，百日外方出细骨，大小三十余块，以十全大补汤并吹生肌散，两月余而敛。中存一小孔簪脚大，通鼻透气，致难全敛，为愈而不愈也。

（2）一男子左手上膊结肿，年余方出烂斑，破流稀脓；延至半年，方出多骨一条，如鹅膊骨，一同长约四寸。内服养血健脾药，外搽玉红膏膏盖，又月余而敛。

（3）一男子小腿正面臁骨肿痛二年，诸药不应，此多骨疮也。后破出骨一块，肌肉腐烂，元气虚弱，以十全大补汤加山茱萸、牛膝、木瓜，服至两月余不敛；每日以神灯照法将火气助之，又出朽骨一块，上有蛀眼数十孔，以二骨炭火煅红为末，入生肌药中用之收敛。问曰："用骨者何？"答曰："此骨原禀气血结成，故用之复还元气也。"后人闻之，知理合天然之数矣。

（4）一女人左口上牙根突肿如粟，坚硬如石不痛，此多骨疽也。药亦不效，后三年始痛，破流臭脓，后出多骨，形如小鳖；肿仍不退，此骨未尽，稍入又出小骨二块，枯色棱磳，其肿方退。以四君子汤加升麻、陈皮，外以甘草煎汤漱口，生肌散日搽三次而收敛。

多骨疽主治方

第二百八十五方：固本养荣汤［原创］

　　　　固本养荣汤四物　山药人参并白术
　　　　山萸甘草牡丹皮　肉桂黄芪五味宜

治骨疽已成，骨不吐出，或既出不能收敛，由气血之虚、脾胃弱也宜服之。骨不出者自出，不收敛者自敛。

川芎　当归　白芍　熟地　白术　山药　人参　牡丹皮　山萸肉　黄芪各一钱　甘草　肉桂　五味子各五分

水二碗，姜三片，枣二枚，煎八分，食前服。

第二百八十六方：生肌散（二）［原创］

（外用）

　　　　生肌散内石膏丹　石脂轻粉竭乳香
　　　　龙骨再加樟脑和　用之完口不须难

治腐骨脱出，肌肉生迟、不能收敛者，用此搽之。

石膏　轻粉　赤石脂各一两　黄丹（飞）二钱　龙骨　血竭　乳香　樟脑各三钱

上为细末，先用甘草、当归、白芷各一钱，煎汤洗净患上，用此干掺，软油纸盖扎，二日一洗一换。

多骨疽应用方

神灯照法　生肌玉红膏（见"肿疡主治方"）
十全大补汤（见"溃疡主治方"）
肾气丸（见"肺痈主治方"）
加味四君子汤（见"痔疮主治方"）

【卷之四】 杂疮毒门

阴疮论第三十九

妇人阴疮,乃七情郁火伤损肝脾、湿热下注为患。其形固多不一,总由邪火所化也。

阴中有如挺出一条,蛇形尺许,坠重、流水、溺涩者,乃脾气下陷,肝火从之,朝服补中益气汤,晚服龙胆泻肝汤,外涂雄黄藜芦散,其患渐收。

阴中突出如菌子、如鸡冠,四边肿痛者,乃肝郁脾虚所致,先以补中益气汤加山栀、茯苓、青皮、陈皮,清肝补脾、兼升中气;更以归脾汤加山栀、川芎、茯神、香附、陈皮调理。

阴户忽然肿突作痛,因劳伤血分,湿火下流,宜四物汤加丹皮、泽泻、花粉、柴胡治之。

阴中生虫慝(读作 tè 忒,意即邪恶)如小蛆者,乃心气郁而邪火所化,宜四物加黄连、胆草、木通、石菖蒲,以通散心窍郁滞,外以银杏散纳入阴中。

阴器外生疙瘩,内生细虫作痒不可忍者,此虫食人脏腑即死;令人多发寒热,与痨瘵相似。有此症之妇人畏羞都不肯说,因循日久,面黄肌瘦,身发寒热,咳嗽生痰,往往不治者多矣。如有此症,急与逍遥散吞芦荟丸,早晚二服,外用银杏散绵裹塞入阴中,杀虫止痒,半月渐愈。

阴户开而不闭者,忧思过也;逍遥散、归脾汤俱加柴胡、山栀、白芍、丹皮间服。

交接出血者,肝虚有火,不能藏血,四物汤加胆草、黄芩、山栀、柴胡;新交房事伤而肿痛者,珍珠散脊髓调搽。又妇人久居寡室,淫火妄而又郁,郁而又妄,邪火久注,多致阴中作痒生虫,此虫食人内脏,阴中腐烂,攻刺疼痛,臭水淋漓,口干发热,形削不食,有此症者,非药能愈,终归于死。又名失合症[①]也。

---

① 失合症,病证名。出南齐·褚澄《褚氏遗书·精血篇》。

阴疮治验

（1）一妇人阴器肿痛，小水涩滞，遇晚寒热交作，此肝经湿热为患。以龙胆泻肝汤二服，小水通利；又以四物汤兼小柴胡加天花粉、木通、炒山栀服之而愈。

（2）一妇人无辜发热月余，忽阴中突出一物，如鸡冠一片，此肝郁脾虚所致。以补中益气汤加青皮、山栀、柴胡、黄芩，外以甘草、白芷、苍术、紫苏煎汤，每日熏洗，十余日其患渐小，仍用前汤倍参、术，月余而安。

（3）一妇人阴中作痒，遇夜五心烦热，作渴不睡，此思虑太过，致心肾不交。以四物汤加龙胆草、山栀、黄连、知母，外以银杏散纳入阴中，二日其痒渐止。又朝以八味丸，午用归脾汤加银柴胡、茵陈，月余而愈。

（4）一妇人阴器半边肿痛，身发寒热，口干便秘，脉实有力。以内疏黄连汤一剂，大便通利，口干乃止，惟肿痛尤甚，此湿毒结聚欲为脓也。以四物汤加角针、泽泻二剂，脓熟胀痛，又以透脓散一服，出臭脓盅许，疼痛顿止；以八珍汤加丹皮、泽泻十余剂而安。

（5）一妇人肝经风湿下流阴器，浮肿痒甚，致抓出血不痛。以消风散加苦参、胆草、泽泻、木通、山栀，外以蛇床子汤熏洗，搽擦银杏散，十余日痒止肿消而愈。

（6）一妇人孀居十余载，阴器作痒生虫，含忍不说，后阴器蚀烂，已蚀内脏，人形消瘦，发热作渴，脉洪浮数，方请医治。询问间痒痛日久，阴器黑腐，小水不禁，内脏已坏，不可用药，彼苦求治，予曰："痒者虫也，痛者损也。"先用鲫鱼数枚，以香料掺炙鱼熟，以丝绵薄裹纳入阴中，夹之良久，取出红虫长者一寸，短者五六分，细如丝线，约有二十余条，置温水中摇摆片时方死。彼家欢悦，以为可治。予曰非也，再取再有，生化无穷，强投养血清肝药，终至不痊而死。

阴疮主治方

第二百八十七方：清肝渗湿汤（二）[原创]

> 清肝渗湿汤四物　泽泻翘连胆草栀
> 木通滑石银柴等　甘草防风芦荟宜

治肝经郁滞，邪火流行，致阴肿痛，或风热作痒。

川芎　当归　白芍　生地　山栀　黄连　连翘　龙胆草各一钱　银柴胡　泽泻　木通各六分　滑石二钱　芦荟五分　甘草三分　防风八分

水二碗，淡竹叶、灯心各二十件，煎八分，食前服。

【注释】陈氏有3剂同为清肝渗湿汤，囊痈主治首方为（一），下痈主治第3方为（三）。三者相较，可知前二方针对肝经湿热，病证部位及病状的差异，此为肝经郁滞而致的阴疮，且列为首方，选药入剂，灵活化裁，乃大家风范。

第二百八十八方：凉荣泻火汤［原创］

　　　　　凉荣泻火汤黄芩　四物山栀知母全
　　　　　柴胡木通茵陈草　麦冬龙胆大黄煎

治妇人怀抱忧郁不清，致生内热，小水涩滞，大便秘结，及阴中火郁作痛，亦如涩淋，宜此泻之。

川芎　当归　白芍　生地　黄芩　黄连　山栀　木通　柴胡　茵陈　胆草　知母　麦门冬各一钱　甘草五分　大黄（酒炒）二钱

水二碗，煎八分，空心服，便利去大黄。

第二百八十九方：银杏散［原创］

（外用）

　　　　　银杏散内用杏仁　水银轻粉雄黄称
　　　　　枣肉为丸绵裹成　阴中作痒功效灵

治妇人湿热下注，阴中作痒，及内外生疮并用。

杏仁（去皮尖，研）　轻粉　水银（铅制）　雄黄各一钱

上各为细末，共和一处，每用五分、枣肉一枚和丸，用丝绵包裹，留一绵条拄线在外；用塌痒汤煎洗，药枣安入阴内，留线在外，恐小便取出再入，一日一换，重者只四五枚痊愈。仍兼服前药。

第二百九十方：塌痒汤［原创］

（外用）

　　　　　塌痒汤中有苦参　狼毒灵仙床子真
　　　　　归尾鹤虱同煎洗　瘙痒之人笑眼生

治症同上，以此熏洗之。

苦参　威灵仙　蛇床子　当归尾　狼毒各五钱　鹤虱草一两

用河水十碗煎数滚，滤清贮盆内；乘热先熏，待温后洗，临洗和入公猪胆汁二三枚同洗更妙。

第二百九十一方：雄黄藜芦散［原创］

（外用）

　　　　　雄黄藜芦散鳖头　轻粉冰片共相求
　　　　　芎归汤沸乘温洗　蛇菌鸡冠不久留

治妇人阴中突出如蛇，或似鸡冠、菌样者并治。

雄黄一钱　葱管藜芦二钱（碾细如面）　轻粉　鳖头（煅黄色）各一钱　冰片二分

以上各研极细末，和匀再研，磁罐收贮。先用芎归汤煎洗，随后搽药，早晚二次，其患渐收。

[考订者按] 清·顾世澄《疡医大全》雄黄藜芦散照抄《外科正宗》此方，主治曰："治阴挺。"

第二百九十二方：芎归汤（二）[原创]

（外用）

芎归汤洗阴中痒　蛇菌鸡冠并此求
白芷甘草并胆草　熏洗余殃尽缩头

治症同上，以此洗之。

川芎　当归　白芷　甘草　胆草

上药等分，每用五钱，煎汤浴洗患上，随后搽药。

阴疮应用方

内疏黄连汤　透脓散（见"肿疡主治方"）
补中益气汤　八珍汤　四物汤　加减八味丸（见"溃疡主治方"）
逍遥散　小柴胡汤（见"瘰疬主治方"）
龙胆泻肝汤　芦荟丸　珍珠散（见"下疳主治方"）
归脾汤（见"痔疮主治方"）
消风散（见"疥疮论第七十三"）
蛇床子汤（见"肾囊风第七十二"）

伤寒发颐第四十

伤寒发颐亦名汗毒。此因原受风寒，用药发散未尽，日久传化为热不散，以致项之前后结肿疼痛，初起身热口渴者，用柴胡葛根汤清热解毒；患上红色热甚者，如意金黄散敷之。初起身凉不渴者，牛蒡甘桔汤散之；患上微热不红疼痛者，冲和膏和之；肿深不退欲作脓者，托里消毒散；已溃气血虚弱食少者，补中益气汤。以此治之，未成者消，已成者溃，已溃者敛，用之最稳。

[考订者按] 伤寒发颐、汗毒　病名，出《外科正宗》。

第二百九十三方：柴胡葛根汤 [原创]

柴胡葛根汤花粉　甘草连翘牛子芩
石膏桔梗升麻等　伤寒颐毒效多灵

治颐毒表散未尽，身热不解，红肿坚硬作痛者。

柴胡　天花粉　干葛　黄芩　桔梗　连翘　牛蒡子　石膏各一钱　甘草五分　升麻三分

水二碗，煎八分，不拘时服。

[考订者按] 冉小峰曰："本方主治类似腮腺炎，多由病毒感染，用此方治疗，效果可靠，实际应用时可加入大青叶、大黄二味，疗效更好。"

第二百九十四方：牛蒡甘桔汤 [原创]

牛蒡甘桔汤赤芍　花粉黄连苏木陈
加上川芎为效药　伤寒颐毒尽承平

治颐毒表邪已尽，耳项结肿，微热不红疼痛者。

牛蒡子　桔梗　陈皮　天花粉　黄连　川芎　赤芍　甘草　苏木各一钱

水二碗，煎八分，食后服。

托里消毒散　**如意金黄散**　**冲和膏**（见"肿疡主治方"）

补中益气汤（见"溃疡主治方"）

痼发第四十一

痼发乃天时不正之气感而发之，非毒内作也。此患多生于手足掌心或腰、腿、臀下伸缩之处，漫肿无头，憎寒发热，四肢沉重，烦渴为甚。初起宜服保安万灵丹发汗解表，肿仍不消者，必欲作脓，托里消毒散兼蜡矾丸间服，后法俱照痈疽溃疡法推治为当。

[考订者按] 痼发，病名，出宋·东轩居士《卫济宝书》卷上，为痈疽五发（癌、瘰、疽、痼、痛）之一。近似于急性风湿性关节炎和化脓性关节炎。（《中医大辞典》）

保安万灵丹　**托里消毒散**　**琥珀蜡矾丸**（见"肿疡主治方"）

瘭疽第四十二

瘭疽一名蛇瘴，川、广烟瘴地面有之。初出先作红点，次变黑色，腐烂筋骨，小者如粟如豆，大者如梅如李，发无定处，初用蟾酥饼膏贴患上；寒热交作者，黍米寸金丹或飞龙夺命丹亦可。红肿游走不定者，真君妙贴散加雄黄敷之，自然截住；破后脾胃虚弱、食少干呕者，补中益气汤加黄连、麦冬。补而不应，肿高疼甚，惟出清水秽汁者，俱为不治之症。

[考订者按] 瘰疽，病名，出《备急千金要方》卷二十二。又名蛇瘴、虾眼，南方称擒著毒。由外伤染毒入肌肤筋骨所致，或脏腑火毒凝结而成。(《中医大辞典》)

飞龙夺命丹（即蟾酥丸加金头蜈蚣二条，见"疔疮主治方"）
黍米寸金丹 真君妙贴散（见"肿疡主治方"）
补中益气汤（见"溃疡主治方"）

小腹痈第四十三

小腹痈乃七情火郁，以致脾虚气滞而成。其患小腹漫肿坚硬，肉色不变。有热渐红者，属阳易治；无热不红者，属阴难治。初起七日以前，用艾当肿顶灸七壮，膏盖，首尾内服壮脾胃、养气血、行经补托之剂，可保终吉。如误用克伐攻利凉药者，败症必出，十全大补汤倍加参、芪、姜、附以救之。内腐深陷者，玉红膏长肌收敛。又补托不应者，终久纵愈成漏。

[考订者按] 小腹痈，病名，出明·王肯堂《证治准绳·疡医》卷四，又名少腹疽、丹毒痈。为生于腹部脐下气海、关元穴附近的腹皮痈。(《中医大辞典》)

十全大补汤 生肌玉红膏（见"溃疡主治方"）

鹳口疽第四十四

鹳口疽，乃三阴亏损督脉之经浊气、湿痰流结而成。其患发在尾闾之穴，高骨头尖，初起形似鱼肫，久则突如鹳嘴，朝寒暮热，日轻夜重，溃后稀脓出而无禁，又或鲜血出而不停。凡发此者，壮年犹可，老年为虑。初起宜滋阴除湿汤和之；已成未溃者，和气养荣汤托之；溃而不敛者，滋肾保元汤补之；久而成漏者，琥珀蜡矾丸兼先天大造丸服之甚妙。

[考订者按] 鹳口疽，此病名出自《外科正宗》。

第二百九十五方：滋阴除湿汤 [原创]

　　　　滋阴除湿汤知母　白芍芎归熟地苓
　　　　柴陈贝母兼泽泻　骨皮甘草效多灵

治鹳口疽初起朝寒暮热，日轻夜重，如疟等症。

川芎　当归　白芍　熟地各一钱　柴胡　黄芩　陈皮　知母　贝母各八分　泽泻　地骨皮　甘草各五分

水二碗，姜三片，煎八分，食前服。

第二百九十六方：和气养荣汤［原创］

　　　　　和气养荣汤术芪　参苓熟地共陈皮
　　　　　丹皮甘草沉香等　还有当归在后随

治前症已成不得内消者，宜此药托之。

人参　陈皮　白术　黄芪　茯苓　丹皮　当归　熟地各一钱　沉香　甘草各五分

水二碗，煎八分，食前服。

第二百九十七方：滋肾保元汤［原创］

　　　　　滋肾保元汤杜仲　参芪术附桂丹皮
　　　　　归苓萸肉并甘草　枣姜熟地要相随

治前症元气虚弱，脓水淋漓，久而不敛者服之。

人参　黄芪　白术　茯苓　归身　杜仲　山萸肉　牡丹皮　熟地各一钱　附子　肉桂　甘草各五分

水二碗，姜三片，枣二枚，莲肉七枚，食前煎服。

琥珀蜡矾丸（见"肿疡主治方"）
先天大造丸（见"流注主治方"）

龙泉疽　虎须毒第四十五

此二毒乃肾督二脉分合行布，骤被外邪所搏而成。龙泉疽发在人中之间，虎须毒生于地角之上。初起疙瘩，次生肿痛，渐发寒热，甚者恶心干呕，腮项俱肿。此穴忌灸，初起宜线针挑破患顶，以蟾酥饼放上膏盖，使毒有门而泄，四边焮肿，上如意金黄散敷之。内有表症者，荆防败毒散加芩、连、牛子，里症内疏黄连汤。已成欲其作脓，芎归内托散；脓成胀痛者，针之即愈。溃脓后只宜膏药换贴，其口易完。此症多生于元气壮实者，故多不必服药自愈。

［考订者按］龙泉疽、虎须毒，二病名均出自《外科正宗》。以上论述最后有"自愈"一词，据查阅此词自此至后共有22处，还有"愈""即愈""乃愈""得愈"等，在《杂疮毒门》有诸多表述，甚至"黄水疮第一百十七"概述之后有"治宜蛤粉散搽之必愈"句，作为古代外科临床医家这样自诩，不多见。

第二百九十八方：芎归内托散 [原创]

芎归内托散陈皮　桔梗花粉茯苓随
黄芪甘草银花等　虎毒龙泉服最宜

川芎　当归　陈皮　茯苓　天花粉　桔梗　银花　黄芪各一钱　甘草五分
水二碗，煎八分，食后服。

如意金黄散　内疏黄连汤（见"肿疡主治方"）
荆防败毒散（见"时毒主治方"）

石榴疽第四十六

石榴疽者，乃少阳相火与外湿煎搏而成，其患生在肘尖上一寸是也。初起一点黄粟小泡，根便开大，色红坚硬，肿如复碗，皮破泛出，叠如榴子，令人寒战，犹如重疟。初起即灸九壮，内服蟾酥丸发汗以解蕴毒；灸顶上，蟾酥饼贴之膏盖；焮痛处金黄散敷之。内服菊花清燥汤、琥珀蜡矾丸，烦躁热甚者，护心散、金液戊土丹。九日后，患上作脓稠黄，疼苦稍减，表里症退，饮食微进者，可保无虞，反此为逆。溃后元气虚弱，杂症相兼者，照痈疽调理法治之。

[考订者按] 石榴疽，病名出自《外科正宗》。陈氏临床经历过，故描述有序。

第二百九十九方：菊花清燥汤 [原创]

菊花清燥汤生地　知母川归熟地皮
柴芩甘草升麻等　犀角门冬白芍宜

甘菊二钱　川芎　当归　知母　贝母　白芍　生地　麦门冬　地骨皮各一钱　升麻　犀角　甘草　柴胡　黄芩各五分
水二碗，淡竹叶、灯心各二十件，煎八分，食后服。

蟾酥丸（见"疔疮主治方"）
琥珀蜡矾丸　护心散　如意金黄散（见"肿疡主治方"）
金液戊土丹（见"脱疽主治方"）

穿踝疽第四十七

穿踝疽，乃足三阴湿热下流停滞而成。初起内踝肿痛，疼彻骨底，举动艰辛，甚则串及外踝通肿。有头者属阳，易破；无头者属阴，难溃。此二者，初起必寒热交作，宜荆防败毒散加牛膝散之，日久脓成胀痛者针之。腐而不敛孔大者，玉红膏培之；形体虚弱者补之。此症若不早治，因循致成废疾也有矣。

［考订者按］穿踝疽，病名，出《外科正宗》。《中医大辞典》："本病包括踝关节结核之骨髓炎。"

荆防败毒散（见"时毒主治方"）
生肌玉红膏（见"肿疡主治方"）

大麻风第四十八

大麻风症，乃天地间异症也。但感受不同，有体虚之人因骤被阴阳暴晒、露雾风雨之气所侵，感之不觉，未经发泄，凝滞肌肤，积久必作。又有房欲后体虚为风邪所袭，或露卧当风，睡眠湿地；或洗浴乘凉，希图快意，俱能致之。其患先从麻木不仁，次发红斑，久则破烂，浮肿无脓。又谓皮死麻木不仁，肉死刀割不痛，血死破烂流水，筋死指节脱落，骨死鼻梁崩塌，有此五症，俱为不治。又曰心受之先损于目，肝受之面发紫泡，脾受之遍身如癣，肺受之眉毛先脱，肾受之足底先穿，又为五败症也。总皆风湿相乘，气血凝滞，表里不和，脏腑痞塞，阳火所变，此其根蒂也。

初起麻木不仁，肌肉未死者，宜万灵丹洗浴发汗，以散凝滞之风；后服神应养真丹加白花蛇等分，久服自愈。年久肌破肉死者，先用必胜散疏通脏腑；次服万灵丹，每日酒化一丸，通适血脉，服至一月，换服苦参丸，轻者半年，重者一载渐愈。或兼服药酒，忌房事，戒厚味、动风，可保终年不发矣。

［考订者按］大麻风，病名出自《外科正宗》，即疠风，慢性传染性皮肤病之一。《素问·风论》卷五："疠者，有荣气热胕，其气不清，故使其鼻柱坏而色败，皮肤溃疡。"

保安万灵丹（见"肿疡主治方"）
治大麻风初起麻木不仁，或既久皮肤破裂、手足拳挛，肢体不便，但未指脱足穿者，并宜服之。

第三百方：必胜散［原创］

必胜散中用大黄　白丑槟榔共粉霜
姜汁砂糖同末服　管教患者渐安康

治大麻风血热秘结，脏腑不通，宜用此药利之。
大黄　槟榔　白牵牛各一钱　粉霜一钱五分
上各为细末，年壮者作五服，中年久虚者作七服。用生姜四两捣汁，赤砂糖三钱，加水一大杯，三味和匀，临睡时腹中稍空、炖温通口服之即睡；至三更，遍身麻木如针刺，头、目、齿缝俱痛，此药寻病之功已达，行出大、小二便，或青白黑黄，又或红虫之类，此乃病根也，一月内服药三次渐瘥，眉发俱生，肌肤如旧。齿缝有血，宜漱后药。

第三百一方：漱药方［原创］

（外用）

漱药方中有二般　贯众黄连一处攒
水煎加入些冰片　止血何愁甚不安

贯众、黄连各三钱，水二碗，煎一半，入冰片少许，每日陆续漱之，其血自止，兼忌动风、油腻之物。

第三百二方：苦参丸［原创］

苦参丸内药多般　品味难将一一刊
新久麻风诸坏症　将来久服自能安

治大麻风毋分新久，穿破溃烂，老幼俱可服之。

苦参一斤　大风子肉六两　荆芥十六两　防风　白芷各六两　全蝎　何首乌　白附子　枸杞子　威灵仙　当归　大胡麻　川芎　蒺藜　大皂角　川牛膝　牛蒡子　独活各五两　蔓荆子　风藤　羌活　连翘　苍术　天麻　杜仲　草乌（泡去皮尖）　甘草各三两　人参一两　砂仁二两　白花蛇二两（切片炙黄）

上药共为细末，醋打老米糊为丸，梧桐子大，每服三四十丸，温酒食前后任下。避风、忌口为妙。

第三百三方：麻风药酒方［原创］

麻风酒膝术防归　苦杞僵秦虎节随
羌活蓖麻并鳖甲　茅根加上效堪推

防风　当归　虎骨　秦艽　羌活　苦参　牛膝　僵蚕　松节　鳖甲　苍术　枸杞子　白茅根各二两　蓖麻子仁一两

用好雪酒[①]二十五斤，用药袋盛浸酒内，封坛口，煮香二枝取起，水内浸一伏时，

---

① 光绪《通州志·物产》列"酒之属者陈雪酒、安邑春、戢壁青、瓮头春、蜜酒、闭瓮、生醋和烧酒"八种。民间酒肆有称陈雪酒为"崇川第一名酒"，陈雪酒即陈年雪酒，"雪酒"为省称。《崇川竹枝词》："三白人家酿冻春，开坛便道隔年陈。桃村卅里通城市，野店青帘雪酒醇。"诗后小注："郡中（指通州）酒以腊月酿者为最，名陈雪酒。""通州雪酒"见于李宝嘉《官场现形记》。李斗《扬州画舫录》称其为"名品"。所以，陈氏选择此酒浸泡治麻风之药，亦有自己的品鉴好酒的经验。

取服数杯自效。

第三百四方：雄硫散［原创］

（外用）

> 雄硫散内凤凰皮　山甲相兼滑石随
> 桃肉共和猪胆汁　眉毛脱落擦之宜

治大麻风眉毛、须、发脱落作痒者，宜此药擦之。

雄黄　硫黄　凤凰皮（即雏鸡壳，烧黄存性）各五钱　穿山甲十片（炒黄）　滑石一两

上各为细末，用半油核桃肉一两捣烂，同公猪胆汁一个同前药和匀，用青纱包药擦之。日用三次，其发渐生如旧。

第三百五方：擦麻风病面生紫块疙瘩［原创］

（外用）

穿山甲灰炒　川椒为末各二钱　生姜汁、土大黄根二汁调稠绢包擦患上，如久药干，加水调擦亦效。忌动风、发物等件。

翻花疮第四十九

翻花者乃头大而蒂小，小者如豆，大者若菌，无苦无疼，揩损每流鲜血，久亦虚人。以津调冰蛳散遍擦正面，上用软油纸包裹，根蒂细处用线连纸扎紧，十日后其患自落；换珍珠散掺之收口。又有根蒂不小，如鳖棋子样难扎，以前药搽上，用面糊绵纸封上二重，用心勿动，亦以十日外落之，掺珍珠散。

［考订者按］翻花疮，隋·巢元方《诸病源候论》卷三十五作反花疮。由肝火血燥生风所致。

冰蛳散（见"瘰疬主治方"）
珍珠散（见"下疳主治方"）

腋痈第五十

腋痈俗称夹痈，此肝、脾二经为患。肝经血滞、脾经气凝共结为肿。初起皮色不变，漫肿无头，日久方疼，乃生寒热，此患难消，终必作脓。未破者柴胡清肝汤，已破者十全大补汤去肉桂加香附、陈皮，软肿胀痛者针之、膏贴。但此症首尾温补，忌

用寒凉也。

[考订者按] 腋痈，病名出自《外科正宗》。腋，南通话"夹肘窝"，所以"俗称夹痈"。

柴胡清肝汤（见"鬓疽主治方"）
十全大补汤（见"溃疡主治方"）

胁痈第五十一

胁痈多从郁怒肝火者发之，肥胖内实者鲜此症。初起宜栀子清肝汤、柴胡清肝汤解郁泻火。已成者，托里消毒散加青皮、香附；脓已成者即针之，勿伤内膜。已破后八珍汤加丹皮、山萸、泽泻，兼滋肾水。又虚劳所得者，破流臭败稀脓，补托不应者必死。

[考订者按] 胁痈，病名，出明·李梴《医学入门》卷六。指生于胁部的痈。

托里消毒散（见"肿疡主治方"）
栀子清肝汤　柴胡清肝汤（见"鬓疽主治方"）
八珍汤（见"溃疡主治方"）

鼻痔第五十二

鼻痔者，由肺气不清、风湿郁滞而成，鼻内息肉结如榴子，渐大下垂，闭塞孔窍，使气不得宣通。内服辛夷清肺饮，外以硇砂散逐日点之，渐化为水乃愈。兼节饮食、断厚味、戒急暴、省房欲，愈后庶不再发。

[考订者按] 鼻痔，病名出自《外科正宗》。

第三百六方：辛夷清肺饮 [原创]

辛夷清肺饮黄芩　百合山栀知母称
麦冬甘草石膏等　升麻枇叶一同论

治肺热，鼻内息肉，初如榴子，日后渐大，闭塞孔窍、气不宣通者服之。

辛夷六分　黄芩　山栀　麦门冬　百合　石膏　知母各一钱　甘草五分　枇杷叶三片，去毛　升麻三分

上水二碗，煎八分，食后服。

[考订者按] 冉小峰曰："鼻息肉好发于筛窦、钩突、半月裂等处，多为纤维型和水

肿型的混合物，无神经供给，有少许血管分布于息肉表面。治疗以手术切除为主，本方主治'鼻内息肉'，出自明代外科名家陈实功，当有一定的可靠性。"

第三百七方：硇砂散 [原创]

（外用）

　　　　硇砂散内用雄黄　粉霜冰片在其藏
　　　　为末将来患上点　能消息肉自然光

治鼻生息肉，初如榴子，渐大下垂，名为鼻痔也。

硇砂一钱　轻粉三分　冰片五厘　雄黄三分

上共为末，用草秸咬毛蘸药勤点痔上，日用五六次，自然渐化为水而愈。

第三百八方：取鼻痔秘法

先用茴香草散连吹二次，次用细铜箸二根，箸头钻一小孔，用丝线穿孔内，二箸相离五分许，以二箸头直入鼻痔根上，将箸线绞紧，向下一拔，其痔自然拔落；置水中观其大小，预用胎发烧灰同象牙末等分吹鼻内，其血自止。戒口不发。

[考订者按]《中医大辞典》"取鼻痔秘法"条注曰："现代用圈套器摘除鼻息肉手术，正是此基础上发展起来的。"中医史学泰斗李经纬先生评曰："这个外科手术虽然并没有什么高、深、难的技巧，但就医疗器械的设计、手术麻醉以及手术方法步骤而言，在公元17世纪初，确实是很先进的。"1961年第7期《人民画报》"医疗器械"专栏介绍说："鼻息肉摘除的器械，直到1805年才有人改用金属的圈索来套扯鼻息肉。"供参考。

第三百九方：茴香草散 [原创]

（外用）

　　　　回茴香草散奇功　加上良姜二味同
　　　　为末共吹于鼻痔　犹如拾芥在其中

茴香草、高良姜晒干等分为末，用此先吹鼻痔上二次，片时许，随后方行取法，其痔自然易脱。

[考订者按]茴香草、高良姜均富含挥发油，有止痛和麻醉作用。清·张璐《本经逢原》："良姜，寒疝小腹掣痛，须同茴香用之。"

骨槽风第五十三

骨槽风初起生于耳前，连及腮项，痛隐筋骨；久则渐渐漫肿，寒热如疟，牙关紧闭，不能进食。此得于郁怒伤肝，致筋骨紧急；思虑伤脾，致肌肉腐烂；膏粱厚味，致脓多臭秽。初则坚硬难消，久则疮口难合。初宜艾灸肿顶及耳垂下五分，各灸七壮，膏贴以泄内毒，真君妙贴散敷肿上；牙关内肿用线针刺去恶血，冰硼散搽之，使内外毒气得解，宜服降火化痰、清热消肿之剂；溃后当托里药中加麦冬、五味，外腐者玉红膏，使水升火降、脾健金清乃愈。又有外腐不合，虚热不退，坚肿不消，形焦体削者死。

［考订者按］骨槽风，病名，见明·王肯堂《证治准绳·疡医》卷五。又名穿腮毒、穿腮发。多因手少阳三焦、足阳明胃二经风火邪毒上灼而成。或病久脾阳虚衰，无力托毒外出而致者。（《中医大辞典》）

第三百十方：清阳散火汤［原创］

清阳散火汤翘芩　白芷升麻牛子迎
石膏甘草荆防等　加上当归蒺藜成

治牙根尽处结肿，连及耳项作痛，名骨槽风也。

升麻　白芷　黄芩　牛蒡子　连翘　石膏　防风　当归　荆芥　白蒺藜各一钱　甘草五分

水二碗，煎八分，食后服。

［考订者按］冉小峰曰："牙根尽处发炎，连及耳项疼痛，名曰'骨槽风'，本方用清热透表，凉血解毒的处方治疗，属于常规疗法，适合初学者应用。"

第三百十一方：中和汤［原创］

中和汤芍术芎归　甘草参芪白芷宜
桔梗肉桂防风等　藿香姜枣效堪提

治前症已经穿溃流脓臭秽疼痛不止者服之。

人参　黄芪　白术　白芷　川芎　当归　甘草　桔梗　白芍各一钱　肉桂　麦冬　藿香各五分

水二碗，姜三片，枣二枚，临服入酒一杯，食后服。

骨槽风应用方

真君妙贴散　生肌玉红膏（见"肿疡主治方"）
冰硼散（见"咽喉主治方"）

紫白癜风第五十四

紫白癜风乃一体二种。紫因血滞，白因气滞，总由热体风湿所侵，凝滞毛孔，气血不行所致，此皆从外来矣。初起毛窍闭而体强者，宜保安万灵丹以汗散之，次以胡麻丸常服，外用蜜陀僧散搽擦，亦可得愈。

[考订者按]紫白癜风，病名，见《证治准绳·疡医》卷五。又名汗斑。多由脏腑积热，感受暑湿，以致气滞血凝而成；或由传染而得。多发于胸背、颈项、肩胛、腋下等处。(《中医大辞典》)

第三百十二方：胡麻丸 [原创]

胡麻丸内用防风　白附威灵甘草同
苦参独活菖蒲等　癜风赤白效神功

治癜风初起，皮肤作痒，后发癜风，渐生开大者。

大胡麻四两　防风　威灵仙　石菖蒲　苦参各二两　白附子　独活各一两　甘草五钱

上为细末，新安酒浆跌成丸子①，每服二钱，形瘦者一钱五分，食后临卧白滚汤送下。忌动风发物、海腥、煎炒、鸡、鹅、羊肉、火酒等件，愈后戒百日。

[考订者按]胡麻丸，同名丸剂前有明·万全《幼科发挥》，后有清代顾世澄《疡医大全》3种，组方及主治均不同。

第三百十三方：雌雄四黄散 [原创]

（外用）

雌雄散用石硫黄　川槿皮同白附当
还有雌黄饶不得　管教癜症一时光

治紫白癜风皮肤作痒，日渐开大，宜用此搽之。

石黄②　雄黄　硫黄　白附子　雌黄　川槿皮各等分

上为细末，紫癜醋调，用竖槿木③毛头蘸药擦患上；白癜用姜切开蘸药擦之，擦后三日，忌下汤水。戒食鸡鹅羊肉、煎炒、海腥、火酒等件，不复发。

第三百十四方：紫白癜风搽剂 [原创]

（外用）

白癜紫癜一般风　雄黄朱砂等分同
茄蒂端来擦患处　不消三日有神功

---

① 第二百七十八方结毒紫金丹方中，有用新安酒浆焙涂龟板，此处之"跌"，指药工制作药丸时用酒浆打底，在细篾竹匾抛跌的动作。新安酒浆，殆指安徽歙县（又称"新安"）在南通的糟坊生产的白酒。

② 石黄，即禹余粮。《本草纲目》载《庚辛玉册》云："太一禹余粮，阴石也，所在有之，片片层叠，深紫色，中有黄土，名曰石黄，其性最热，冬月有余粮处，其雪先消。"

③ 即锦葵科木槿的树枝，取其一段，连皮一头敲松，毛头如油画笔，蘸药使用，因木槿有杀虫疗癣的作用，陈氏专为治疗紫癜设计，构思巧妙。

　　　　　　白加蛇壳同来擦　　管教前患永无踪

第三百十五方：肥皂方［原创］

（外用）

　　　　　　癜风酒刺雀斑方　皂角甘松山柰藏
　　　　　　附子豆粉樟脑等　白芷陀僧楮实详

　　皂角　甘松　山柰　白芷各二钱　蜜陀僧　白附子　樟脑各一钱　楮实子　绿豆粉各三钱

　　上为细末，用去净皮弦肥皂①一斤，捣匀，洗擦患上，日久自效。

蜜陀僧散（见"第四百二十九方"）

齿病第五十五

　　齿病者，有风，有火，亦有阳明湿热，俱能致之。风痛者，遇风发作浮肿，随后生痛，以消风散治之；火痛者，则齿根必牵扯腮颧，阵阵作痛，时发时止，以冰硼散擦之，出涎自愈；阳明经湿热作痛者，其患腮颧浮肿，甚者牵引太阳，疼连颏项，口中热气，大便结燥，当宜凉膈散加石膏治之。又肿高软者，内必有脓，用针刺破，出脓自愈。有齿龈腐烂，出血不止者，内服犀角地黄汤，外搽人中白散。又小儿钻齿疳，牙根尖穿出齿根肉外，芒刺嘴唇作痛，用铍针挑破牙面好肉，以手取出本牙，出血不止以湿纸换贴二三次，其血自止。必兼戒厚味，其牙复生如旧。

　　［考订者按］齿病，其主症"齿痛"，《素问·至真要大论》："齿痛颊肿"。《甲乙经》释为"腹中雷鸣……邪在大肠"。陈氏以"齿根必牵扯腮颧""湿热作痛，而致浮肿"，观察其他症状，分析有理。治"小儿钻齿疳"细述其过程，乃独家经验之谈。

第三百十六方：凉膈散（二）（又名连翘饮子）

　　　　　　凉膈散中用石膏　山栀薄荷共连翘
　　　　　　黄芩甘草淡竹叶　还有大黄岂可逃

　　治阳明经湿热上攻，致牙根、腮、项作肿多痛者。

　　连翘　山栀　黄芩　薄荷各一钱　甘草五分　大黄二钱　朴硝一钱五分　石膏一钱五分　淡竹叶三十片

　　上水二碗，煎八分，入蜜三匙和匀，食远服。

---

① 明·李时珍《本草纲目·肥皂荚》云："十月采荚煮熟，捣烂和白面及诸香作丸，澡身面，去垢而腻润，胜于皂荚也。"陈氏此处"肥皂"因"去净皮弦"，乃制作精细的加工成品。

【注释】此方根据《太平惠民和剂局方》卷六，又名连翘饮子。本方加石膏。原方为大黄、朴硝、甘草各二十两，栀子仁、薄荷叶、黄芩各十两，连翘二斤半。为粗末，每服二钱，加竹叶七片、蜜少许，水煎，食后服，得利停服。功能清热解毒，泻火通便。主治唇焦咽燥，舌肿喉闭，口舌生疮，肠胃燥涩，便溺闭结等症。

第三百十七方：清中散 [原创]

清中散内牡丹皮　生地黄连甘草归
升麻还与山栀子　胃经积热效堪推

治胃经积热，牙齿或牙龈肿痛，或牵引头脑作痛，或面热耳红，并皆治之。
当归　黄连　生地　山栀各一钱　牡丹皮六分　升麻八分　甘草五分
上水二碗，煎八分，食远服。

第三百十八方：荜茇散 [原创]

（外用）

荜茇散中真阿魏　麝香冰片共相依
虫牙风痛皆堪点　管教时刻乐嘻嘻

治风湿虫牙作肿疼痛，如阳明内热作疼勿用。
荜茇　真阿魏各二钱　冰片　麝香各一分
上为细末，每用半豆许，擦放牙根痛缝中，吐去热涎，温汤漱之，再搽即愈。

第三百十九方：牙疼方 [原创]

（外用）

牙疼方中君荜茇　蟾酥必定与川椒
飞盐加入同来点　诸般牙痛即时消

荜茇一钱　蟾酥二分　川椒五分　飞盐三分
上共为末，用草秸咬毛，蘸药搽点痛牙根上妙。

第三百二十方：犀角地黄汤

犀角地黄汤芍药　更兼一味牡丹皮
阳明积热皆堪服　止血还须用此医

治阳明积热，牙龈腐烂，出血不止，及诸吐血、衄血、呕血通治之。
犀角（镑）　生地　白芍　牡丹皮各等分
每五钱，水二碗，煎八分，不拘时服。面色痿黄、大便黑者，更宜服之。又牙缝中无辜出血者亦妙。

【注释】本方源自唐·孙思邈《备急千金要方》卷十二，又名芍药地黄汤。原方犀角一两，生地黄八两，芍药三两，牡丹皮二两。为粗末，分三次服。功能清热解毒，凉血散瘀。治伤寒及温病，热入营血、心包而致的高热、神志不清，吐血、衄血、便血，发癍发疹，舌质红绛，脉细数。

第三百二十一方：止血四生汤

止血四生汤荷叶　生艾柏枝地黄列
用水同煎饮一锺　诸般血症顿时别

生荷叶　生艾叶　生柏叶　生地黄各三钱

水二碗，煎一锺，食后温服，临入童便一杯更妙。

[考订者按] 本方源自陈自明原著《妇人大全良方》四生丸。抄自薛已《校注妇人良方》卷七方四生丸。4味生药排序相同，各等分。捣烂为丸，鸡子大，每服一丸，水煎服。功能凉血止血。冉雪峰曰："予谓此方尚不宜过煎（指捣烂为丸后），以开水浸泡可矣。血止后再用煎，尚连续服二三剂，以防再发，然后再议调摄可耳。"另：查阅汪机《外科理例》此方未列，可证陈氏采鲜生药为病员服务不辞辛劳。

人中白散（见"走马疳第一百十一"）
消风散（见"疥疮论第七十三"）

脑漏第五十六

脑漏者，又名鼻渊。总因风寒凝入脑户与太阳湿热交蒸乃成，其患鼻流浊涕，或流黄水，点点滴滴，长湿无干，久则头眩虚晕不已，治以藿香汤主之，天麻饼子调之，亦可渐愈。如日久虚眩不已，内服补中益气汤、六味地黄丸相间服，以滋化原始愈。

[考订者按] 脑漏，鼻渊的俗称。鼻渊，《素问·气厥论》："胆热移于脑，则辛頞鼻渊。鼻渊者，浊涕不止也。"陈氏临床经验丰富，且影响到民间"治未病"，儿时祖母嘱天气寒冷戴帽，有"当心脑漏"语。

第三百二十二方：奇授藿香汤 [原创]

元来奇授藿香汤　猪胆同功效莫量
鼻渊脑漏皆堪羡　不过三服永无殃

治鼻渊黄水浊涕长流，致脑户虚眩不已。

用藿香连枝带叶者五钱，水一碗，煎七分，加公猪胆一枚取汁和匀，食后通口服之，至重者不过三服。如此药苦甚不堪服用，藿香末一两，公猪胆汁熬稠膏为丸，每服二钱，食后白滚汤送下亦效。

脑漏应用方

补中益气汤（见"溃疡主治方"）
六味地黄丸（见"肺痈主治方肾气丸"）
天麻饼子（见"头痛第六十六"）

破伤风第五十七

破伤风，因皮肉损破，复被外风袭入经络，渐传入里，其患寒热交作，口噤咬牙，角弓反张，口吐涎沫；入阴则身凉自汗，伤处反为平陷如故，其毒内收矣。当用万灵丹发汗，令风邪反出，次以玉真散患上贴之，得脓为效。如汗后前症不退，伤处不高，渐醒渐昏，时发时止，口噤不开，语声不出者，终为死候。

[考订者按] 破伤风，出唐·蔺道人《仙授理伤续断秘方》。

第三百二十三方：玉真散 [原创]

（内外兼用）

玉真散内用南星　白芷防风羌活灵
天麻还兼白附子　破伤风症奏功能

治破伤风牙关紧急，角弓反张，甚则咬牙缩舌。

南星　防风　白芷　天麻　羌活　白附子各等分

上为末，每服二钱，热酒一盏调服，更敷伤处。若牙关紧急、腰背反张者，每服三钱，用热童便调服，虽内有瘀血亦愈。至于昏死心腹尚温者，连进二服，亦可保全。若治疯犬咬伤，更用漱口水洗净，搽伤处亦效。

[考订者按]《中医大辞典》："实验研究：本方对实验性动物破伤风模型具有一定的推迟发病时间、减轻惊厥程度、延长平均存活时间的作用。但不能防止破伤风的发作和显著降低发病动物死亡率。"另，清·王士雄《四科简效方》云："此方一名止血补伤丹，以白附子为君，宜用一二两，余五味各一两，俱生晒，勿犯火，研细末，专治破伤风，狂犬咬，及刀箭诸伤……其药极廉，已制送多年，无不见效。"供参考。

保安万灵丹（见"肿疡主治方"）

治破伤风牙关紧急，角弓反张，时昏时止者服。

第三百二十四方：镇风散［原创］

> 镇风散用鳔胶矾　杭粉朱砂在此间
> 每服二钱和热酒　破伤风症自回还

治破伤风诸药不效，事在危急者，用之必应也。

鳔胶①（切段，微焙）　杭粉（焙黄）　皂矾各一两（炒红色）　朱砂三钱（另研）

上为细末，每服二钱，无灰热酒调服。如一切猪、羊等风，发之昏倒不省人事者，每服三钱，二服即愈不发。外灸伤处七壮，知疼痛者，乃为吉兆。

跌仆第五十八

跌仆者，有已破、未破之分，亡血、瘀血之故。且如从高坠堕而未经损破皮肉者，必有瘀血流注脏腑，人必昏沉不省，二便必难，当以人成汤通利二便，其人自苏，不醒者独参汤救之。寻常坠堕，轻者以复元活血汤②调之，又如损伤骨节，筋断血流不止者，独胜散止之，次用花蕊石散搽之。又有跌断骨节大损等症，此则另有专门接骨扎缚，未及详注也。

第三百二十五方：大成汤

> 大成汤内朴硝黄　苏木当归甘草良
> 陈皮厚朴红花等　木通枳壳共煎尝

治跌仆伤损，或从高坠下以致瘀血流入脏腑，昏沉不醒，大小便秘；及木杖后瘀血内攻，肚腹膨胀，结胸不食，恶心干呕，大便燥结者并服之。

陈皮　当归　苏木　木通　红花　厚朴　甘草各一钱　枳壳二钱　大黄三钱　朴硝二钱

上水一碗，煎八分，不拘时服，服后二时不行，渣再煎，临卧服，入蜜蜂三匙亦妙。

［考订者按］此方抄自唐·蔺道人《仙授理伤续断秘方》。药味相同，原方"大黄枳壳各四两，芒硝、甘草、陈皮、红花、当归、苏木、木通各二两，厚朴少许。为粗末，每服二钱，水煎，去滓温服，不拘时。治受伤甚重，瘀血不散，腹肚膨胀，大小便不通，上攻心腹，闷乱至死者"。

第三百二十六方：调中二陈汤［原创］

> 调中二陈汤枳壳　芪芍芎归乌药芩

---

① 即鱼鳔，基原为石首科大黄鱼等鱼鳔，此处即大黄鱼肚的干品。
② 复元活血汤，金·李杲《医学发明》卷三方。详见"补遗方第四百四十方"。

青皮紫苏防风实　桔红苏木腹槟灵

治前症已服行药①之后，当进此药二三服调之。

陈皮　半夏　茯苓　甘草　枳壳　大腹皮　红花　川芎　当归　白芍各八分　防风　槟榔　黄芪　桔梗　青皮　乌药　苏木　枳实　黄芩　紫苏各六分　木香三分

上水二碗，姜三片，枣二枚，煎八分，不拘时服。

［考订者按］陈氏在活血化瘀以后重在"调中"，充分体现先贤"用药不离其宗"的思想。此方虽以"二陈汤"为名，因增药十余味，"调中"服从"救治"是其特点。

第三百二十七方：独参汤（二）

独参汤力最专功　跌仆金疮出血多
昏沉不省人事者　灌之入腹起疲癃

治跌仆损伤，或金疮出血过多，昏沉不醒者服。

人参一两切片，水二碗，煎一半，不拘时通口服之；渣再煎服，其人自苏。再用渣加川米一合，煎汤温服。

【注释】本方与溃疡主治方中独参汤均源自葛可久《十药神书》，用量不同，此方不用大枣，服法随症情改变。

第三百二十八方：花蕊石散［原创］

（外用）

花蕊石散麝檀香　乳没辛苏乌朴当
羌龙白芷蛇含石　木降香南星粉霜

治跌仆伤损及金疮、刀、箭、兵刃所伤，断筋损骨，疼痛不止，新肉不生者并效。

乳香　没药　羌活　紫苏　细辛　草乌　蛇含石（童便煅三次）　厚朴　白芷　降香　当归　苏木　檀香　龙骨　南星　轻粉各二钱　麝香三分　花蕊石（童便煅七次）五钱

上共研极细，罐收听用。葱汤洗净，用此掺之，软绵纸盖扎，一日一换神效。此药一时未备，可用多骨疽主治方生肌散代之暂用，亦可取效危急也。

［考订者按］花蕊石散，葛可久《十药神书》仅此一味，治咳血。陈氏重用花蕊石，添加17味活血祛瘀，止痛疗伤，接骨生新，取效于危急之际。

生肌玉红膏（见"肿疡主治方"）

治跌仆损伤或金疮断损筋骨，已经血止，疼痛作脓，宜用此膏。葱汤洗净，日搽

---

① 行药，此指常行之药，普遍有效的药物。

伤处，黑膏盖之。

金疮第五十九

金疮乃刀刃所伤，或有磁锋割损，浅者皮破血流而已，深者筋断血飞不住。皮破者，桃花散掺之，其血自止；筋断者，如圣金刀散掺扎。止复又流者，此症急用玉红膏涂伤处，膏盖长肉、盖筋、骨、肉方断，斯人面色必黄，外避风寒，内忌冷物，终保无妨。有失血过多者，独参汤、八珍汤补助为要，此无外法矣。

[考订者按] 金疮，病名出《金匮要略》卷中，又名金创。

第三百二十九方：如圣金刀散 [原创]

（外用）

  如圣金刀散二矾　松香细末共加参
  刀伤损破肌流血　掺上应知效不难

治刀刃所伤，皮破筋断，飞血不止者。

用松香净末七两，枯矾、生矾各一两五钱，共为极细末，罐密收，掺伤处，纸盖绢扎；止后三四日，后必焮痛作脓，换掺生肌散，三日三次，其疼即止；以后日用葱汤洗之，换搽玉红膏长肉生肌，避风为要。

第三百三十方：桃花散 [原创]

（外用）

  桃花散最治金疮　止血消瘀效莫量
  大黄同与石灰炒　将来一掺即无妨

治金疮出血不止。

用石灰半升同大黄一两五钱切片同炒，石灰变红色为度，去大黄，筛细掺损上，纸盖绢扎；止血后用葱汤洗净，换搽玉红膏长肌收敛，兼戒口味、房事为要。

[考订者按]《太平圣惠方》卷七十九有桃花散，桃仁、冬葵子、滑石、槟榔各等分。为细末，每服二钱，空腹葱白煎汤调下。治膀胱气滞血涩，大小便秘。陈氏制药触景生情，取名"桃花散"。

独参汤（见"跌仆主治方"）
八珍汤（见"溃疡主治方"）

杖疮第六十

杖疮乃良肉受伤之患,有已破、未破之分,正刑、酷刑之说。已破肌肉者,随杖后以清凉拈痛膏①敷之,疼肿即消。未破瘀血内攻者,用针放出内蓄瘀血,再以大成汤下之,便通自愈。如伤处瘀腐已作疼痛者,玉红膏搽之,自然腐化生新而愈。至于辱刑、重刑难受之时,宜预服铁布衫丸,方得保身全命也。

[考订者按] 杖疮,病名出《外科正宗》。第三十方加味太一膏兼治"棒毒"。陈氏原创内服、外用专用方剂,对犯人受刑前后之人道主义,医史仅见。

第三百三十一方:铁布衫丸 [原创]

铁布衫丸乳没归　地龙苏木自然铜
木鳖再加无名异　救尽人间苦杖危

治情不由己,事出不虞受害,一身重刑难免,当预服之,受刑不痛,亦且保命。

自然铜(煅红,醋浸七次)　当归(酒洗,捣膏)　无名异(洗去浮土)　木鳖子(香油搽壳上,灰焙用肉)　乳香　没药　地龙(去土,晒干)　苏木

上八味,各等分为细末,炼蜜丸如鸡头实大,每服三丸,预用白汤送下,纵非刑辱拷,可保无虞。

第三百三十二方:散瘀拈痛膏 [原创] (又名清凉拈痛膏)

(外用)

散瘀拈痛膏罕稀　麻油石灰水共齐
加上樟冰金黄散　杖疮敷上笑嘻嘻

治杖后皮肉损破,红紫青斑,焮肿疼痛重坠者。

用肿疡主治方如意金黄散一两,加樟冰三钱碾匀,以白石灰一升,用水二碗和匀;候一时许,用灰上面清水倾入碗内,加麻油对分和匀,以竹箸搅百转,自成稠膏,调前药稀稠得所听用;杖后带血,不用汤洗,将药通便敷之,纸盖布扎。夏月一日,冬月二日,方用葱汤淋洗干净,仍再敷之,痛止肿消,青紫即退。伤重者,另搽玉红膏完口。

第三百三十三方:杖后针刺排脓血 [原创]

杖刑之后肉不破　瘀血攻疼没门路
将针点破脓血流　管教患者随行步

[考订者按] 杖后有瘀血作脓,视具体证情实施铍针刺破排出脓血。原书仅有歌

---

① 清凉拈痛膏,即主治方之散瘀拈痛膏。

括，方名"杖后针刺排脓血"新加。

大成汤（见"跌仆第五十八"）

治杖后瘀血内攻，肚腹膨胀，恶心便秘者服之。

珍珠散（见"下疳主治方"）

治杖疮已经长肉平满，惟不生皮，用此搽即愈。

汤泼火烧第六十一

汤泼火烧，此患原无内证，皆从外来也。有汤火热极，逼毒内攻；又有外伤寒凉，极毒入里，外皮损烂者，以清凉膏[①]、粟壳膏涂之；毒气入里，烦躁口干，二便秘涩者，四顺清凉饮下之；泡破珍珠散搽之自愈。

[考订者按] 汤泼火烧出《太平圣惠方》卷九十一。指被滚水、热油所烫或火烧、化学药物灼痛致伤。（《中医大辞典》）

第三百三十四方：四顺清凉饮 [原创]

　　　　四顺清凉饮赤芍　防风羌活共连翘
　　　　当归甘草山栀等　大黄加上热俱消

治汤泼火烧，热极逼毒入里，或外被凉水所汲，火毒内攻，致生烦躁，内热口干，大便秘实者服。

　　连翘　赤芍　羌活　防风　当归　山栀　甘草各一钱　大黄（炒）二钱

　　上水二碗，灯心二十根，煎八分，食远服。

【注释】此方源自《太平惠民和剂局方》卷十清凉饮子，药用当归、赤芍、甘草、大黄，各等分研粗末，水煎。治小儿血脉壅实，脏腑蓄热……。明·王肯堂《证治准绳》有"四顺散"，方药与《太平惠民和剂局方》同，陈氏循古方"四顺"义，虽添加四味药，与"清凉"结合组方。

第三百三十五方：罂粟膏 [原创]（又名粟壳膏）

（外用）

　　　　罂粟膏医汤火烧　麻油白蜡共煎熬
　　　　将凝加上真轻粉　涂于患上痛随消

[①] 清凉膏，本节文末珍珠散应用补充说明。

治汤泼火烧，皮肉损烂，疼苦焮热，起泡流水者。

麻油四两，罂粟花十五朵，无花以壳代之，浸油内，煎枯滤清，将油再入勺内，下白占三钱，熬化倾入罐内，待四边将凝时，下真轻粉细末二钱搅匀，水内炖冷取起。临用将泡挑破，用抿脚挑膏手心中捻化搽患上，软绵纸盖扎，日换二次，其疼即止。次日将软帛挹净腐皮，再搽之自愈。

珍珠散（见"下疳主治方"）

治汤泼火烧，腐皮已尽，疼痛已止，用此掺即愈。前杖疮散瘀拈痛膏中石灰水调麻油成膏，即清凉膏也，搽汤泼火烧亦效。

[考订者按] 即不用石灰水，调为麻油。创面不宜用强碱性敷盖。

甲疽第六十二

甲疽者，或因甲长侵肌，又因修甲损伤良肉，靴鞋窄小，俱易生之。其患胬肉裹上，趾甲肿痛异常，难于步履，初宜三品一条枪贴胬肉上化尽自愈；日久胬肉坚硬，须冰蛳散化之，后用珍珠散掺上必瘥。

[考订者按] 甲疽，病名，出《诸病源候论》卷三十五。

三品一条枪（见"痔疮主治方"）
珍珠散（见"下疳主治方"）

茧唇第六十三

茧唇乃阳明胃经症也。因食煎炒，过餐炙煿，又兼思虑暴急，痰随火行，留注于唇，初结似豆，渐大若蚕茧，突肿坚硬，甚则作痛；饮食妨碍，或破血流久则变为消渴、消中难治之症。初起及已成无内证者，用麻子大艾炷灸三壮，贴蟾酥饼膏盖，日久渐消。内证作渴者，早服加减八味丸，午服清凉甘露饮，以滋化源。日久流血不止，形体瘦弱，虚热痰生，面色黧黑，腮颧红现，口干渴甚者，俱为不治之症也。

[考订者按] 茧唇，病名，生于唇部的一种顽症。见宋·窦默《疮疡经验全书》卷一。

第三百三十六方：清凉甘露饮 [原创]

清凉甘露饮柴芩　麦冬犀角共茵陈
石斛枳壳甘生地　知母枇杷叶可寻

治茧唇膏粱所酿，暴怒所结，遂成斯疾。高突坚硬，或损破流血，或虚热生痰，或渴症久作并治。

犀角　银柴胡　茵陈　石斛　枳壳　麦门冬　甘草　生地　黄芩　知母　枇杷叶各一钱

水二碗，淡竹叶、灯心各二十件，煎八分，食后服。

加减八味丸（见"溃疡主治方"）
蟾酥饼（见"疔疮主治方"）

痞癖第六十四

痞癖皆缘内伤过度，气血横逆结聚而生。初起腹中觉有小块，举动牵引作疼，久则渐大成形，甚者翕翕内动，斯时必气血衰弱，饮食减少。内服阿魏化痞散，外贴乾坤一气膏，祛邪养正气，攻补自全安。

[考订者按]痞癖，此病名首见《外科正宗》。陈氏精研并对症创制有效方剂。

第三百三十七方：阿魏化痞散[原创]①

（内外兼用）

阿魏化痞散芎归　白术红花赤苓随
荞面大黄并鳖甲　空心还用酒调宜

川芎　当归　白术　赤茯苓　红花　阿魏　鳖甲尖（酥炙研）各一钱　大黄（酒炒）八钱　荞麦面一两（微炒）

上共为末，每服三钱，空心好酒一茶盅调稀服，三日后腹痛、便出脓血为验。忌生冷、腥荤等件。

[考订者按]冉小峰曰："阿魏化痞散，主治'腹中觉有小块，举动牵引作痛'，是包括癌瘤在内的一切肿块。用药以活血化瘀，攻坚破积为主。主药阿魏，奇臭无比，穿透性强，毒性很低，首载《唐本草》有消积、杀虫作用，用治'癥瘕痞块'，唐以后治积聚之方，用阿魏者甚多，在探索防治癌症方药时，阿魏有参考价值，特别是阿魏与活血化瘀药同用的价值。"

第三百三十八方：乾坤一气膏[原创]

（外用）

一气膏归芷附棱　巴蔻蓬甲续灵成
赤白芍玄生熟地　桂阿乳没鳖香能

---

① 本方又名"阿魏化痞膏"，乳痈治验第二则"作外用敷贴"。其名并见"乳痈应用方"。

此膏专治痞疾，毋论新久立效。又治诸风瘫痪，湿痰流注，各样恶疮，百般怪症，男子夜梦遗精，妇人赤白带下；又男女精寒血冷、久无嗣息者并贴之。

当归　白附子　赤芍　白芍　白芷　生地　熟地　川山甲　木鳖肉　巴豆仁　蓖麻子　三棱　蓬术　五灵脂　续断　肉桂　玄参各一两　乳香　没药各一两二钱　麝香三钱　真阿魏二两（切薄片听用）

上咀片，用香油五斤，存下四味，余皆入油浸，春三、夏五、秋七、冬十期毕，桑柴火熬至药枯，细绢滤清；每净油一斤，入飞丹十二两，将油入锅内，下丹，槐枝搅搂，其膏候成，端下锅来；用木盆坐稳，渐下阿魏片，泛化已尽，方下乳、没、麝香，再搅匀，乘热倾入磁罐内，分三处盛之。临用汤中炖化，痞病红缎摊贴，余病绫绢俱可摊之，有肿者对患贴之。男子遗精、妇人白带，俱贴丹田，诸风瘫痪，贴肾俞穴并效。

天蛇毒第六十五

天蛇毒，一名蛇头疔也。乃心火旺动攻注而成。其患指大肿若蛇头，赤肿焮痛，疼及连心，甚者寒热交作，肿痛延上。肿顶上小艾灸五壮，以雄黄散涂之，内服蟾酥丸发汗解毒，轻者渐消，肿者溃脓，甚则腐烂。破后肿仍不消者，以蟾酥条插入孔内膏盖自效；腐烂者，玉红膏搽之，虚而不敛者兼服补剂。

[考订者按] 天蛇毒，病名，见宋·沈括《梦溪笔谈》："病癞，通身溃烂，号呼欲绝。"泛指接触草间蜘蛛、蛇毒所致的皮肤溃烂。又名天蛇疮。（《中医大辞典》）蛇头疔，出明·王肯堂《证治准绳·疡医》卷二，生于手指尖，形似蛇头，故名。

第三百三十九方：雄黄散 [原创]

（外用）

雄黄散内用蟾酥　冰片还将轻粉和
四味同来为细末　水调患处日三涂

治天蛇毒初起，红肿发热、疼痛彻心者宜用之。

雄黄（明亮者）二钱　蟾酥二分（微焙）　冰片一分　轻粉五分

共为细末，新汲水调涂，纸盖，日用三次极效。

[考订者按] 金·刘完素《素问病机气宜保命集》卷下有雄黄散，方用雄黄、巴豆、乳香、没药，治疮有恶肉不能去者。供参考。

蟾酥丸（见"疔疮主治方"）

玉红膏（见"肿疡主治方"）

头痛第六十六

头痛者，风、火、湿、痰四者皆能致之。又杨梅疮毒上攻，亦有此症；或妇人产后梳洗，当风大早亦致之，名曰头风。宜用后方，毋论病之新久，受之真似并效。

[考订者按] 头痛，《素问》有33处提到此病证，《灵枢》11处提到。头风，明·方谷《医林绳墨》："浅而近者，名曰头痛；深而远后，名曰头风。头痛卒然而至，易于解散也，头风作止不常，愈后触感复发也。"陈氏立论"从风、火、湿、痰四者皆能致之"及"杨梅疮毒上攻"等并治之。

第三百四十方：天麻饼子 [原创]

　　　　天麻饼子草川乌　芎芷甘防苍术呼
　　　　薄荷细辛松白附　雄黄全蝎一相途

治头痛因风、火、湿、痰上攻，及杨梅疮毒所致。兼治头目昏眩，项背拘急，肢体烦痛，肌肉蠕动，耳哨蝉鸣，鼻塞多嚏，皮肤顽麻，瘙痒瘾疹。又治妇人头风作痛，眉棱骨疼，牙齿肿痛，痰逆恶心者，并皆治之。

天麻　草乌（汤泡去皮）　川芎　细辛　苍术　甘草　川乌（汤泡去皮）　薄荷　甘松　防风　白芷　白附子（去皮）各五钱　雄黄　全蝎各三钱

上为细末，寒食面[①]打糊捣稠如寒豆大，捻作饼子，每服二三十饼，食后细嚼，葱头汤送下，属火热痰痛者茶汤下。甚者日进二服，忌诸般发物。

第三百四十一方：三圣散 [原创]

　　　　三圣散用闹羊花　槿树红花总一家
　　　　二味再加风子肉　头风偏正乐无涯

治男妇头痛，不论偏正新久，但夏月欲重绵包裹者并效。

闹羊花（净末）一钱　木槿花（净末）一钱　大风子（白肉去油）五分

共研，每服六分，葱、酒调服，洗浴发汗自愈。

[考订者按] 三圣散有《太平圣惠方》《儒门事亲》各二方，方剂及主治均各有别。唯陈实功三圣散治头痛，闹羊花祛风、祛湿、定痛，镇痛作用明显；木槿花、大风子辅佐颇有深意存焉。

[①] 陈氏有"寒食面法第一百四十九"详述。

合谷毒第六十七

合谷疔，俗称虎口百丫也。此患多有疙瘩泡起，亦有红丝走上，故有疔名之称。此手阳明大肠经、足阳明胃经湿毒攻注作痒①，痒热焮疼，初起挑破，贴蟾酥饼膏盖，金黄散敷之；三日后，肿聚必欲作脓，换膏贴之。软肿胀痛者，脓已成，针之即愈。肿甚寒热者，必内外消托。

[考订者按] 合谷疔，病名，出《证治准绳·疡医》卷三。由阳明经湿热凝结，毒聚虎口而发。陈氏殆由此题称"合谷毒"，而临证实为"疔"无疑。

如意金黄散（见"肿疡主治方"）
蟾酥饼（见"疔疮主治方"）

鼻出血第六十八

鼻中出血，乃肺经火旺，逼血妄行而从鼻窍出也。外用紫土散敷囟顶上，内服羚羊清肺汤亦可自止。

[考订者按] 鼻出血，病名出《外科正宗》。

第三百四十二方：羚羊清肺汤 [原创]

羚羊清肺汤柴芩　甘藕蒲黄地骨皮
玄地芎归石膏等　栀连芦荟白茅宜

治鼻中无故出血不止，及寻常吐血、咳血并效。

羚羊角（镑）　黄连　银柴胡　玄参　石膏　川芎　当归身　白芍　生地　蒲黄　地骨皮　山栀各一钱　芦荟　甘草各五分　藕节三个　白茅根四两（捣汁，用水一碗，和绞去渣）

用茅根汁一大碗，煎七分，入童便一杯，食后服。

第三百四十三方：紫土散 [原创]

（外用）

紫土散须从治法　更兼火酒要调稠
将药敷于囟顶上　自然血止不相流

---

① 原文为"此手阳明、胃经湿毒攻注作痒"，今改。所谓"湿毒攻注"，与南通为"鱼盐之地"的气候、地域特征有关。

治鼻中无故出血不止。用倾银紫土[①]新罐碾细，以火酒调敷囟门上，其血自止，此从治之法也。

牙缝出血第六十九

牙缝出血，阳明胃经实火上攻而出也。又有胃虚火动，腐烂牙龈，以致淡血常常渗流不已。实火清胃散、楝果裹塞之，虚火芦荟丸、人中白散服搽自愈。

[考订者按]牙缝出血，即齿衄，病名出《外科正宗》。

第三百四十四方：清胃散[原创]

清胃散中用石膏　芩连生地不相饶
丹皮加上升麻好　阳明胃热即时消

治胃经有热，牙齿或牙龈作肿、出血不止并效。
黄芩　黄连　生地　丹皮　升麻　石膏各一钱
水二碗，煎八分，食后服。

[考订者按]金·李杲《东垣试效方》清胃散。方用生地黄、当归、黄连各三分，升麻一钱，牡丹皮半钱。水煎，每日一剂，分三次服。治服补胃热药，上下牙断疼痛不可忍，牵引头痛，满面发大热。陈氏治胃经有热，牙龈作肿，出血不止。组方方药主治不同。汪机《外科理例》清胃散无黄芩、石膏，有当归，主治未指牙缝出血。

第三百四十五方：楝果裹[原创]

（外用）
治阳明胃经实火上攻，血从牙缝流出。
用楝树果[②]二个，连肉、核捣烂，丝绸包裹，先用温汤漱净瘀血，塞于牙缝内，其血自止。

芦荟丸（见"下疳主治方"）
人中白散（见"走马疳第一百十一"）

---

① 紫土，即紫砂。近年报道，洛阳新安县"绀紫土"，有人将其带到宜兴陶研所请专家对比化验分析。最终，宜兴专家得出结论"绀紫土"就是紫砂。
② 楝树果，即楝实。方名"裹"，实与"球"同音之义。先贤陈实功对牙缝出血小恙，亦抱创新宏旨，勇于实践，令人敬畏。

血箭　血痣第七十

血箭出于心经火盛，逼血从毛窍出也；血痣由于肝经怒火郁结，其形初起色红如痣，渐大如豆，揩之血流。治血箭以桃花散凉水调敷，或金墨①涂搽自止。血痣须用冰蛳散枯去本痣，以珍珠散搽之，生皮乃愈。血甚者，内服凉血地黄汤，兼戒口味始痊。

[考订者按]血箭、血痣，病名均出自《外科正宗》。

第三百四十六方：凉血地黄汤（二）[原创]

> 凉血地黄汤黄连　当归甘草山栀全
> 加上玄参效更添　无辜出血即安然

治血箭、血痣，内热甚而逼血妄行，出血如飞者。
黄连　当归　生地　山栀　玄参　甘草各等分
水二碗，煎八分，量病上下服之。

[考订者按]脏毒主治方有凉血地黄汤（一），有12味，本方仅取其中5味，歌曰："加上玄参效更添"。陈氏制方熟练，方简效宏。

桃花散（见"金疮第五十九"）
冰蛳散（见"瘰疬主治方"）
珍珠散（见"下疳主治方"）

鹅掌风第七十一

鹅掌风由于手阳明大肠经、足阳明胃经火热血燥，外受寒凉所凝，致皮枯槁；又或时疮余毒未尽，亦能致此。初起红斑白点，久则皮肤枯厚破裂不已，二矾汤熏洗即愈。

[考订者按]鹅掌风，病名出自《外科正宗》。《中医大辞典》说："相当于手癣，包括手部皲裂性湿疹，掌跖角化症等。"

第三百四十七方：二矾汤[原创]

（外用）

> 二矾汤中白皂矾　儿茶柏叶在其间

---

① 金墨，朱震亨《本草衍义补遗》曰："墨属金而有火，入药甚助补性，又能止血。"

先熏后洗油烟照　鹅掌风顽愈不难

治鹅掌风皮肤枯厚、破裂作痛，宜用此汤熏洗，轻则不宜，越重越效。

白矾　皂矾各四两　孩儿茶五钱　柏叶半斤

用水十碗，同上药四味煎数滚候用。先用桐油搽抹患上，以桐油蘸纸拈点着，以烟焰向患上熏之；片时方将前汤乘滚贮净桶内，手架上用布盖，以汤气熏之，勿令泄气，待微热倾入盆内，蘸洗良久，一次可愈。七日忌下汤水，永不再发。

[考订者按] 杨梅疮应用方"柏叶二矾汤"即指此方。

肾囊风第七十二

肾囊风乃肝经风湿而成。其患作痒，喜浴热汤；甚者疙瘩顽麻，破流脂水，宜蛇床子汤熏洗二次即愈。

[考订者按] 肾囊风，病名出自《外科正宗》。《中医大辞典》说："相当于阴囊湿疹（包括神经性皮炎和阴囊瘙痒症）。"

第三百四十八方：蛇床子汤 [原创]

（外用）

蛇床子汤当归尾　苦参毕竟用灵仙

河水同煎熏患处　肾囊风痒得安然

治肾囊风湿热为患，疙瘩作痒，搔之作疼宜洗。

蛇床子　当归尾　威灵仙　苦参各五钱

水五碗，煎数滚入盆内，先熏，待温浸洗二次愈。

[考订者按] 清·吴谦等编《医宗金鉴·外科心法要诀》蛇床子汤，于陈氏此方中加土大黄、砂仁壳、老葱头，治肾囊风，供参考。

第三百四十九方：狼毒膏 [原创]

（外用）

狼毒膏内风子肉　槟榔五倍子相同

川椒床子硫猪胆　油沸投硝共此求

治症同前。

狼毒　槟榔　硫黄　五倍子　川椒　大风子　蛇床子各三钱

上为末，用香油一大杯，煎滚入皮硝三钱，再煎滚；次下公猪胆汁一个，和匀调前药搽擦患上，此药诸痒疮用之并效。

[考订者按] 清·吴谦等编《医宗金鉴·外科心法要诀》狼毒膏，据陈氏方去皮

硝，加枯矾，制法与陈氏同，供参考。

疥疮论第七十三

夫疥者，微芒之疾也。发之令人搔手不闲，但不知其何以生者？疥曰："吾不根而生，无母而成，乃禀阴阳气育，湿热化形，常列于王侯掌上，何妨士庶之身，可使文人怕笔，绣女停针，毋分贵贱，一例施行。"医问曰："不生于身，独攻于手者又何也？"疥曰："手掌乃太阴湿土所主，手心又少阳相火所司，土能生我，火能化我，此生皆赖湿土阳火所化，故生者必自出于手掌。"医曰："然哉！但其形知动而不知静，能进而不能退，自非清气所化也；又脾主消纳，胃主传化，人之饮食未有不从厚味者，厚味之中，湿热并化，致生此疮。又清气随脉循行，浊气留滞不散，停留肌肤，积日不解，随后生热发痒，故痒热之中，湿火混化为虫，形随湿化，动随火化，此无情而之有情也。既化之后，潜隐皮肤，辗转攻行，发痒钻刺，化化生生，传遍肢体，近则变为疥癣，久则变成顽风，多致皮肤枯槁，浸淫血脉，搔痒无度，得汤方解。外以绣毬丸搽擦，堪为止痒杀虫；内服消风散，亦可散风凉血。必得兼戒口味，辛热莫啜，忌洗热汤，其烦自脱。"此为小恙，不当陈说，闲中之言，随笔而曰。

[考订者按] 疥疮，出《刘涓子鬼遗方》卷五。多因风、湿、热邪郁于皮肤，接触传染而成。《诸病源候论》卷五十："疥疮多生于足指间，染渐生至于身体，痒有脓汁……其疮里有细虫，甚难见。"（《中医大辞典》）指出疥虫是其病因。南通俗名"痒疮"，如诸疮一扫光方主治提及"痒疮"，及"洗痒疮方"之方名亦然。

第三百五十方：消风散 [原创]（又名凉血消风散）

消风散内归生地　蝉脱荆防苍苦参
胡麻知母牛蒡等　石膏甘草木通行

治风湿浸淫血脉，致生疮疥，搔痒不起，及大人、小儿风热瘾疹，遍身云片斑点，乍有乍无并效。

当归　生地　防风　蝉蜕　知母　苦参　胡麻　荆芥　苍术　牛蒡子　石膏各一钱　甘草　木通各五分

水二碗，煎八分，食远服。

[考订者按]《太平惠民和剂局方》卷一消风散，药用荆芥穗、炒甘草、川芎、羌活、炒僵蚕、防风、茯苓、蝉蜕、藿香叶、人参各二两，姜厚朴、陈皮五钱。每细末，每服二钱，茶水调下。功能疏风止痛，治风邪上攻，头目昏痛、眩晕耳鸣、皮肤顽麻、瘙痒瘾疹等症。陈氏此方功能疏风养血，清热除湿。近代常用治荨麻疹、过敏性皮炎、药物性皮炎、神经性皮炎等风湿热邪为患者。另，汪机《外科理例》有消风

散，主治内容未提及疥疮，陈氏此方仅取防风、蝉蜕、荆芥、甘草4味，陈氏注重解难，辨证明确，不拘抄用陈规，应属原创。

第三百五十一方：当归饮子

> 当归饮子芍芎芪　生地防风白蒺藜
> 甘草何首乌荆芥　诸风疮痒服相宜

治血燥皮肤作痒，及风热疮疥瘙痒，或作疼痛。

当归　川芎　白芍　生地　防风　白蒺藜　荆芥　何首乌各一钱　黄芪　甘草各五分

水二碗，煎八分，食远服。

【注释】本方源自宋·严用和《济生方》。抄自明·汪机《外科理例》药物、剂量及主治内容基本相同。冉小峰曰："当归饮子是内治疮疥的煎服方之一，以活血化瘀来对应'心血凝滞'，以祛风清热来对应'内蕴风热'。"

第三百五十二方：绣毬丸［原创］

（外用）

> 绣毬丸内用樟冰　轻粉川椒共水银
> 雄黄枯矾风子肉　诸疮痒疥擦安宁

治一切干湿疥疮及脓窠烂疮，瘙痒无度者效。

樟冰　轻粉　川椒　枯矾　水银　雄黄各二钱　大风子肉一百枚（另碾）

以上共为细末，同大风子肉再碾和匀；加柏油[①]一两化开，和药搅匀，作丸龙眼大，于疮上擦之。

第三百五十三方：诸疮一扫光［原创］

（外用）

> 诸疮一扫光硫柏　木鳖床椒枯白矾
> 水银风子樟冰等　砒苦参烟胶共参

此药凡治痒疮，不论新久及身上下，或干或湿，异类殊形，但多痒少痛者，并宜用之，俱各有效。

苦参　黄柏各一斤　烟胶[②]一升　木鳖肉　蛇床子　点红椒　明矾　枯矾　硫黄

[①] 柏油，梁·陶弘景《本草经集注》称"柏脂"。为柏科植物侧柏树干的树枝经燃烧后分泌的树脂汁。《唐本草》："柏枝节烧取汁，疗疬疡及癞疮。"（《中药大辞典》）。

[②] 烟胶，《本草纲目》："此乃熏消牛皮灶上及烧瓦窑上黑土也。主治头疮白秃，疥疮风癣，痒痛流水，取牛皮灶岸（即烟胶）为末，麻油调涂。"

大风子肉　樟冰　水银　轻粉各二两　白砒五钱

共为细末，熟猪油二斤四两化开，入药搅匀，作丸龙眼大，磁瓶收贮。用时搽擦患上，二次即愈。

第三百五十四方：洗痒疮方 [原创]

（外用）

洗痒疮方只二般　苦参猪胆共相攒
河水煎汤频浴洗　管教诸痒即当安

苦参半斤切片，用河水三四瓢煎药数滚，掺水二瓢，住火片时，滤去渣。临洗和公猪胆汁四五枚搅匀淋洗痒上，三日一洗，三次亦可痊愈矣。

臁疮论第七十四

臁疮者，风热湿毒相聚而成，有新久之别，内外之殊。新者只有三香膏、乳香法纸贴之自愈；稍久紫黑者，以解毒紫金膏搽扎渐可。又年久顽臁，皮肉乌黑下陷，臭秽不堪者，用蜈蚣钱法去风毒、化瘀腐，方可得愈。外臁多服四生丸，内臁多服肾气丸妙。

[考订者按] 臁疮，病名，见宋·窦默《疮疡经验全书》卷六。多由湿热下注，瘀血凝滞经络所致。局部常有破损或湿疹等病史。（《中医大辞典》）

第三百五十五方：三香膏 [原创]

（外用）

三香膏内乳松香　轻粉油调纸内藏
先洗葱汤方贴扎　何妨新久烂臁疮

治臁疮初起多疼少痒，未经受风紫黑者宜用。

乳香　松香　轻粉各等分

上为细末，香油调稠，用夹纸一面，以针密刺细孔，将药夹搽纸内，先以葱汤洗净，将纸有孔一面对疮贴之，三日一换自效。忌房事、煎炒等件。

[考订者按]《中医大辞典》第 61 页"三香膏"，记此方出处误为清·吴谦等编《医宗金鉴》。其实《医宗金鉴》作为传承来说，宫廷内几乎没有臁疮的病患，所以主治内容未详，药物及调剂使用方法基本相同。

第三百五十六方：乳香法纸 [原创]

（外用）

乳香法纸有奇功　疼痛臁疮欲此逢

功在粉霜相协力　　三朝一换笑颜浓

治臁疮作痛不愈。

先用乳香碾细末一两听用。以呈文油纸四张，每纸一张，摊平筛乳香末二钱五分匀筛纸上，双折卷一寸阔，将卷纸复作三折，两头以线扎之；用甘草一两二钱，水三碗，将卷过药纸浸入甘草汤内，上用重物压之；煮数滚，取起纸来，解去扎线，将纸摊开桌上，每张用轻粉三钱掺乳香，上用棕糊刷排刷相匀，提起药纸，带湿以无药一面对板壁上贴之，阴干收用。临时随患大小剪纸多少，先用温汤洗疮，随将纸有药一面对疮贴之，绢扎三日一换，自然止痛生肌。如贴后内无水出，不必换贴自愈。

第三百五十七方：蜈蚣饯［原创］

（外用）

蜈蚣饯治久顽臁　　独活桐油白芷煎
甘草加上同煎煮　　倾入疮中黑腐蠲

治臁疮多年，黑腐臭烂作疼，诸药不效者。

用桐油二两，独活、白芷、甘草、蜈蚣各一钱，入油内煎滚；先将臁疮洗净，用白面水调作圈，围在疮之四边，毋令泄气走油。将脚放平，以茶匙挑油渐渐趁热加满，待油温取去，已后腐肉、风毒自然脱下，用解毒紫金膏搽上，纸盖绢扎，三日一换。

解毒紫金膏（见"结毒主治方"）

治臁疮毋论新久，及顽疮年久不愈者并用之。

第三百五十八方：四生丸

四生丸疗久臁疮　　骨节多疼举动妨
地龙白附僵蚕等　　草乌灵脂莫相忘

治外臁血风顽疮，骨节疼痛，不能举动，或行步不前，或浑身瘙痒，或麻痹不仁，或生斑疹并效。

地龙（去土）　僵蚕（炒，去丝）　白附子　五灵脂　草乌（去皮尖，泡）各等分

上为细末，米糊丸桐子大，每服三四十丸，食前茶、酒任下。

【注释】本方抄自《外科理例》，用药、制法和主治内容基本相同。原"每服二三十丸"，陈氏临床增量。

［考订者按］明·薛己《校注妇人良方》卷四方四生丸，炒僵蚕、地龙、白附子、五灵脂、草乌各等分。为细末，煮糊为丸，梧桐子大，每服二十丸，茶水或酒送服。治骨节作痛，或浑身麻痹。(《中医大辞典》)本方可与第三百二十方止血四生汤互参。

肾气丸（见"肺痈主治方"）

血风疮第七十五

血风疮，乃风热、湿热、血热三者交感而生。发则搔痒无度，破流脂水，日渐沿开。甚者内服消风散加牛膝、黄柏，外搽解毒雄黄散或如意金黄散俱可敷之。如年久紫黑坚硬，气血不行者，用针砭去黑血，以神灯照法熏之，以解郁毒，次以前药敷之方效。

[考订者按]血风疮，出明·窦梦麟《疮疡经验全书》卷六。由肝经血热、脾经湿热、肺经风热交感而成。

第三百五十九方：解毒雄黄散 [原创]
（外用）
治风湿流注腿脚，致生血风顽疮，紫黑瘙痒者。
雄黄四两　硫黄八两
上二味，共碾细末，柏油调搽，纸盖之，三日一换。

如意金黄散（见"肿疡主治方"）
治症同前。
用公猪胆汁调稠敷患上，油纸盖托勿动，待其自脱，脱后色红再敷之，以色白为度。

神灯照法（见"肿疡主治方"）
治年久紫黑血风顽疮，流水作痒不绝。
先用葱汤洗净患上，点火以灯焰熏之，每熏二拈为度。

凉血消风散（见"疥疮论第七十三"）

顽癣第七十六

顽癣乃风、热、湿、虫四者为患。发之大小圆斜不一，干湿新久之殊。风癣如云朵，皮肤娇嫩，抓之则起白屑；湿癣如虫形，搔之则有汁出；顽癣抓之则全然不痛；牛皮癣如牛项之皮，顽硬且坚，抓之如朽木；马皮癣微痒、白点相连；狗皮癣白斑相簇，此等总皆血燥风毒克于脾、肺二经。初起用消风散加浮萍一两，葱、豉作引，取汗发散。久者服首乌丸①、蜡矾丸，外擦土大黄膏，用槿皮散选而用之，亦可渐效。

[考订者按] 顽癣，病名，见《外科正宗》。风癣、湿癣出《诸病源候论》卷三十五。牛皮癣，见《世医得效方》卷十九。

第三百六十方：土大黄膏 [原创]

（外用）

土大黄膏用白矾　硫黄八两共加参
川椒三味研成末　顽癣搽之不费难

治干湿顽癣，不论新久，但皮肤顽厚，串走不定，惟痒不痛者。

硫黄八两　生矾四两　点红川椒二两

上各为末，用土大黄根②捣汁，和前药调成膏碗贮，新癣抓损擦之，多年顽癣加醋和擦，如日久药干，以醋调搽；牛皮癣用穿山甲抓损擦之妙。

[考订者按]《中医大辞典》"顽癣"条目中说："顽癣是一种慢性顽固性疾病。多因风、热、湿、虫四者为患。初为皮肤发痒，后起淡褐色粟粒样丘疹，表面有药屑，病损逐渐扩大，融合成片，形成肥厚粗糙皮损，形状不一，瘙痒明显，搔之不知疼痛，病程缠绵，经久不愈，反复发作。治宜养血疏风。内服当归饮子或四物消风散（应为'汤'或'饮'）。外用土大黄膏或槿皮散外搽，相当于神经性皮炎，慢性湿疹等疾病。"

第三百六十一方：顽癣必效方 [原创]（又名槿皮散）

（外用）

顽癣必效川槿皮　轻粉雄黄巴豆宜
斑蝥大黄百药煎　阴阳水和海桐皮

治多年顽癣，诸药熏擦搽洗不效者，用之即愈。

川槿皮四两　轻粉　雄黄各四钱　百药煎③四饼　斑蝥（全用）一钱　巴豆（去油）一钱五分　大黄二两　海桐皮二两

上为极细末，用阴阳水④调，抓损敷药，必待自落。

[考订者按] 陈氏论顽癣，经临床细察列风癣、湿癣、牛皮癣，还有马皮癣、狗

---

① 首乌丸，陈氏未列方详述。元·危亦林《世医得效方》卷十有"何首乌丸"，何首乌、防风、黑豆、荆芥、地骨皮、桑白皮、天仙藤、苦参、藁本，为细末，炼蜜为丸。治肺风鼻赤面赤。殆明代药店市售有此成药。
② 土大黄根，俗名秃菜根。功能清热、行瘀、杀虫、解毒。陈氏用治顽癣属首创。
③ 百药煎，药名。出明·陈嘉谟《本草蒙筌》，为五倍子同茶叶等经发酵制成的块状物。
④ 阴阳水，《本草拾遗》称"生熟汤"。李时珍《本草纲目》："以新汲水百沸汤合一盏和匀，故曰生熟，今人谓之阴阳水。"

皮癣，其症状各有特点，既有细微差异也就有不同的病名。在论治中提到"槿皮散"，即此顽癣必效方，及顽癣方均列川槿皮为首选。

第三百六十二方：顽癣方 [原创]

（外用）

顽癣方中川槿皮　斑蝥轻粉各相宜
再加七个风子肉　新笔涂将患处医

川槿皮二钱　轻粉五分　斑蝥七个　大风子七个

河、井水共一碗，煎一半，露一宿，笔蘸涂之。

第三百六十三方：顽癣浮萍丸 [原创]

浮萍丸内苍耳草　苍术黄芩共苦参
僵蚕钩藤并豨莶　酒丸服下可回春

紫背浮萍　苍术　苍耳草各二两　苦参四两　黄芩　僵蚕各一两　钩藤一两五钱　豨莶草二两（酒蒸）

共为末，酒糊丸，白滚汤每服二钱，随病上下服。

[考订者按] 冉小峰曰："本方主治顽癣，顽者痴也（见《韵会》）钝也（见《广雅释诂》），指病因难明，常法治疗无效，故称顽癣。本方组成有调节神经的作用，有的还有调节免疫功能的作用。"

脓窠疮第七十七

脓窠疮，乃肺经有热，脾经有湿，二气交感，其患先从小泡作痒，后变脓泡作疼，所成脓窠疮也。甚者清热散风，凉血除湿治之，凉血清风散是也。外以蛇床子散或诸疮一扫光搽之亦效。兼戒口味自愈。

[考订者按] 脓窠疮，病名出自《外科正宗》。是一种化脓性既疼且深的皮肤病。《中医大辞典》列"脓窝疮"词条，窝（wō），窠（kē）。窠，尊原著偏重于南通口音。

第三百六十四方：蛇床子散 [原创]

（外用）

蛇床子散用黄丹　轻粉枯矾风肉良
大黄不少松香末　麻油调许治脓疮

治脓窠疮生于手足遍身，根硬作胀，痒痛非常。

蛇床子　大风子（肉）　松香　枯矾各一两　黄丹　大黄各五钱　轻粉三钱

上为细末，麻油调搽，湿烂者干掺之。

[考订者按] 明·汪机《外科理例》蛇床子散，药用蛇床子、独活、苦参、防风、荆芥穗各一两，枯矾、铜绿各五钱，共为末，麻油调搽。治风癣疥癞瘑痒，脓水淋漓。陈氏组方仅二味相同。

第三百六十五方：脓窠又方 [原创]

（外用）

　　　　　　　脓窠方中用石膏　黄柏黄丹轻粉饶
　　　　　　　还有枯矾能燥湿　搽之痛痒即时逃

黄柏（一两，以公猪胆汁搽之，火上炙）三钱　石膏（煅）一两　轻粉二钱　黄丹　枯矾各三钱

上为末，麻油调搽，湿者干掺。

脓窠疮应用方

凉血消风散　诸疮一扫光（见"疥疮论第七十三"）

冻风第七十八

冻风者，肌肉寒极、气血不行，谓肌死患也。初起紫斑，久则变黑、腐烂作脓者，以碧玉膏主之，生肌敛口。

[考订者按] 冻风，此病名出《外科正宗》。《丹溪心法》（1601年初刻本）称"冻疮"。又名冻瘃。

碧玉膏（见"结毒主治方"）
治冻风皮肉损烂，脓水淋漓，疼痛不止者用之。

第三百六十六方：独胜膏 [原创]

（外用）

　　　　　　　独胜膏来最散寒　冻风冻耳一般安
　　　　　　　六月每逢三六日　搽之冬冻不相干

治冻风冻跟、冻耳，每逢冬寒则发。

六月初六、十六、二十六日，用独蒜捣膏，日中晒热，在于遇冬所发之外擦之，忌下汤水，一日共擦三次不发。又每常冻风用茄根同葱汤浸洗，再不重发。

[考订者按] 独胜膏，属治未病"冬病夏治"的民间效方。

火丹第七十九

火丹者，心火妄动，三焦风热乘之，故发于肌肤之表，有干湿不同，红白之异。干者色红，形如云片，上起风粟，作痒发热，此属心、肝二经之火，治以凉心泻肝，化斑解毒汤是也。湿者色多黄白，大小不等，流水作烂，又且多疼，此属脾、肺二经湿热，宜清肺、泻脾、除湿，胃苓汤是也。腰胁生之，肝之妄动，名曰缠腰火丹[①]，柴胡清肝汤。外以柏叶散、如意金黄散敷之。

[考订者按]火丹，病名，出《诸病源候论》卷四十九。又名丹毒，出《备急千金要方》卷二十二。因患部皮肤红如涂丹，热如火灼，故名"火丹"。

第三百六十七方：化斑解毒汤[原创]

化斑解毒汤石膏　玄参知母共连翘
黄连升麻蒡子等　甘草人中黄更高

治三焦风热上攻，致生火丹，延及遍身痒痛者。
玄参　知母　石膏　人中黄　黄连　升麻　连翘　牛蒡子各等分　甘草五分
水二碗，淡竹叶二十片，煎八分，不拘时服。

第三百六十八方：除湿胃苓汤[原创]

除湿胃苓汤草朴　陈皮二术泽猪苓
防风滑石山栀等　木通薄桂赤苓名

治脾、肺二经湿热壅遏，致生火丹作烂疼痛者。
防风　苍术　白术　赤茯苓　陈皮　厚朴　猪苓　山栀　木通　泽泻　滑石各一钱　甘草　薄桂各三分
水二碗，灯心二十根，煎八分，食前服。
[考订者按]本方治缠腰火丹湿盛者。（《中医大辞典》）

第三百六十九方：柏叶散[原创]

（外用）

柏叶散中蚯蚓粪　赤豆大黄君莫混

---

① 缠腰火丹，原文为"缠腰丹"，今加一"火"字，西医称"带状疱疹"，系由疱疹病毒引起的皮肤表层病证，实因一时免疫力低下，感染后好发于胸背和腰际。南通民间有用豆油捻燃熏烫土法，称为"捉（烛）火丹"。用市售黄表纸捻成卷，蘸上适量豆油，点燃后在疱疹上方来回熏烫，以不烫伤为度，每天2次，治疗2~3天后即愈。治愈病理是病毒在疱疹在皮肤表面，不耐高温之故。"捉（烛）火丹"属熏烫疗法，原则是"早治易愈，效愈好"，目的是"不留持续剧烈刺痛的后遗症"。

　　　　　加上黄柏轻粉霜　水调敷上何须问

　　治三焦火甚致生火丹，作痒或作痛，延及遍身。

　　侧柏叶（炒黄为末）五钱　蚯蚓粪（韭菜田内者佳）　黄柏　大黄各五钱　赤豆　轻粉各三钱

　　上为细末，新汲水调搽。

如意金黄散（见"肿疡主治方"）

　　治火丹不论新久痒痛，用新汲水调敷，靛汁亦好。

天泡第八十

　　天泡者，乃心火妄动，脾湿随之，有身体上下不同，寒热天时微异。上体者风热多于湿热，宜凉血散风；下体者湿热多于风热，宜渗湿为先，外用胡粉散、石珍散搽之自愈。此不早治，变为顽风紫癜难痊。

第三百七十方：解毒泻心汤 [原创]

　　　　　解毒泻心汤芩连　荆防牛子石膏全
　　　　　山栀滑石玄参草　木通知母共相煎

　　治心经火旺，酷暑时临，致生天泡发及遍身者。

　　黄连　防风　荆芥　山栀　黄芩　牛蒡子　滑石　玄参　知母　石膏各一钱　甘草　木通各五分

　　水二碗，灯心二十根，煎八分，食远服。

　　[考订者按] 冉小峰曰："天泡疮亦名天疱疮，属于病毒感染，发作与天行时气有关，故名天泡。疮形如水泡，皮薄光亮，根赤，周界分明，大小不等，破后毒水溢出不止，无臭味。破损者可用青黛十分、冰片一分，研末外搽。"本方清热解毒，加入大青叶、生大黄疗效可进一步提高。

第三百七十一方：清脾甘露饮 [原创]

　　　　　清脾甘露饮茵陈　术地翘芩栀赤苓
　　　　　麦冬泽泻苍枳壳　玄明粉草共灯心

　　治脾经温热郁遏，乃生天泡，下体多而疼痛者。

　　白术　赤茯苓　山栀　茵陈　麦门冬　生地　黄芩　枳壳　苍术　泽泻　连翘　甘草　玄明粉各等分

　　水二碗，竹叶、灯心各二十件，煎八分，食前服。

第三百七十二方：胡粉散 [原创]

（外用）

$\qquad$ 胡粉散治天泡疮　杭粉轻粉石膏当

$\qquad$ 蛤粉共将研细末　丝瓜汁和效无双

治天泡红肿发热，急胀疼痛，用针挑破掺此药。

杭粉一两　轻粉　石膏（煅）　蛤粉各三钱

共研极细，挹干患上，用此掺之，或用丝瓜叶捣汁调搽亦好。如冬月无此，用染布青缸汁调搽。

第三百七十三方：石珍散 [原创]

（外用）

$\qquad$ 石珍散中煅石膏　还兼轻粉不相饶

$\qquad$ 青黛再添黄柏末　将来一掺疾然消

治天泡日久作烂，疼痛不已，脓水淋漓者宜用。

石膏（煅）　轻粉各一两　青黛　黄柏末各三钱

上共研细，甘草汤洗净，以此药掺之，其疼即止。

[考订者按] 石珍散治天疱疮作烂疼痛。(《中医大辞典》)

肺风　粉刺　酒齄鼻第八十一

肺风、粉刺、酒齄鼻三名同种。粉刺属肺，齄鼻属脾，总皆血热郁滞不散。所谓有诸内、形诸外，宜真君妙贴散加白附子敷之，内服枇杷叶丸、黄芩清肺饮。

[考订者按] 肺风，病证名，《素问·风论》："肺风之状，多汗恶风……" 粉刺，病名出自《外科正宗》。齄（zhā渣）《素问·生气通天论》："劳汗当风，寒薄为齄，郁乃痤。" 王冰注："齄刺长于皮中，形如米，或如针……俗曰粉刺。" 酒齄鼻，病名见《证治准绳·杂证》。

第三百七十四方：枇杷叶丸 [原创]

$\qquad$ 枇杷叶丸天花粉　甘草黄芩酒跌丸

$\qquad$ 肺风粉刺并齄鼻　三症吞之俱可安

治肺风、粉刺、鼻齄，初起红色，久则肉饱发肿者。

枇杷叶（去毛刺）八两　黄芩（酒炒）四两　甘草一两　天花粉四两

共为末，新安酒跌丸桐子大，每服一钱五分，食后并临睡白滚汤、茶汤俱可送下，忌火酒、煎炒。

第三百七十五方：黄芩清肺饮［原创］

　　　　　黄芩清肺饮芎归　赤芍防风生地随
　　　　　连翘干葛天花粉　薄荷红花共此为

治症同前。

川芎　当归　赤芍　防风　生地　干葛　天花粉　连翘　红花各一钱　黄芩二钱　薄荷五分

水二碗，煎八分，食后服，用酒一杯过口。

［考订者按］清·沈金鳌《杂病源流犀烛·内伤外感门》卷二十三方黄芩清肺饮，用药及剂量与陈氏此方相同，仅薄荷三分。治肺气不清，风热郁滞而致的鼻中息肉。

真君妙贴散（见"肿疡主治方"）

治肺风、粉刺、齇鼻红赤紫肿，早晚用凉水调敷。

雀斑第八十二

雀斑乃肾水不能荣华于上，火滞结而为斑，当以六味地黄丸以滋化源；外以玉容丸早晚搽洗渐愈。

［考订者按］雀斑，南通俗称"雀儿斑"，病名出《外科正宗》。

第三百七十六方：玉容丸［原创］

（外用）

　　　　　玉容丸栀羌独松　荆矾辛柰芷麻风
　　　　　及蔹椒檀蚕藁本　陀僧红枣菊花逢

治男妇雀斑、酒刺，及身体皮肤粗糙，并用此洗。

甘松　山柰　细辛　白芷　白蔹　白及　防风　荆芥　僵蚕　山栀　藁本　天麻　羌活　独活　陀僧　枯矾　檀香　川椒　菊花各一钱　红枣肉七枚

以上共为细末，用去净弦膜肥皂一斤，同槌作丸，如秋冬加生蜜五钱，如皮肤粗槁加牛骨髓三钱，早晚洗之，肌肤自然荣洁如玉，温润细腻。

第三百七十七方：玉肌散［原创］

（外用）

　　　　　玉肌散用生绿豆　滑石白芷同成就

　　　　　　　　碾末还兼白附子　　肺风酒刺真不谬
　　一切风湿、雀斑、酒刺、白屑风皮肤作痒者并效。
　　绿豆半升　滑石　白芷　白附子各二钱
　　共为细末，每用三匙，早晚洗面时汤调洗患上。

　　六味地黄丸（见"肺痈主治方"）

油风第八十三

　　油风乃血虚不能随气荣养肌肤，故毛发根空，脱落成片，皮肤光亮，痒如虫行，此皆风热乘虚攻注而然。治当神应养真丹服之，外以海艾汤熏洗并效。

　　［考订者按］油风，病证名，出自《外科正宗》。南通俗称"鬼剃头"。

　　第三百七十八方：海艾汤［原创］

（外用）

　　　　　　　　海艾汤中甘菊花　　防风薄荷藿香加
　　　　　　　　甘粉藁本蔓荆子　　荆芥同煎效可夸
　　治油风血虚风热所致，皮肤光亮，眉发脱落者。
　　海艾　菊花　薄荷　防风　藁本　藿香　甘松　蔓荆子　荆芥穗各二钱
　　用水五六碗，同药煎数滚，连渣共入敞口钵内，先将热气熏面，候汤温蘸洗之，留药照前再洗。

　　神应养真丹（见"附骨疽主治方"）

　　治风、寒、暑、湿袭于三阳部分，以致血脉不能荣运肌肤，虚痒发生，眉发脱落，皮肤光亮者服之。

白屑风第八十四

　　白屑风多生于头、面、耳、项发中，初起微痒，久则渐生白屑，叠叠飞起，脱之又生，此皆起于热体当风，风热所化，治当消风散，面以玉肌散擦洗；次以当归膏[①]润之。发中作痒有脂水者，宜翠云散揍之自愈。

　　［考订者按］白屑风，病名出自《外科正宗》。相当于干性脂溢性皮炎。

---

① 即神效当归膏，列补遗方第四百三十四方。

第三百七十九方：祛风换肌丸 [原创]

　　　　　祛风换肌丸苍术　首乌牛膝石菖蒲
　　　　　苦参甘草灵仙等　芎归花粉共相和

治白屑风及紫白癜风、顽风顽癣、湿热疮疥、一切诸疮，搔痒无度，日久不绝，愈之又发宜服之。

威灵仙　石菖蒲　何首乌　苦参　牛膝　苍术　大胡麻　天花粉各等分　甘草　川芎　当归减半

上为末，新安酒跌丸绿豆大，每服二钱，白汤送下，忌牛肉、火酒、鸡、鹅、羊等发物。

消风散（见"疥疮论第三十三"）

翠云散（见"杨梅疮主治方"）

玉肌散（见"雀斑第八十二"）

润肌膏（见"白秃疮第一百四"）

耳病第八十五

耳病乃三焦肝风妄动而成，大人有虚火、实火之分，小儿有胎热、胎风之别。虚火者，耳内蝉鸣，或兼重听，出水作痒，外无焮肿，此属虚火妄动之症也，四物汤加牡丹皮、石菖蒲及肾气丸主之。实火者，耳根耳窍俱肿，甚则寒热交作，疼痛无时，宜柴胡清肝汤治之。又有耳挺结于窍内，气脉不通，疼痛不止，以栀子清肝汤为治，外用黄线药插入挺肉缝旁，化尽乃愈。小儿胎热或浴洗水灌窍中，亦致耳窍作痛生脓，初起月间，不必搽药，治早项内生肿，候毒尽自愈。如月外不瘥，以红棉散治之则安矣。

[考订者按] 耳病，病证名，见《外科正宗》。陈氏临床常规，别有见地。

第三百八十方：红棉散

（外用）

　　　　　红棉散内用枯矾　麝香胭脂在其间
　　　　　小儿耳内流脓疾　一掺将来换笑颜

治耳内流脓，肿痛已消，脓尚不止，方用此掺之。

枯矾（上白）三钱　干胭脂二钱　麝香一分五厘

共研极细末，磁罐收贮，先用棉签绞尽耳内脓湿，棉签滚药送入耳底自愈。

【注释】本方源自宋·许叔微《普济本事方》卷五红棉散。枯矾为细末，每次一钱，加胭脂一字研匀，先用棉花擦净耳中脓水，再取药粉少许，吹入耳内。治聤耳流脓。明·龚廷贤《寿世保元》卷六方红棉散，用枯矾、熟炉甘石各五分，干胭脂粉二分半，麝香少许，冰片一分。为细末，先用棉签擦去脓水，再取药粉少许，涂于耳内。治聤耳，流脓流水。陈氏殆综合前贤红棉散，化裁应用于临床。

第三百八十一方：聪耳芦荟丸 [原创]

聪耳芦荟丸木香　芩归胆草与大黄
山栀青黛南星等　柴麝青皮共此良

治肝胆有火，耳内蝉鸣，渐至重听不闻声息者。

芦荟　大黄（蒸熟）　青黛　柴胡各五钱　龙胆　当归　山栀　青皮　黄芩各一两　木香二钱　南星三钱　麝香五分

上为末，神曲糊为丸，绿豆大，每服二十一丸，食后姜汤送下，日服三次渐效。

柴胡清肝汤　栀子清肝汤（见"鬓疽主治方"）

四物汤（见"溃疡主治方"）

肾气丸（见"肺痈主治方"）

漆疮第八十六

漆疮由来自异，有感而弗感也，俗称陌生人感之非也。但漆乃辛热火象有毒之物，人之皮毛腠理不密，故感其毒。先发为痒，抓之渐似瘾疹出现皮肤，传遍肢体，皮破烂斑，流水作痛，甚者寒热交作，宜韭菜汁调三白散涂之，服化斑解毒汤。忌浴热水，兼戒口味，不然变为顽风、癣、癞，愈而又发者多矣。

[考订者按] 漆疮，病名出《诸病源候论》卷三十五。因禀性畏漆，感受漆气而生的皮肤病，又名"漆咬"。

第三百八十二方：三白散 [原创]

（外用）

三白散中用石膏　杭粉轻粉不相饶
调搽必用生韭汁　漆疮敷上即时消

杭粉一两　石膏三钱　轻粉五钱

各为末，韭菜汁调敷，纸盖，如无韭菜汁，凉水调敷。

化斑解毒汤（见"火丹第七十九"）

竹木刺第八十七

竹木刺，外入之患，有软硬之分，浅深之异。软浅者，以针头拨见刺形，拔出则愈。硬深难出者，用蝼蛄捣烂涂刺上一时许，其刺自然吐出，取去之则愈矣。

［考订者按］竹木刺，陈氏临床经历，故名。

花蕊石散（见"跌仆第五十八"）

治竹木刺伤，肿痛流脓，以葱汤洗净，用此掺之。

痤痱疮第八十八

痤痱者，密如撒粟，尖如芒刺，痒痛非常，浑身草刺，此因热体见风毛窍所闭。宜服消风散，洗用苦参汤；甚者皮损，匝匝成疮，以鹅黄散软绢帛蘸药扑之。

［考订者按］痤痱疮，病名，首见《素问·生气通天论》："汗出见湿，乃生痤痱。"由肺热脾湿所致，或复冒风热邪毒搏于肌肤而生。痤，小疮疖；痱，汗疹。

第三百八十三方：苦参汤［原创］

（外用）

苦参汤用大菖蒲　河水煎来患上磨
临洗再加猪胆汁　可教诸痒自然除

治痤痱疮作痒，抓之又疼，坐如糠穏[①]，难以安睡。

用苦参四两，大菖蒲二两，河水五瓢，同煎数滚，添水二瓢，盖片时；临洗和入公猪胆汁四五枚淋洗患上，不二三次全愈。愈后避风，忌食发物。

第三百八十四方：鹅黄散（二）［原创］

（外用）

鹅黄散中真豆粉　黄柏滑石轻粉称
四味将来研细末　止痛收干遂吾心

治痤痱疮作痒，抓之皮损，随后又疼，用此扑之。

绿豆粉一两　滑石五钱　黄柏三钱　轻粉二钱

[①] 糠穏，是南通方言"穏子"的别称，此处指"麦芒"。"糠穏"即"稻糠麦芒"。

上为细末，以软绢帛蘸药扑于患上，止痛收干。

[考订者按] 与杨梅疮主治方鹅黄散（一）相较，此乃和缓亲肤之用。

消风散（见"疥疮论第七十三"）

痄腮第八十九

痄腮乃风热、湿痰所生，有冬温后天时不正感发传染者多。两腮肿痛，初发寒热，以柴胡葛根汤散之，外敷如意金黄散。在里内热口干，二便不利者，四顺清凉饮利之。表里俱解，肿仍不消，必欲作脓，托里消毒散，脓成者即针之。体虚人兼服补托自愈。

[考订者按] 痄腮，病名，见《外科正宗》。明·秦昌遇《幼科金针》（成书于1641年）有阐述发挥。

柴胡葛根汤（见"伤寒发颐第四十"）
四顺清凉饮（见"汤泼火烧第六十"）
托里消毒散（见"肿疡主治方"）

痰包第九十

痰包乃痰饮乘火流行凝注舌下，结而匏肿。绵软不硬，有妨言语，作痛不安，用利剪刀当包剪破，流出黄痰，若蛋清稠黏难断，捺尽以冰硼散搽之，内服二陈汤加黄芩、黄连、薄荷数服，忌煎炒，火酒等件。

[考订者按] 痰包，病证名，首见《外科正宗》，即陈氏临诊见识的"匏舌"。

第三百八十五方：加味二陈汤

　　　　加味二陈汤半夏　茯苓甘草共陈皮
　　　　芩连薄荷姜三片　痰饮生来服此宜

治痰饮流注舌下，发肿作痛，针刺已破者服之。
陈皮　半夏　茯苓　甘草　黄芩各八分　黄连　薄荷各五分
水二碗，姜三片，煎八分，食前服。

【注释】二陈汤，本《太平惠民和剂局方》卷四方。半夏、橘红、茯苓、甘草四味，功能燥湿化痰，理气和中。以此为基本方，调整剂量并加用其他药物，功能改变，主治亦有所不同，如《丹溪心法》加用砂仁、丁香及生姜，治停痰结气而呕。陈氏加黄芩、黄连、薄荷、生姜，以清热降火，化痰散瘀。症见舌下结肿如匏，痛碍饮食言语，配合针刺改善症情，是谓临床发挥。此方与第三百二十六方调中二陈汤可以相较。

冰硼散（见"咽喉主治方"）

癞风第九十一

癞风乃阳明湿热沸腾于肌表，或外受风寒侵袭而成。其患初起水泡，作痒成疮，破流脂水，痒至彻骨；久则成片，传及遍身，好浴热汤，形如风癞。初起上体多者，防风通圣散去硝黄，加葱头三茎，发汗以散外毒。下体多者，去麻黄以攻内毒，久服祛风换肌丸，初服消风清燥汤，外搽诸疮一扫光。成片流水者，真君妙贴散；皮肤顽厚有虫者，麦饯散搽之。

[考订者按]癞风，即疠风。《素问·风论》："疠者，有荣气热胕，其气不清，故使其鼻柱坏而色败，皮肤疡溃，风寒客于脉而不去，名曰疠风。"

第三百八十六方：消风清燥汤[原创]

消风清燥汤生地　芎芍防归芩黄连
花粉苦参并蝉蜕　甘草灵仙共此全

川芎　当归　白芍　生地　防风　黄芩　黄连　天花粉　蝉蜕　苦参　灵仙各一钱　甘草五分

水二碗，煎八分，食远服。

癞风应用方

防风通圣散（见"时毒主治方"）
祛风换肌丸（见"白屑风第八十四"）
真君妙贴散（见"肿疡主治方"）
诸疮一扫光（见"疥疮论第七十三"）
麦饯散（见"痘风疮第一百九"）

湿肿第九十二

湿肿者，皆脾气受伤之病。或饮食后骤受风寒所侵，或饥渴时误餐生冷所滞，寒积于中，食不克化，其患胸膈不宽，小水不利，面目浮肿，渐至遍身，此土伤不能生化之故也。宜用二蛟散疏通稼土，温养脾元，其小水自利，浮肿自消。此方百发百中之妙。

[考订者按] 湿肿，病证名，明·董宿《奇效良方·水肿》："病水寒不得宣行，成湿肿证，脉来沉迟，色多青白，不烦不渴，小便艰少而涩，大便滑泄。"

第三百八十七方：二蛟散 [原创]

> 二蛟散内焙皮硝　陈米三年要炒焦
> 湿肿糖汤调服下　如蛟行水自然消

治生冷、恼怒伤脾，致胸膈不宽，小水不利，面目四肢浮肿，诸药不效。

用三年老黄米炒焦黄色为末，提净芒硝三两，锅内溶化，炒干为末，每用一平杯，和匀再研极细，大人壮实者每服三钱，小儿十岁上下者一钱二分，俱用赤砂糖三茶匙和白滚汤半茶盅空心调服。至午大便一次，至晚再便一次，其疾先从眼胞消起，日久元气虚者，与加味胃苓汤间服。至重者，不过五服愈。

第三百八十八方：加味胃苓汤

> 加味胃苓汤术苓　参楂芍半藿香陈
> 泽泻猪苓并厚朴　甘草香附效如神

治脾胃受伤，胸膈不宽，两胁肿胀，小水不利，面目四肢浮肿者服之。

陈皮　茯苓　白术　白芍各一钱　藿香　人参　厚朴　山楂　泽泻　半夏各五分　甘草　猪苓各三分　香附女人加一钱

姜三片，灯心二十根，水二锺，煎八分，食前服。

【注释】本方源自元·朱震亨《丹溪心法》卷四方胃苓汤，又名对金饮子。甘草、茯苓、苍术、陈皮、白术、官桂、泽泻、猪苓。为粗末，每服五钱，加生姜五片，大枣二枚，水煎服。功能健脾和中利湿。陈氏据方去苍术、官桂，加白芍、藿香、人参、山楂、半夏、香附。主症湿肿辨治。

咬伤第九十三

人咬为患，良肉受伤，但齿乃阳明胃经有余脏腑，多火多热，生穴于此，凡食经此，无不嚼烂下咽；又饮食炙煿之毒，无不侵袭。故人发肿，其痛异常，臭脓腐烂，痛彻连心，是感牙之毒也。初咬时一日内，众撒热小便浸伤处，洗净牙黄瘀血，咬孔上蟾酥饼贴之膏盖，后出微脓渐愈。如咬时未经此法，致肿痛发胖疼甚者，亦与童便浸洗，挹干用粗纸拈蘸麻油点火，用烟焰熏肿痛上，良久方住，以解牙毒；仍以蟾酥条插入孔内膏盖，候肿消时换玉红膏搽之，长肉完口。如有杂症相兼者，亦随症而治。

[考订者按] 咬伤，指被人咬伤。

蟾酥饼条（见"疔疮主治方"）
玉红膏（见"肿疡主治方"）

第三百八十九方：葱白甘草汤 [原创]

　　　　葱白甘草汤容易　　咬伤疼痛兼臭秽
　　　　每日常将频洗之　　消瘀散肿功全备

治咬伤㶸肿疼痛，脓血淋漓，臭秽腐烂者。

用葱白二两，粉草五钱，水三碗，煎至二碗，每日洗净伤处瘀腐脓血，方用玉红膏搽之，黑膏盖渐愈。

疯犬伤第九十四

　　疯犬乃朝夕露卧非时不正之气所感，故心受之，其舌外出；肝受之，其目昏蒙；脾受之，其涎自流；肺受之，其音不出；肾受之，其尾下拖。此五脏受毒，成为疯犬，乃禀阴阳肃杀之气，故经此必致伤人。随咬即服救生散，小便中行出血片。忌诸口味、麻物、赤豆等俱不可见，百日乃安。治之迟者，毒大而小便难出，必攻脏腑，久则成形，腹胀攻急，人声若犬，眼神露白者，俱为不治。有愈后复犯前禁，触之仍死。

　　[考订者按] 疯犬咬伤，病名，见明·胡濙《卫生易简方》。《五十二病方》记为"狂犬啮人"。陈氏观察疯犬，归咎"五脏受毒，乃成疯犬"。其精神可嘉。

第三百九十方：救生散 [原创]

　　　　救生散用七斑蝥　　惟用全身翅足饶
　　　　杭粉一钱同作末　　空心酒服效功高

治疯犬咬伤，用生斑蝥七个去头、翅、足，杭粉一钱同研，空心温黄酒调服，一时许小便行出血片、白脂，乃恶物也。如便痛，煎甘草汤饮之自利；如毒未尽，次早再一服，以小便清白方为毒尽。

又方：治疯犬咬有效。其人顶中必有红发一根，急须拔去，以追风如圣散敷伤处，抽毒气服救生散。

第三百九十一方：追风如圣散 [原创]

（外用）

　　　　追风如圣散防风　　川草乌芎薄荷同
　　　　白芷细辛苍术等　　雄黄加上效无穷

治疯犬咬伤，随用敷之，其毒即可拔出。

细辛　防风　川乌　薄荷　草乌　川芎　白芷　苍术各一两　雄黄四钱

共为末，温酒调敷伤处，以纸盖扎，早晚换二次。

疯犬伤之要静居　诸麻赤豆大荤祛
百日之中都忌见　敢教患者乐年余

女人面生䵟黑斑第九十五

䵟黑斑者，水亏不能制火，血弱不能华肉，以致火燥结成斑黑，色枯不泽，朝服肾气丸以滋化源，早晚以玉容丸洗面斑上，日久渐退。兼戒忧思、动火、劳伤等件。

[考订者按] 䵟黑斑，病名出自《外科正宗》。

肾气丸（见"肺痈主治方"）

玉容丸（见"雀斑第八十二"）

钮扣风第九十六

钮扣风，皆原风湿凝聚生疮，久则瘙痒如癣，不治则沿漫项背。当以冰硫散擦之，甚者服消风散亦妙。

[考订者按] 钮扣风，病证名，出自《外科正宗》。相当于脂溢性湿疹。

第三百九十二方：冰硫散 [原创]

（外用）

冰硫散内用川椒　潮脑生矾岂可饶
萝卜内藏煨熟药　还将猪胆共相调

硫黄一两　樟脑　川椒　生矾各二钱

共为末，先用白萝卜一个，抠空其内，将药填满，复将原皮盖之，湿纸包三四层，灰火内煨半时许；待冷取开，用药同熟猪油调稠，搽患上自愈。

消风散（见"疥疮论第七十三"）

枯筋箭第九十七

枯筋箭，乃忧郁伤肝，肝无荣养，以致筋气外发。初起如赤豆大，枯点微高，日久破裂，趫出筋头，蓬松枯槁，多生胸乳间，宜用丝药线齐根系紧，七日后其患自落；以珍珠散掺之，其疤自收。兼戒口味不发。

［考订者按］枯筋箭，此病名出自《外科正宗》。相当于寻常疣。

丝药线（见"痔疮主治方"）
珍珠散（见"下疳主治方"）

妇人脚丫作痒第九十八

妇人脚丫作痒，乃从三阳风湿下流凝聚不散，故先作痒而后生湿烂。又或足底弯曲之处，痒湿皆然。

第三百九十三方：枯矾散［原创］
（外用）

枯矾散中煅石膏　黄丹轻粉不相饶
四味将来为末掺　脚丫湿痒即时消

枯矾[①]五钱　石膏（煅）　轻粉　黄丹各三钱
上为末，温汤洗净，搽药即愈。

手足破裂第九十九

手足破裂[②]，破裂者干燥之象，气血不能荣养故也。因热肌骤被风寒所逼，凝滞血脉，以致皮肤渐枯渐槁，乃生破裂；日袭于风，风热相乘，故多作痛。以玉肌散洗擦，润肌膏润之，甚者兼服当归饮子为妙。

玉肌散（见"雀斑第八十二"）
润肌膏（见"白秃疮第一百四"）
当归饮子（见"疥疮论第七十三"）

---

① 笔者儿时即知祖母将明矾在瓦上煅成枯矾，用治脚丫作痒（俗称"脚丫风"），可证陈氏外科简单用方在民间普及。
② 手足破裂，《诸病源候论》卷三十作"手足皲裂"，指手足皮肤裂口。明·申拱宸《外科启玄》卷九称"皲裂疮"，即手足皮肤裂口。（《中医大辞典》）

245

眼丹第一百

眼丹脾经有风，胃经多热，共结为肿。风多者则浮肿易消，热甚者则坚肿难收。初起宜用金黄散敷之，有表症者荆防败毒散，里症者清胃散加大黄利之。如后不散，必欲作脓，宜换膏贴之，脓成者即针。迟则眼头自破，此乃睛明穴，内空难敛，成漏者多。

[考订者按] 眼丹，此病名首载于明·申拱辰《外科启玄》(1604)，陈氏辨证施治较详。

荆防散毒散（见"时毒主治方"）
清胃散（见"牙缝出血第六十九"）
如意金黄散（见"肿疡主治方"）

黑子第一百一

黑子，痣名也。此肾中浊气混滞于阳，阳气收束，结成黑子，坚而不散。宜细铜管将痣套入孔内，捻六七转，令痣入管，一拔便去。有痣浮浅不能拔者，用针挑损痣上，搽冰蛳散少许，糊纸盖之，三日自脱，或灰米膏点之亦可；落后珍珠散干掺生皮而愈。忌酱、醋无斑。

[考订者按] 黑子，病名。出《诸病源候论》卷三十九作"面黑子"。由肾经浊气滞结皮肤而成。(《中医大辞典》)

第三百九十四方：灰米膏 [原创]
（外用）
用成块火灰碱水调稠，将白川米插入灰内，留半米在外，片时许，候米熟用米点痣上可落矣。

冰蛳散（见"瘰疬主治方"）
珍珠散（见"下疳主治方"）

眼胞菌毒第一百二

菌毒者，乃脾经蕴热凝结而成。其患眼胞内生出如菌，头大蒂小，渐长垂出；甚者眼翻流泪，亦致昏蒙。治宜用软绵纸蘸水荫之眼胞上，少顷用左手大指甲佃于患根，右手以鈹针尖头齐根切下，血出不妨；随用翠云靛磨浓涂之，其血自止。内服凉膈清脾饮二服，仍忌海腥、煎炒、椒、姜、火酒等件不发。

[考订者按]眼胞菌毒,病名出自《外科正宗》。

第三百九十五方：凉膈清脾饮[原创]

凉膈清脾饮薄荷　荆防生地石膏图
黄芩赤芍连翘等　甘草山栀岂可无

防风　荆芥　黄芩　石膏　山栀　薄荷　赤芍　连翘　生地各一钱　甘草五分
水二碗,灯心二十根,煎八分,食后服。

[考订者按]冉小峰评曰:"此处所云'眼胞菌毒',是指赘生异物,属于癌瘤一类。原方症状描述确切,特别是方名标以'凉膈清脾'四字,耐人寻味,这里将增生性疾患与膈脾联系在一起,是一种新的理论,有重要的参考价值。"

第三百九十六方：翠云锭[原创]

（外用）

治眼胞菌毒,用针割后涂之。

杭粉五两,铜绿末一两,轻粉一钱,共研极细。用黄连一两同川米百粒、水一碗,煎一半,再熬折去二分,和药作锭阴干；临用清水少许净砚上磨浓,鸡翎蘸搽患上。又治烂弦风眼①或暴赤肿痛②者,箍搽更效。

体气第一百三

体气一名狐气,此因父母有所传染者,又有狐胎而受生者,故不脱本来气质。凡此腋下有棕纹数孔,出此气味,常以五香散擦之,内用蒜肚时常作馔食之,亦可解其气味,可渐而退,此法常取效也。

[考订者按]体气,病名,出自《外科正宗》,陈氏临床观察发病部位在"腋下",南通俗称"狐骚臭",多为遗传性疾病。

第三百九十七方：五香散[原创]

（外用）

五香散内用沉檀　还有零陵并木香
加上麝香功更捷　敢教体气不相妨

---

① 烂弦风眼,病证名。明·徐春甫《古今医统》作"烂弦风睑,此因脾胃积热,风邪相干,致患眼弦赤烂"。(《中医大辞典》)
② 暴赤肿痛,病证名,出《外科正宗》。明·傅仁宇《审视瑶函》"此症乃时气所作"。症见眼目暴赤肿痛。(《中医大辞典》)

沉香　檀香　木香　零陵香①各三钱　麝香三分

共为细末，每用五厘，津调搽擦两腋下，三日一次，或用香末二钱，绢袋盛贮挂于腋下亦效。

第三百九十八方：蒜肚方 [原创]

用公猪肚一具，入大蒜囊四十九枚去壳入肚内，以线扎口，水煮极烂，用盐、醋蘸肚随便食之。气味甚者，用癞虾蟆一个入内同煮，肚烂去虾蟆、大蒜，用热酒食之，洗浴发汗。避风三日，其气顿改。

白秃疮第一百四

白秃疮因剃发腠理司开，外风袭人，结聚不散，致气血不潮，皮肉干枯，发为白秃。久则发落，根无荣养。如秃斑光润不痒，内血已潮，以姜蘸润肌膏常擦，其发渐生。秃斑干枯作痒者，内必有虫，宜用麦饧散搽之，虫死、风散、发生可愈。后忌动风、发物等件。

[考订者按] 白秃疮，病名。出《刘涓子鬼遗方》卷五。由风邪袭人头皮腠理，结聚不散；或由接触传染而发。多见于小儿。(《中医大辞典》)南通俗称"癞痢头""癞头疤子"。现今卫生防疫与个人卫生保健到位，此症绝迹。

麦饧散（见"痘风疮第一百九"）

治秃疮头毛脱落，白斑如癣，疮痂垒垒，叠起痒甚，犹若虫行。葱汤洗净疮痂洁净，用麻油调搽，以毡帽戴之，随后作疼发肿，忍之三日，后其痂渐渐而脱。愈之后不复作，其发亦生，戒诸发物。

诸疮一扫光（见"疥疮论第七十三"）

治秃疮发脱作痒。本药一钱加倒挂尘②二分，加灯窝宿油③调搽自愈。

第三百九十九方：润肌膏 [原创]

（外用）

润肌膏内用麻油　紫草当归一处投

---

① 零陵香，药名。出《本草拾遗》。即今通行薰衣草。原书为"零零"（歌括亦然），今改。
② 倒挂尘，《唐本草》名"梁上尘"，《纲目》称"倒挂尘"，又名乌龙尾、烟珠，是谓陈旧房屋梁上倒挂下来的丝状灰尘。李时珍曰："凡用倒挂尘，烧令烟尽，筛取末入药。"
③ 灯窝宿油，《本草纲目》曰："灯盏油，释名'灯窝油'。辛，苦，有毒。涂一切恶疮疥癣。"

能搽秃疮枯槁色　加之黄蜡效应收

治秃疮干枯白斑，作痒发脱。

用麻油四两，当归五钱，紫草一钱同煎，药枯滤清，将油再熬，加黄蜡五钱化尽倾入碗内，候冷搽擦患上渐愈矣。

奶癣第一百五

奶癣，儿在胎中，母食五辛，父餐炙煿，遗热与儿，生后头面遍身发为奶癣，流脂成片，睡卧不安，瘙痒不绝。以文蛤散治之，或解毒雄黄散，甚则翠云散妙。

[考订者按] 奶癣，病名出自《外科正宗》。

第四百方．文蛤散 [原创]

（外用）

文蛤散用点胡椒　二味将来同炒焦
加上轻粉香油和　婴儿奶癣即时消

文蛤四两　点红川椒二两　轻粉五钱

先将文蛤打成细块，锅内炒黄色，次下川椒同炒，黑色烟起为度，入罐内封口存性，次日入轻粉，碾为细末，罐收贮；香油调搽，奶母戒口为妙。

[考订者按] 文蛤散，方名沿用《伤寒论》方。《伤寒论》中单用文蛤五两，为散，每服一方寸匕，沸汤调下，治太阳病。陈氏加川椒、轻粉，用治奶癣，有创见。

解毒雄黄散（见"血风疮第七十五"）
翠云散（青缸汁调搽，见"杨梅疮主治方"）

蟮拱头第一百六

蟮拱头，俗名脑槜是也。患小而禀受悠远，皆父精母血蓄毒而成。生后受毒者，只发一次，其患肿高，破之又肿，皆禀受时原有衣膜相裹，毒虽出而膜未除，故愈又发。肿甚脓熟者，用针刺破，以三品一条枪插入孔内，化尽内膜自愈。又有不肿而不收口者，此必风袭患口，宜败铜散搽之，兼戒口味自愈。

[考订者按] 蟮拱头，病证名，出《外科正宗》。蟮，曲蟮，即蚯蚓。清·易凤翥《外科备要》中卷释曰："因其疮未破，如曲蟮拱头。"陈氏称"俗名脑槜"（原书为"猪"），槜（zhū），即橛，指头部生有标志性的疮毒，因肿甚脓熟欲溃。《外科大成》

又称"蟮蛄疖"。

第四百一方：败铜散 [原创]

（外用）

败铜散效为何因　铜锡铅硇总化成
性热亦能收湿水　一干再不复回津

治蟮拱头已破后脓水不干，愈之又发，久不收口。

用化铜旧罐为末，洗净患上，香油调搽。忌口。

三品一条枪（见"瘰疬主治方"）

小儿遗毒烂癍[①] 第一百七

遗毒乃未生前在于胞胎禀受，因父母杨梅疮后余毒未尽，精血孕成。故既生之后，热汤洗浴，烘熏衣物，外热触动，内毒必发于肌肤之表，先出红点，次成烂癍，甚者口角、谷道、眼眶、鼻、面皮肉俱坏，多妨乳哺，啼叫不安。初治宜早，内与土茯苓汤调人中黄末，每日数次，共饮四五分；外用解毒紫金膏磨涂患上，效者可保十中三四。迟延毒甚、烂斑遍身、不乳者，百中难活一二。此由根蒂受毒之深故也。

第四百二方：验方人中黄 [原创]

人中黄治小儿诸胎毒、痘疹，黑陷内收，唇焦口干，风热斑疹，赤游丹毒；兼治大人伤寒阳证发狂或诸恶疮毒气入里，口燥咽干，烦渴闷乱，中诸砒草、河豚等毒，诸般急病，无有不效。小儿胎毒烂癍，土茯苓汤[②]调服；寻常热病，入应病药中调服即效。

[考订者按] 人中黄，出《日华子诸家本草》，后被《嘉祐本草》摘引，但具体应用陈氏予以制剂和验证。人中黄制法见"人中黄、金汁制取第一百四十三"。

真君妙贴散（见"肿疡主治方"）

治小儿胎毒，皮肉腐烂，疼痛不安，用此敷即效。

解毒紫金膏（见"结毒主治方"）

---

① 小儿遗毒烂癍，首见《外科正宗》，即先天性梅毒。清·吴谦编《医宗金鉴》卷七十六有继承和发挥。
② 土茯苓汤，陈氏于书中未列。《实用中医外科学》土茯苓合剂，药用土茯苓 30～60 克，银花 12 克，威灵仙、白鲜皮各 8 克，生甘草 6 克，苍耳子 15 克。（小儿酌减）水煎，分早、中、晚三次服完，连服两个月为一疗程。功能凉血、解毒。治梅毒。

蝼蛄窜第一百八

蝼蛄窜者，乃得于思虑伤脾，脾气郁结所生。是疾气血浇薄者多，盖四肢属脾土，其患多生于两手，初起骨中作痛，渐生漫肿坚硬，不热不红，手背及内关前后连肿数块，不能转侧；日久出如豆腐浆汁，串通诸窍，日夜相流，肿痛仍在，患者面黄肌瘦，饮食减少，日则寒热交作，内证并出。首尾俱宜益气养荣汤、加味逍遥散调和气血，扶助脾胃，其中可生者十有二、三矣。补而不应，气血沥尽而亡者多。

[考订者按] 蝼蛄窜，病证名，出《疮疡经验全书》卷四。陈氏指出"生于两手、骨中作痛，漫肿紧硬，不热不红，日久出如豆腐浆汁，串通诸窍，肌瘦食少，寒热交作"等"状如蝼蛄窜穴"的主要病证，为其临床体验，且用方与瘰疬主治合拍，为中医外科首见，应予肯定。至清末·佘景和《外科医案汇编》卷二，因本病变在破坏过程中，少有新骨形成，当脓肿形成后可以流窜，溃后脓液稀薄如痰，故称流痰。现代认为此病"类似前臂及腕关节结核"，但是随着对结核病预防工作的深入，此病已经灭绝。

益气养荣汤　加味逍遥散（见"瘰疬主治方"）

小儿痘风疮第一百九

痘风疮，因痧、痘后毒发未尽，留热肌肤，复被外风侵入，其患先从细疮作痒，次渐沿开成片，脂水生痂，搔之无度，因用麦饯散搽之，兼戒口味，避风自愈。

[考订者按] 小儿痘风疮，病名出自《外科正宗》。

第四百三方：麦饯散 [原创]

（外用）

　　　　麦饯散治痘风疮　硫黄人信要相当
　　　　川椒生熟枯矾等　麻油调擦自然光

治小儿痘风作痒，叠叠成片，甚则顽麻不知痛。

用小麦一升炒枯黄色，乘热入钵内和硫黄四两、白砒一两，细末搅匀，待冷取起；加烟胶半斤，川椒三两，生、枯矾各二两共碾细末，临用葱汤洗净，用麻油调搽，油纸盖扎，三日一换，三次愈。

小儿赤游丹第一百十

赤游丹，受毒于未生前，发病于有生后。盖身在胞胎，皆赖父精母血借以生养，父母不能节其欲，多致淫火猖炽，胎必侵受；又不能戒诸厚味，以及炭火烘熏、重衾叠褥，往往受热，子无弗有，及致生后，热汤洗浴，烘熏衣物，触动内毒，而欲发之时，先发身热、啼叫、惊搐，次生红肿发亮、发热，瞬息游走，发无定处。先从头额起者，名天夺丹[①]，以升麻葛根汤母子同服。余皆起于腹背，流入四肢者轻；起于四肢、流入胸腹者重，有此总皆先砭恶血为要。砭血之后，先用精猪肉缝片贴之一时许，换如意金黄散，用水芭蕉根捣汁调敷，甚者日换二次。内以大连翘饮、消毒犀角饮、五福化毒丹。毒气入里，腹胀坚硬不乳者，紫雪散下之。三日后身渐彻凉，砭血之处肉便软活，声清腹软，乳哺如常者顺，反此为逆。

[考订者按] 小儿赤游丹，病名出自《外科正宗》。

第四百四方：升麻葛根汤

升麻葛根汤芍药　柴胡栀子共连翘
木通甘草同煎服　丹毒游行效最高

治丹毒身体发热，面红气急，啼叫惊搐等症服。

升麻　干葛　白芍　柴胡　黄芩　山栀各一钱　木通　甘草各五分

水二碗，煎八分，不拘时母子同服。

【注释】《太平惠民和剂局方》卷二方升麻葛根汤，又名平血饮。升麻、葛根、芍药、炙甘草等各等分。为粗末，每服四钱，水煎，不拘时服。或能辛凉解肌，透疹解毒。冉雪峰曰："此方以葛根为主，葛根起阴气，芍草育阴液，预防瘟疫疮疹，毒邪劫液，又加升麻之周转经脉上达，及解毒者，一面助芍草滋液，一面助葛根透邪。"陈氏另加柴芩、山栀、木通四味，专为小儿赤游丹诸症而治。

第四百五方：大连翘饮

大连翘饮栀芍归　车前滑石石膏随
荆防甘麦柴芩等　蝉蜕木通牛子宜

治小儿丹毒，发热痰涎壅盛，一切诸疮痧疹，颈项生核；或伤风伤寒，时行发热等症，并宜服之。

连翘　瞿麦　滑石　车前子　牛蒡子　赤芍　山栀　木通　当归　防风　黄芩　柴胡　甘草　荆芥　蝉蜕　石膏各五分

---

① 天夺丹，唯陈氏称此。"天"，即头额，可以理解。

水二碗，灯心二十根，煎八分，母子同服。

【注释】明·龚廷贤《云林神彀》大连翘饮加减方。连翘三钱，当归四钱，杭芍、防风、牛子、柴胡、滑石各一钱半，蝉蜕、瞿麦各二钱，栀子一钱，甘草三分。食滞加小山楂、建曲、麦芽；湿重加藿香；阴虚加生地、麦冬。水煎服。治小儿低热。陈氏依据此方加黄芩、荆芥、石膏等，受龚氏方启发拓宽治疗，针对哺乳期婴儿，母子同服有创见。

第四百六方：消毒犀角饮 [原创]

　　　消毒犀角饮防风　加上黄连甘草同
　　　还用灯心为引使　赤游丹肿效神功

治小儿丹毒，身热气粗，啼叫、惊搐不宁等症服。

犀角镑　防风各一钱　甘草五分　黄连二分

上水二碗，灯心二十根，煎四分，徐徐服之。

第四百七方：紫雪散

　　　紫雪羚羊犀角同　升麻寒水石膏逢
　　　玄参沉木香甘草　硝片朱砂金箔从

治小儿赤游丹毒，甚者毒气入里，肚腹膨胀，气急不乳，即宜此药救之。又治伤寒热燥发狂，及外科一切蓄毒在内，烦躁口干，恍惚不宁等症。

升麻　寒水石　石膏　犀角　羚羊角各一两　玄参二两　沉香　木香各五钱　甘草八钱

水五碗，同药煎至五碗，滤清再煎滚，投提净朴硝三两六钱微火漫煎，水气将尽欲凝结之时，倾入碗内，下朱砂、冰片各二钱，金箔一百张，各预研细和匀，碗顿水内，候冷凝成雪也。大人每用一钱，小儿二分，十岁者五分，徐徐咽之即效。病重者加一钱亦可，或用淡竹叶、灯心汤化服。

[考订者按] 唐·孙思邈《千金翼方》卷十八方名紫雪（又名紫雪丹、紫雪散）。金一斤，石膏、寒水石、磁石各三斤（水煎、去滓），犀角屑、羚羊角屑、青木香、沉香各五两，玄参一斤，升麻一升，炙甘草八两，丁香四两（上八味，入前药汁中再煎，去滓），朴硝、硝石各四升（上两味，入药汁中微火煎，不住手搅），麝香粉半两，朱砂粉三两（和入前药中，搅令相得）。寒之二日，成霜雪紫色，每服三分匕。功能清热解毒，镇痉开窍（略）。主治陈氏应对小儿赤游丹毒将原方减去6味，适应斯症，也颇精到。

第四百八方：针砭法 [原创]

（外用）

针砭法来针砭法　铍针头向患中插

箸头复向针上敲　敲出血来以箸刮

治小儿赤游丹毒，红赤焮肿，游走不定，须砭之。用铍针锋尖向患上，以乌木重箸在针上面击之，密砭去血多者为妙；血红者轻，紫者重，黑者死。砭毕温汤洗净，用干精猪肉缝大片贴砭处一时许，方换如意金黄散、水芭蕉根捣汁调敷。

如意金黄散（见"肿疡主治方"）

治小儿赤游丹毒，红如朱，热如火，走如云，散及遍身不定者，用水芭蕉根捣汁调敷；加蜜亦可。

五福化毒丹（见"胎瘤第一百十三"）

走马疳第一百十一

走马疳，言患迅速不可迟延故也。其患多在痧痘余毒所中，又有杂病热甚而成者。其患牙根作烂，随便黑腐作臭，甚者牙根脱落，根柯黑朽；不数日间，以致穿腮破唇，诚为不治。初起宜用芦荟消疳饮，外用人中白散或冰硼散二药搽之；取去黑腐，内见红肉血流者为吉。如取时顽肉不脱，腐烂渐开。焮肿外散，臭味不止，更兼身热不退者，俱为不治。

[考订者按] 宋·滕伯祥《走马急疳真方》（1275）始见此病证，并叙述甚详。《外科正宗》称"走马疳"。明·申拱辰《外科启玄》称"走马牙疳"，为同一症情。

第四百九方：芦荟消疳饮 [原创]

芦荟消疳饮薄荷　玄参甘草共柴胡

升麻牛子羚羊角　栀子黄连竹叶扶

治小儿走马牙疳，身热气粗，牙龈腐烂，气味作臭，以及穿腮破唇者并服之。

芦荟　银柴胡　胡黄连　川黄连　牛蒡子　玄参　桔梗　山栀　石膏　薄荷　羚羊角各五分　甘草　升麻各三分

水二碗，淡竹叶十片，煎六分，食后服。

第四百十方：人中白散［原创］

（外用）

人中白散功奇绝　黄柏儿茶青黛列
薄荷冰片要精研　口疳掺上汤沃雪

治小儿口疳、走马疳及牙龈腐烂黑臭者极效。

人中白（溺壶者佳，煅红）二两　孩儿茶一两　黄柏　薄荷　青黛（各末）六钱　冰片五分

共再研极细，先用温汤嗽净，吹药疳上，日用六七次，吹药涎从外流为吉，内收涎毒入里为凶。

【注释】《证治准绳》人中白散有二方剂。其中集六方用煅人中白一两，炒黄柏三钱。为末，搽口内。治小儿痘疮后牙龈溃烂。陈氏组方专为走马疳危症而设，临床应用达到预期效果。

冰硼散（见"咽喉主治方"）

牙疳五不治

口臭涎秽者一不治，黑腐不脱者二不治，牙落无血者三不治，穿腮破唇者四不治，用药不效者五不治。

重舌第一百十二

大人、小儿重舌，乃心火妄动发之。当以线针点刺患上，令出恶血，内服解毒泻心汤，外以冰硼散搽之。又有紫舌、木舌亦由心火而发，用飞盐及冰片少许，勤搽出涎自愈。又有痰气结于舌上，成核作痛硬强者，用线针点破出血，用冰硼散搽之，服后药。

［考订者按］重舌，病证名。出《灵枢·终结》："重舌，刺舌柱以铍针也。"《诸病源候论》卷四十八："心脾有热，热气随脉冲于舌本，血脉胀起变生，如舌之状。在舌本之下，谓之重舌。"

第四百十一方：黄连泻心汤［原创］

黄连泻心汤芩连　荆芥山栀牛子攒
薄荷甘草连翘等　木通加上效如拈

治大人、小儿心火妄动，结成重舌、木舌、紫舌，胀肿坚硬，语言不利者，并宜服之。

黄连　山栀　荆芥　黄芩　连翘　木通　薄荷　牛蒡子各一钱　甘草五分

水二碗，灯心二十根，煎八分，食后服。

[考订者按]《云岐子脉诀》载黄连泻心汤，方用黄芩二两，黄连、生地黄、知母各一两，甘草五钱。为粗末，每服五钱，水煎服。治心经邪热狂乱，精神不爽。陈氏循巢氏病源，拓展思路用药并兼针刺疗疾。

第四百十二方：重舌等疾针刺法 [原创]

治重舌、木舌、紫舌等疾，肿胀疼痛，硬强不语；又兼舌根并两齿合缝尽处作肿，瘀肉涂塞，口噤难开，俱用此法刺之。用粗线针扎在箸头上，在患处点刺出血，红紫毒轻，紫黑毒重，患甚者数十点皆可；血尽温汤漱之。甚者金锁匙，轻者冰硼散搽患上，流去热涎，内服凉膈散、清凉饮，俱可选用。

金锁匙　冰硼散　凉膈散（一）（见"咽喉主治方"）

四顺清凉饮（见"汤泼火烧第六十一"）

胎瘤第一百十三

胎瘤者，初生小儿头上、胸乳间肿起，大者如馒，小似梅李，此皆胎中瘀血凝滞而成。须候儿满月外，方可用针刺破，内如赤豆汁则安，内服五福化毒丹。

[考订者按] 胎瘤，此病名出自《外科正宗》。

第四百十三方：五福化毒丹

五福化毒丹连桔　青黛人参赤茯苓
玄参胆草牙硝片　甘草朱砂金箔呈

治小儿蕴积胎毒，以及诸疮、瘾疹、伤风斑症，口舌生疮，痰涎壅盛，谵语烦躁，夜睡不宁者并效。

玄参　桔梗　赤茯各二两　人参三钱　黄连　龙胆草　青黛　牙硝各一两　甘草五钱　冰片五分　朱砂三钱　金箔二十张（为衣）

上为末，炼蜜丸芡实大，每服一丸，薄荷灯心汤化服。及治疮疹后余毒上攻，口齿涎血臭秽，以生地黄汁化下，如无地黄，竹叶灯心汤亦可用。

【注释】抄自《太平惠民和剂局方》卷十方五福化毒丹。玄参、桔梗各六两，茯苓五两，人参、牙硝、青黛各二两，麝香五分，甘草一两半，金、银箔各八片。前八味为细末，炼蜜为丸，每两作十二丸，金、银箔为衣，每服一丸，薄荷水化下。陈氏在原方基础上增加黄连、龙胆草、冰片、朱砂、去麝香、银箔，主治内容基本相同。

鹅口疮第一百十四

鹅口疮，皆心、脾二经胎热上攻，致满口皆生白斑雪片；甚则咽间叠叠肿起，致难乳哺，多生啼叫。以青纱一条裹箸头上，蘸新汲水揩去白胎，以净为度，重手出血不妨，随以冰硼散搽之，内服凉膈之药。

[考订者按] 鹅口疮，病名出自《诸病源候论》卷五十："小儿口里所起白屑，乃至舌上成疮，如鹅口里，世谓之鹅口。"

冰硼散（见"咽喉主治方"）
凉膈散（二）（见"齿病主治方"）

痘痈第一百十五

痘痈乃原痘溜浆不足，流毒于脾、肺二经，致手、脚、胸、背结成漫肿，大如桃李，此多发于收靥之后、身凉不渴者为吉。有此不必内消，宜太乙膏贴上，候脓熟针之。元气虚弱者，兼服保元汤助脾健胃为要。

[考订者按] 痘痈与痘疮（即天花）不同。《肘后备急方》卷二述痘疮："比岁有病，时行仍发疮，头面及身须臾周匝，状如火疮，皆载白浆，随抉随生，不即治，剧者多死，治得瘥后，疮瘢紫黑，弥岁方减。"天花的病程后人整理为发热、见形、起胀、灌浆、收靥、脱痂六个阶段。陈氏所述痘痈的特点是"溜浆不足，结成漫肿，收靥之后非疮而成痈的症状"。

第四百十四方：保元汤

　　　　保元汤力效无穷　　救困扶危立大功
　　　　甘草参芪兼白术　　枣姜加上起疲癃

治痘痈出脓之后，脾胃虚弱、脓清不敛者服之。
人参　黄芪　白术各一钱　甘草三分
姜一片，枣二枚，水二碗，煎八分，食远服。

【注释】明·魏直《痘疹全书·博爱心鉴》卷上方，人参、甘草各一钱，黄芪三钱，肉桂五至七分，加生姜一片，水煎，去滓，不拘时服。功能补气温阳，治痘疮气虚顶陷者。陈氏去肉桂加白术，其剂量乃针对小儿妥帖。

痘疔第一百十六

痘疔乃痘毒升发不尽，留痘心、肝二经者发之。初生紫点，次日变黑，毒浅者，浮高而润；毒甚者，深陷而焦。其发多出于七朝上下将靥之际，又生于臀、腿、手、足，身温疮润音清者吉；发在肚腹、腰肾，身热色枯声哑者凶。凡见此者，急用针刺疔根，插入蟾酥条，候四边裂缝、疔摇动者，用刀割去，搽玉红膏生肌完口；如针无血，插药干枯不变脓者，终为不治。但此症属有余，首尾俱宜加减鼠粘子汤为要也。

[考订者按] 痘疔，病证名。出明·徐春甫《痘疹泄秘》一卷（已佚）。长于痘疮内的疔，其色紫黑，疔形坚实，随痘而出，多先见疔而后见痘形，生长较快。为热毒积于肌肉间，随痘而出所致。考徐春甫（1520—1596），对痘疹有专长研究，就痘疔一症陈氏在临证及治疗上亦有建树，应予肯定。

第四百十五方：加减鼠粘子汤 [原创]

加减鼠粘子汤　花粉知母其藏
荆芥山栀甘草　灯心竹叶难忘

鼠粘子　天花粉　知母　荆芥　山栀各六分　甘草三分

水二碗，淡竹叶、灯心各二十件煎服。身热加柴胡、黄芩，有痰加麦冬、贝母，咽哑加玄参、桔梗，咬牙加薄荷、石膏，便秘加蜂蜜、玄明粉，昏愦加黄连、朱砂，痂枯加当归、生地，恋疤[①]加蝉蜕、川芎。

[考订者按] 陈氏应用鼠粘子在鬓疽、时毒、乳痈、伤寒发颐等病证都有发挥和创见，值得进一步研究。

八珍汤（见"溃疡主治方"）
治痘疔落后，气血虚弱，脓水出多，不能生肌收敛，宜服之。

蟾酥条（见"疔疮主治方"）
生肌玉红膏（见"肿疡主治方"）

黄水疮第一百十七

黄水疮于头面、耳项忽生黄色、破流脂水，顷刻沿开，多生痛痒。此因日晒风

---

① 恋疤，乃陈氏独创新词，医者角度正解应为"祛疤"。原方加蝉蜕，李时珍谓"治痘疹作痒，则实热有余者宜之"，另曰"加芎为佐，气行血调，其病立止"。

吹，暴感湿热，或因内餐湿热之物、风动火生者有之，治宜蛤粉散搽之必愈。

[**考订者按**] 黄水疮，病名首见《外科正宗》。

第四百十六方：蛤粉散 [原创]

（外用）

蛤粉散治黄水疮　脓水沿开痒痛当
石膏黄柏并轻粉　水调敷上即时光

蛤粉　石膏（煅）各一两　轻粉　黄柏（生研）各五钱
共为细末，凉水调搽，冬月麻油调亦好。

真君妙贴散（见"肿疡主治方"）
治黄水疮痒痛脂水亦效。

大人口破第一百十八

口破者，有虚火、实火之分，色淡、色红之别。

虚火者，色淡而白癍细点，甚者陷露龟纹，脉虚不渴；此因思烦太甚，多醒少睡，虚火动而发之，四物汤加黄柏、知母、丹皮、肉桂以为引导，从治法也。外以柳花散搽之。

实火者，色红而满口烂斑，甚者腮舌俱肿，脉实口干；此因膏粱厚味，醇酒炙煿，心火妄动发之，宜凉膈散，外搽赴筵散吐涎则愈。如口舌生疮，舌干黄硬作渴者，加减八味丸以滋化源。俱禁水漱。

第四百十七方：柳花散 [原创]

（外用）

柳花散内君黄柏　青黛肉桂柏兼续
冰片加之为末吹　虚阳口破功奇速

黄柏（净末）一两　青黛三钱　肉桂一钱　冰片二分
各为细末，共再研，磁罐收贮，每用少许吹之。

第四百十八方：赴筵散

（外用）

赴筵散内柏芩连　栀子干姜一处攒
细辛加之各等分　吹搽口破即安然

黄连　黄柏　黄芩　栀子　干姜　细辛各等分

为末吹患上。

【注释】赴筵散，有《太平惠民和剂局方》《宣明论方》《证治准绳·幼科》及《万病回春》组方内容各不相同，陈氏抄自明·龚廷贤《万病回春》卷五。治口疮多脓。

四物汤（见"第四百三十一方"）
凉膈散（一）（见"咽喉主治方"）
加减八味丸（见"溃疡主治方"）

臭田螺第一百十九

臭田螺，乃足阳明胃经湿火攻注而成。此患多生足趾脚丫，随起白斑作烂，先痒后痛，破流臭水，形似螺靥；甚者脚面俱肿，恶寒发热，先宜甘草汤洗净，贴蟾酥饼，三日三枚，后用珍珠散、猪脊髓调搽膏盖，焮肿上真君妙贴散敷之，其肿渐消。戒便步履。

［考订者按］臭田螺，病名，出《外科正宗》。清·吴谦编《医宗金鉴》卷七十一，名"脚气疮"。

蟾酥饼（见"疔疮主治方"）
珍珠散（见"下疳主治方"）
真君妙贴散（见"肿疡主治方"）

牛程蹇第一百二十

牛程蹇，程途奔急，热脚下水见风，以致气滞血枯，结成顽硬，皮肉荣卫不滋，渐生肿痛；肿高突起，支脚难行，久则破裂，脓水相流。每日温汤净洗，搽牛角散。又有内脓攻注，皮顽难破者，以大线针眠头挑破，出脓乃宽。硬皮敲破者，剪而去之；肉不生者，玉红膏长之；肉满不生皮者，珍珠散搽上，生皮乃愈。

［考订者按］牛程蹇，病名见《外科正宗》。

第四百十九方：牛角散［原创］

（外用）

牛角散中牛角烧　松香轻粉不相饶
本方加上水龙骨　丑髓相兼好和调

牛角尖烧灰　水龙骨　松香　轻粉各等分

共为末，牛骨髓调搽，虚弱者，兼服十全大补汤。

玉红膏（见"肿疡主治方"）
珍珠散（见"下疳主治方"）

蜣螂蛀第一百二十一

蜣螂蛀[①]，多生手指节中，不红不热，肿如蝉腹，乃手少阴痰气凝滞而生。初起不疼，日久方痛，痛久方腐，肿仍不消，蟾酥饼膏贴，渐作稀脓；近者一载，远者三年，此属体弱者有之。内兼补剂，免变痨瘵之病。

蟾酥饼（见"疔疮主治方"）

田螺疱第一百二十二

田螺疱，多生手足，忽如火燃，随生紫白黄疱，此脾经风湿攻注，不久渐大，胀痛不安。线针挑破泄去毒水，太一膏盖。挑破又生者，内服解毒泻脾汤可愈。

[考订者按]田螺疱，病名见《外科正宗》。

第四百二十方：解毒泻脾汤[原创]

　　　　解毒泻脾汤牛子　防风苍术共山栀
　　　　石膏甘草黄芩等　木通灯草效堪推
防风　牛子　山栀　石膏　黄芩　苍术　甘草　木通各一钱
水二碗，灯心二十根，煎八分，量病食前后服之。

加味太一膏　生肌玉红膏（见"肿疡主治方"）
蟾酥条（见"疔疮主治方"）

皴痛第一百二十三

皴痛皆起于手足，乃风寒气郁于皮毛，致血不荣于肌表，谓皮槁则多痛，似无皮

---

① 陈氏原名"僵螂蛀"，清·吴谦《医宗金鉴·外科心法要诀》卷六十八为"蜣螂蛀"，症状叙述为"此证多生于体虚人手指骨节，由湿痰、寒气凝滞而成。初起不红不热不痛，渐次肿坚，形如蝉肚，屈伸艰难，日久方知木痛"。与陈氏此症叙述基本相同，今从《医宗金鉴》为"蜣螂蛀"。蜣螂，即俗叫"屎壳螂"。

之状，是皱苦生焉。将患上葱汤浸洗良久，随以润肌膏擦之，就暖勿见风冷自愈。又每久逢冬即发者，须三伏时晒捣烂大蒜，间擦三次，不再发。谓寒因热治，其理甚明矣。

[考订者按] 皱痛，症状名，出《外科正宗》。陈氏对此病症提到"冬病夏治"，实属良策。

润肌膏（见"白秃疮第一百四"）

阴虱疮第一百二十四

阴虱又名八脚虫也①，乃肝、肾二经浊气而成。生此为不清洁，银杏散津调擦之；内服六味地黄丸，每斤加蜜炒黄柏一两，芦荟五钱，以清化源，愈后不发。

第四百二十一方：银杏无忧散 [原创]

银杏无忧散麝香　水银轻粉杏仁良
雄黄狼毒并芦荟　一擦何须不笑颜

水银（铅制）　杏仁（去皮，捣膏）　轻粉　雄黄　狼毒　芦荟各一钱　麝香一分

除水银、杏仁膏，余药共碾筛细，入上二味再研匀，先用土菖蒲煎汤洗之；用针挑去虱孔，随用津唾调擦，使药气入内，愈不复生。切忌牛、犬、鳖肉。

六味地黄丸（见"肺痈主治方"）

葡萄疫第一百二十五

葡萄疫，其患多生小儿，感受四时不正之气，郁于皮肤不散，结成大小青紫斑点，色若葡萄，发在遍体头面，乃为腑症；自无表里，邪毒传胃，牙根出血，久则虚人，斑渐方退。初起宜服羚羊散清热凉血，久则胃脾汤滋益其内，又有牙根腐烂者，人中白散。

[考订者按] 葡萄疫，病证名，出自《外科正宗》。明·秦昌遇《幼科金针》（1641）述："小儿稍有寒热，忽生青紫斑点，大小不一，但有点而无头，色紫若葡萄，发于头面点小，身上者点大，此表症相干，真中胃腑，邪毒传攻，必致牙宣。治宜清

---

① 此为阴虱（俗称"八脚虫"），因患处皮肤不洁，阴虱寄生前阴毛际所致的皮肤病。清·许克昌、毕法合撰《外科证治全书》卷三称"阴虱疮"，又名"八脚虫疮"，所述症状与《外科正宗》相同。陈氏原书遗漏"疮"字，今正其名"阴虱疮"。

热凉血，用犀角地黄汤。"(《中医大辞典》)

第四百二十二方：羚羊角散 [原创]

羚羊角散同知母　黄芩牛子共玄参
甘草麦冬淡竹叶　止血消斑功最灵

羚羊角　防风　麦冬　玄参　知母　黄芩　牛子各八分　甘草二分
水二碗，淡竹叶十片，煎六分，食远服。

[考订者按] 冉小峰曰："葡萄疫是一种出血性疾病，出现大小不等的青紫色斑点，色似葡萄，压之不褪色，发病部位以腿胫为多，同时伴有牙龈出血，类似过敏性紫癜，采用清热养阴，清营解毒的疗法，即羚羊角散一类处方治疗，有一定的疗效，方中可增加生大黄、紫草和大青叶，效果更为理想。"

第四百二十三方：胃脾汤 [原创]

胃脾汤内甘草陈　麦冬五味共沙参
茯神白术并远志　脉虚有汗服安宁

白术　茯神　陈皮　远志　麦冬　沙参各六分　五味子　甘草各五分
水二碗，煎六分，食远服。虚弱自汗者，去沙参加人参、黄芪各五分。

[考订者按] 冉小峰曰："本方以养阴清热健脾和胃为主，以扶正养阴为治疗手段。羚羊角散用于疾病初起，本方适合病久体弱的患者。"

人中白散（见"走马疳第一百十一"）

百虫入耳第一百二十六

百虫入耳[①]，乃偶然误入之。如蝇、蚊细虫入耳，以麻油数点滴入窍中，虫亦自死取出。如蜈蚣、蜜蜂等大虫入者，以肉炙香安耳边，其虫闻香自出；有虫夜间暗入者，切勿惊慌响叫，逼虫内攻，宜正坐点灯光向耳窍，其虫见光自出，对面有人见，其虫不出。

恶虫叮咬第一百二十七

恶虫乃各禀阴阳毒种而生。见之者勿触其恶，且如蜈蚣用钳，蝎蜂用尾，恶蛇以舌螫人，自出有意附毒害人，必自知其恶也。凡有所伤，各寻类而推治。

---
① 百虫入耳，出葛洪《肘后备急方》卷六"葛氏百虫入耳"。

蜈蚣咬伤，疼肿骤发。用蟾酥饼磨浓涂伤处，用粗纸捻蘸麻油，点火用烟焰熏之，疼肿自消。又方用雄鸡粪擂水涂之。又方用头垢搽伤处，以捻焰熏之。

蝎有雌雄二种：雄者螫人，痛在一处；雌者痛牵遍体。用井底泥敷痛处，干则易之，一时无泥，取新汲水以青布随痛处搭之，温则再易。又方五月五日用黄蜡二两溶化，将凝时投雄黄、朱砂细末各三钱和匀，捏成饼窝，仍用猫儿眼草白汁，端午时滴入窝内阴干，愈久愈佳。复捏成块密收，临用一米许刺针尖上，以灯焰化开，滴正螫之处，其疼即止矣。

蛇毒伤人，用雄黄末、兰叶捣汁，调敷肿上；内用半枝莲捣烂取汁二两，热酒四两和汁服之，盖汗为效，仍用渣敷伤处亦妙。又方随伤即用端午收采苍耳草末五钱，水煎一碗热服，盖汗即安；如无端午收采者，便用常日采取阴干，煎服一两，发汗亦效。

七寸蛇，青色扁形，尖尾短足。红口者毒轻，青口者毒重，以舌螫人，其毒最恶。初螫时用雄黄末一钱，生矾二钱匀内溶化，将箸头点药伤处，冷则易之，连点七次遂愈。毒气入里者，解毒紫金丹酒磨服一钱，盖汗即愈。迟延毒走肿痛者，麻油焰熏之亦瘥。

河豚毒、血毒中人，舌麻心闷，白茅根捣汁冷饮；子毒中人，昏闷腹胀，口禁难言，金汁解之。非此不能也。

[考订者按] 葛洪《肘后备急方》卷七，载有治蛇毒、蜈蚣蜘蛛所螫方、治卒蜂所螫方、治卒蝎所螫方等诸多。陈氏亦有选用和效仿，如"梅师方治蜈蚣咬人痛不止……经验方后烧鸡屎酒和傅之佳"。

人面疮第一百二十八

人面疮，古言有生者，近世之罕闻矣。其生病异，而受之必异，疮象全似人面，眼鼻俱全，多生膝上，亦有臀患者……服十全流气饮，外用贝母为末敷之，乃聚眉闭口，次用生肌敛口药，亦可得愈矣。

[考订者按] 人面疮，病名。明·窦梦麟《疮疡经验全书》卷六："此证生于两膝之上，形如人面。"

十全流气饮（见"瘿瘤主治方"）

误吞针铁骨哽咽喉第一百二十九

误吞针刺哽咽疼痛[①]者，用乱麻筋一团，搓龙眼大，以线穿系，留线头在外汤

---

① 葛洪《肘后备急方》卷六有"治卒诸杂物哽不下方第五十"，陈氏或受启发，临床实践并发挥。

湿，急吞下咽，顷刻扯出，其针头必刺入麻中同出；如不中节，再吞再扯，以出为度。误吞铜物者，多食荸荠，化坚为软；若吞铁骨之物，肠中不能转送觉坠者，多食青菜、猪脂，自然送入大肠，从粪同出。诸骨哽喉，用玉簪花根八钱，各随所犯之肉引煎汤服之，转出乃愈。又诸骨哽于咽下，不能外出者，乌龙针推之，骨下则安矣。

第四百二十四方：乌龙针 [原创]

治骨哽于咽下难出者。用细铁丝烧软，双头处用黄蜡作丸龙眼大，裹铁丝头上，外用丝绵裹之，推入咽内哽骨处，其骨自然顺下矣，不下再推。

又方治诸骨哽喉，玉簪花根①切片煎汤漱之，徐徐吐出，其骨自软，再用干饭咽之自下。

中砒毒第一百三十

砒毒者，阳精大毒之物，服之令人脏腑干涸，皮肤紫黑，气血乖逆，败绝则死。初服知觉早者，大兰根叶捣汁灌之，轻则可解。无兰处，以生绿豆同水研烂，以水灌之，多则为效；如不解者，以金汁②灌之必苏。苏后如颠不语者，每日以绿豆水饮之，毒尽则愈。

[考订者按] 中砒毒，病名见《外科正宗》。李时珍《本草纲目》卷四载解砒毒药。

落下颏拿法第一百三十一

落下颏者，气虚之故，不能收束关窍也。患者平身正坐，以两手托住下颏，左右大指入口内，纳槽牙③上，端紧下颏，用力往肩下捺开关窍，向脑后送上，即投关窍，随用绢条兜颏于顶上半时许，去之即愈。

[考订者按] 唐·孙思邈《备急千金要方》卷六上，病名"颊车蹉"，即下颌关节脱臼。陈氏"落下颏拿法"为手托法复位。颏（ké 壳），南通话下巴颏子。在南通，尤其是城南一带，有经验的理发师可以免费施行这种下颌关节脱臼复位法，殆受陈氏落下颏拿法的影响所及。这已是我孩提的记忆。

---

① 《本草纲目》下鱼骨哽："玉簪花根、山里红果根，同捣自然汁，以竹筒灌入咽中，其骨自下。不可着牙齿。"
② 金汁，见"人中黄、金汁制取第一百四十三"。
③ 槽牙，南通话俗称，即"白齿"。

救自刎断喉法第一百三十二

自刎者，乃迅速之变，须救在早，迟则颡冷气绝，必难救矣。初刎时，气未绝，身未冷，急用丝线缝合刀口，掺上桃花散，多掺为要；急以绵纸四五层，盖刀口药上，以旧布将头抬起，周围缠绕五六转扎之，患者仰卧，以高枕枕在脑后，使项郁而不直，刀口不开，冬夏避风，衣被覆暖，待患者气从口鼻通出，以姜五片，人参二钱，川米一合煎汤，或稀粥每日随便食之，接补元气。三日后，急手解去前药，用桃花散掺刀口上，仍急缠扎；扎二日，急用浓葱汤软绢蘸洗伤处，挹干用抿脚挑玉红膏放手心上捺化，搽于伤口处，再用旧棉花薄片盖之，外用长黑膏贴裹，周围交扎不脱，近喉刀口两傍，再用黑膏长四寸，阔二寸，竖贴膏上，两头粘贴好肉，庶不脱落；外再用绢条围裹三转，针线缝头，冬月三日，夏月二日，每用葱汤洗挹换药，自然再不疼痛，其肉渐从两头长合。内服八珍汤调理月余，如大便结燥，用猪胆汁导，不可利药利之；双嗓俱断者百日，单断者四十日，必收功完口。

【按语】此法曾治强盗郭忠，皂隶沙万，家人①顾兴，俱双嗓齐断将危者，用之全活。单嗓伤断者十余人，治之俱保无虞矣。

[考订者按] 救自刎断喉法，为中医外科手术，属陈氏独施救治，难能可贵。原文有3处写作"颡"（sǎng，释为额，脑门），应为"嗓"（sǎng，喉咙），今改。所谓"双嗓"，应指气管、食管，单嗓仅指气管，自刎者未伤及颈动脉。陈氏指出"气未绝，身未冷"，符合可以紧急救治条件。手术过程应有得力助手二三人，术中难点未述及，所以自《外科正宗》面世以来未见医家评过。

桃花散（见"金疮第五十九"）
生肌玉红膏（见"肿疡主治方"）
如圣金刀散（见"金疮第五十九"）
八珍汤（见"溃疡主治方"）

阴毒第一百三十三

阴毒乃纯阴无阳，被天时寒冷肃杀之气侵入肌肤，沉于骨髓，致气不能升，血不能行，凝滞经络，疼痛彻骨。初起不肿不热，朝轻暮重；久则作肿渐红，烂斑黑靥，臭水淋漓，秽气薰蒸，腐烂渐开，终久必死。

[考订者按] 阴毒，病名。《金匮要略·百合狐惑阴阳毒病脉证治》："阴毒之为病，

---
① 家人，旧时指仆人。当然是有钱有势人家的仆人，也称家丁。

面目青，身痛如被杖，咽喉痛。"此为感受疫毒所致的一种病患。(《中医大辞典》)陈氏所述外因为"天时寒冷肃杀之气侵入肌肤"，而致由内而外的外科大症。所以附加4例病案。

[验案]（1）一人年三十岁，冬月隔沟与邻妇私交，房事方毕，忽妇夫回，慌忙隔沟赴水而走，热身受寒。五日后，小腹、大臀阴痛不肿，日夜响叫，至一月后，谷道傍生一烂斑，黑靥倒陷，诸药不效；至半月大臀连黑，腐烂作臭，干靥无脓；十日大脏俱坏，黑败而死也。

（2）又一人年四十岁，夏月好饮火酒，至夜赤身露卧，手臂连背阴疼难忍，一月后肩发烂斑一块，周围微硬，色如红枣，日渐延开，半月后手膊、半背共成黑靥，臭秽不堪，一月不食而死。

（3）一人中年肥胖，亦冬夏好饮火酒，饮后随吃凉水，方卧一日，颈项作疼微肿，坚硬如石，二月外项大如头，石硬不热，此阴毒也，辞不可治。后请别医治之，项同身大乃异症，不食而死。

（4）又一人夜梦城隍拘见，责打二十，喊叫，其妻唤醒，随后受刑处燉肿作疼，青紫急胀，视之真棒毒也，用针刺破，流瘀血碗许，外肉腐烂作疼，调理两月而安。此亦阴毒，故附记之。

失荣症第一百三十四

失荣者，先得后失，始富终贫，亦有虽居富贵，其心或因六欲不遂，损伤中气，郁火相凝，隧痰失道停结而成。其患多生肩之以上，初起微肿，皮色不变，日久渐大，坚硬如石，推之不移，按之不动；半载一年，方生阴痛，气血渐衰，形容瘦削，破烂紫斑，渗流血水。或肿泛如莲，秽气薰蒸，昼夜不歇，平生疙瘩，愈久愈大，越溃越坚，犯此俱为不治。

【按语】予立二方，曾治数人，虽不获全愈，而不夭札速死者，诚缓命药也。

[考订者按]失荣，此病名为陈氏首出，又称"失营"。临诊"曾治数人"，并创制和荣散坚丸、飞龙阿魏化坚膏，内外并治。按症状描述"其患多生肩之以上，初起微肿，皮色不变，日久渐大，坚硬如石，推之不移，按之不动"，即可确诊为癌瘤，亦即颈部癌症，并与瘰疬相区分，这在明代外科学史上是一件了不起的事情。

第四百二十五方：和荣散坚丸[原创]

和荣散坚归地参　茯陈术附贝南星
丹酸远柏并龙齿　芦荟朱砂与角沉

治失荣症坚硬如石，不热不红，渐肿渐大者服。

归身　熟地　茯神　香附　人参　白术　橘红各二两　贝母　南星　酸枣仁　远志　柏子仁　丹皮各一两　龙齿一对（煅。无龙齿，鹿角尖二两煅代之）芦荟　角沉[①]各八钱　朱砂六钱（为灰）

　　上为细末，炼蜜丸桐子大，每服八十丸，食后用合欢树根皮煎汤送下。患者若改往从新，淡薄甘命，其中有得愈者，十中一二，否则难脱然也。

第四百二十六方：飞龙阿魏化坚膏 [原创]

（外用）

治失荣症及瘿瘤、乳岩、瘰疬、结毒，初起坚硬如石，皮色不红，日久渐大，或疼不疼，但未破者，俱用此贴。

用蟾酥丸药末一料，加金头蜈蚣五条炙黄去头足研末，同入熬就，乾坤一气膏二十四两化开搅和，重汤内炖化；红缎摊贴，半月一换，轻者渐消，重者亦可停止，常贴保后无虞矣。

蟾酥丸（见"疔疮主治方"）
乾坤一气膏（见"痞癖第六十四"）

试知百病死生法第一百三十五

死生非神圣不能洞其机关，疾病无明医亦不能决其凶吉。否则使人疑惑决断不常，予异授吕祖一枝梅，真仙方也，不敢私秘，一例刊注以传盖世云。

第四百二十七方：吕祖一枝梅

（外用）

　　　　堪羡吕祖一枝梅　巴豆蓖仁灵脂随
　　　　雄麝银朱朱砂等　识死知生不改移

治大人男妇、小儿、新久诸病生死难定之间，用药芡实大一饼贴印堂之中，点官香一枝，香尽去药，以后一时许，药处有红斑晕色，肿气飞散，谓"红霞捧日"；病虽危笃，其人不死。如贴药处一时后无肿无红，皮肉照旧不变，谓"白雪漫野"，病虽轻浅，终归冥路。小儿急、慢惊风，一切老幼痫疾俱贴之，红肿即愈。此方用之可预知生死也。

　　朱砂三钱　银朱一钱五分　五灵脂三钱　麝香二分　蓖麻仁五分　雄黄　巴豆仁

[①] 《本草纲目》："香之良者，惟在琼、崖等州，俗谓之角沉、黄沉，乃枯木得者，宜入药用。"指优质的沉香。

（不去油）各五钱

上各研细，于端午日净室中午时共研，加油胭脂为膏，磁盒收藏。临用豆大一圆捏饼，贴印堂中，其功立见，用过饼送入河中。

造孽报病说第一百三十六

怪症出于无端，事必因乎有据。《感应篇》曰："若开如是花，必结如是果。"一黄册书手[①]，每至甲首家，务要杀鸡一只，先食头尾，一岁二熟，下乡杀鸡，不计其数。一朝数尽，口中生出如菌者，大小六枚，填塞满口，汤水难下。余视之乃孽疾也，辞不可治。别请一医，用刀割去，次日又生如旧，延至六十日，肌肤尽削，存骨如柴而死。

又一竿铳户，伤残生鸟，假如每日十命，一岁共计三千六百，尽属死于无辜，况其雏子不得生者多矣。彼生子三人，俱至六七岁，遍身先发红点，痒痛异常，数日后点如钻蹙，腐烂流血，口称百鸟相啄，令人赶打不去，至月外，气血沥尽俱亡。予后劝解。烧毁竿矢，合族持斋，六十二岁生一子，方得成立。

一人五十余岁，家中养鸡十余只，一朝众鸡齐叫，彼怒之，将众鸡两脚齐肘安槛上剁断，其鸡乱鸣飞跳，血尽俱死。一年后，足生脱疽，筋骨伶仃，流血不止，令妾将刀割去脚骨，沥尽气血而亡。

一富家置窝弓兼养鹰犬，五十后方生一子，二岁左右头角生孔一处，俱已露骨。视之乃孽病也，不敢言其不治，奉上药方，修合用之，无效。请众医治之，强投药饵，延至三岁而殁。其人后遭横事，死于非命。

一庄家以猎事为乐，五十后遍身生块，破后腐烂见骨。余知为孽报，谓曰："先当杜养鹰犬，然后此病可治。"彼从之，内服益气养荣之药，外用当归、甘草煎洗，仍搽玉红膏长肌完口，三月而愈。二年后，复养鹰犬。又一年六月内，患阴证而殁。次子十岁，赴水死。以上数条，余所亲见，皆惨戮生灵之报也。

一讼师作中兴讼，破众家私，伤残骨肉，不计其数。一日大腿肿痛，坚硬如石，疼苦异常，常欲以绳系足，高悬梁上，其疼乃止，如放下疼即如故。予知孽报，辞不可治。似此两月，一日午时，亲友四人上看，忽闻腿内大响一声，其肿即归大臀，肿如笆斗，其腿即消，臀肿痛不著席，将布兜悬挂，其痛方可。又两月百苦而终。又一年，其妻遍身发肿如癞，作痒非常，破流脂水，其时孟冬天气，常欲赤身裸露，其痒稍止，如著衣被，其痒即生，如虫攻刺。予知孽报，亦辞之。后至隆冬，赤身流水而死。此异常之报也。所谓逆天害理虽由己，古往今来放过谁，无漏矣。

［考订者按］陈氏"造孽报病说第一百三十六"，人民卫生出版社将其"删文存

---

① 黄册，明末清初的人口册，男女始生为黄，故统计人口数之册籍称为黄册。书手，即编写册籍的文官。

目"，此次据《徐评外科正宗》原文照录，通过原作者的讲述，可以了解当时的社会状况，极少数的病因、症状，以及医者治病的经过，虽属因果报应，也反映了当时民间的道德风貌。

仙方活命饮今古不同论第一百三十七

古人朴实，其七情干涉者少，而从风、寒、暑、湿外感凝滞者多。故设仙方活命饮攻散所滞之肿，服此得效者十常八九，乃患者五脏不虚耳。今人穿凿太过，七情烦扰之甚，而内脏无有不伤，每见此症曾服过此药，其疮必不起发，脾胃再无不损，若疮不起发，脾胃伤败，患者岂有得生。今之治法，不论首尾标本，先必固脾胃，次行托药，谓本立而道生，病无不活。予见如此，幸同道者察焉。

[考订者按] 仙方活命饮，为南宋·陈自明《校注妇人良方》卷二十四方。炙穿山甲、白芷、天花粉、炒皂角刺、当归尾、甘草、赤芍药、乳香、没药、防风、贝母各一钱，陈皮、金银花各二钱。用酒一大碗，煎五七沸服。功能清热解毒，消肿溃坚，活血止痛。治疮疡肿毒初起，局部赤肿焮痛，属于阳证者。考陈氏肿疡主治方，其原创外科首用方（即本书第一方，朱良春先生称"神妙系列代表方剂"），与仙方活命饮用药比较，神授卫生汤去赤芍、没药、贝母、陈皮，增羌活、沉香、红花、连翘、石决明、大黄。其总剂量（除大黄外）一两五分。所谓"神授"，殆家传初始曾应用仙方活命饮，由于临床应诊肿疡尤多，从中细心体会，对药味进行加减，灵感所至从"七情烦扰之甚"入手做了改进（外因也根据自己40余年的临床经验，归纳为风、寒、暑、湿四气"凝滞者多"），"不论首尾标本，先必固脾胃，次行托药"，有"谓本立而道生"几成陈氏临床熟语，殊堪玩味。

拾遗症第一百三十八

拾遗者，因条款分门遗失，未及细详，但本病立门以正病为主，而从病故有失焉。今查补注，以便观治之。

鼻疔生于鼻内，痛引脑门，不能运气，胀塞鼻窍，甚者唇腮俱肿。牙疔生于牙缝之中，顶高突起，痛连腮项，破则流血。黑疔生于耳窍之内，黑硬腐烂，破流血水，疼及腮颧。以上之症，俱先针刺，次行发汗，仍照疔类调治。

喉痈[①]生于咽外正中，肿痛妨碍饮食，红肿发热，必欲溃脓，软而胀痛者针之；内服补托之药，玉红膏搽贴，长肌完口。又有腐溃内通，汤水随孔出者，曾治数人，俱亦无妨。

---

① 喉痈，病名，见《诸病源候论》卷三十。包括咽喉各部所发之痈疡。

臑疽①生在髆上，连肩通肿，长坚而硬。兑疽生在当手动脉之处，肿痛寒热，痛彻手髆，举动不便。凤眉疽发在两目之间，形长皮赤，痛引脑户，二目合缝，光肿发热。透脑疽发在额上发际之间，多发寒热，头疼如斫，不可忍耐，先用万灵丹发汗、解散风邪，次宜清托。附阴疽生在内踝上三寸，初生小泡，渐生赤肿，破流血水，痛亦彻骨，不能步履。咬骨疽发在大腿内股，不肿不红，痛彻骨髓，初宜雷火针针之，内服万灵丹酒调服效。阴疽生于右腿夹缝之下三寸，痛连阴子，小腹亦痛。玄疽生于左腿夹缝之下三寸，漫肿连阴，疼及大腿。渊疽发在胁下，初起不红坚硬，久则破溃，有声如婴儿啼状，膏盖，无声去膏，仍有异哉难治，哂不能也。玉枕疽生在脑后枕骨中，坚而难溃，痛引肩项，鼻塞气粗，此太阳膀胱湿热凝滞而成。

【按语】大抵以上之症，有名而生者鲜矣。初起有表证者便宜解表，有里证者即与通利，溃后宜补托，久则宜收敛，此为一定治法。不可混乱妄投药饵，致其危亡也。

［考订者按］陈氏拾遗症中鼻疔、牙疔、黑疔、兑疽、凤眉疽、透脑疽、附阴疽、咬骨疽、阴疽、渊疽、玉枕疽等均为临床实践创立的病名，同为疔、疽病证，细致辨证用药。经考证，虽有医家于疔、疽个别病名雷同，但具体症状有差异，特作说明之。

唇风第一百三十九

唇风，阳明胃火上攻，其患下唇发痒作肿，破裂流水，不疼难愈。宜铜粉丸泡洗，内服六味地黄丸自愈。

［考订者按］唇风，病名，见于《外科正宗》。且创制外用药铜粉丸。

第四百二十八方：铜粉丸［原创］

（外用）

铜粉丸中官粉矾　青粉铜青与麝香
黄连膏子同冰片　烂眼唇风并不难

铜青五钱　官粉②三钱　明矾一钱五分　轻粉一钱五分　麝香一分五厘　冰片一分二厘　黄连二两（切片煎稠膏）

上共为细末，黄连膏丸如芡实大，每有一丸，汤泡纸盖，每洗顿热，上面清水勤洗之，其患自愈。

---

① 臑疽，病证名，《证治准绳·疡医》卷三名为"臑痈"，生于上臂之痈，又称"藕包毒"。症状叙述较详。
② 官粉，南北朝梁·陶弘景《本草经集注》："即今化铅所作胡粉也，而谓之粉锡。"

绷缚背疮第一百四十

至于发背、对口、大疮等疾，已溃流脓时，冬夏宜绢帛四五层，放贴膏药，外再用棉布见方八寸四角，用蛇皮细带纫之，安盖绢上，以带扎在前胸绷实疮上，庶使疮中暖气不泄，易于腐溃。洗疮时预备二绷更换，务要病者室内暖气烘烘，此法最善，故亦补之。

［考订者按］陈实功大师细致，绷缚背疮之法也补充交代清楚。

痈疽内肉不合法第一百四十一

痈疽、对口大疮内外腐肉已尽，惟结痂时，骨肉不粘连者，用软绵帛七八层放患上，以绢扎紧，将患处睡实数次，内外之肉自然粘连一片，如长生成之肉矣。有患口未完处，再搽玉红膏，其肉自平矣。

［考订者按］此属陈氏临床经验，指痈疽、对口类大疮在炎症消除，骨与肉不能平复粘连时，采用软帛放患处，用绢绑扎，促成康复的措施，所谓"睡实"，即让肌腱减少活动，但气血可以流动，是手术成功后使"内肉粘连"的良策。

炼玄明粉法第一百四十二

冬至后，用洁净朴硝十斤，用水一斗五升，白萝卜五斤打碎，同硝入锅化煮化，候汤滚足，捞去萝卜；将竹簸箕以绵纸二层摊铺箕内，架在新缸上，以硝汤徐入箕内，候折再添以汤，滤尽为度。将缸搭在天井露三日，其硝结在缸边，倾去余水，沥干为止。将硝取下，再用砂锅顿①炭炉上，将硝一碗化开煎滚，以铜匙铲搅，将成凝结时，铲入小鱼酢罐内，上空寸许，再下硝炼；如此已毕，每一罐下用三丁品字样钉入土地，上留寸半在外，将罐浮顿钉头上，用瓦片盖口，周围用段砖砌百眼炉围绕，离罐寸半许，将着炭火入炉内，四围底火顶火，一概相护，候罐硝红为度。次日取出硝来，预用大绵纸摊在洁净阴土地上，将硝碾细，用绢筛筛在纸上一钱厚，再不许多，将门楣俱已关闭，不许与人见之；三日后，其硝自然复活，色白如粉，轻虚成片，将钵盛收，纸盖之，上再用乱纸寸许以收潮气，庶不凝结。

此品最能降火化痰，清利脏腑，怪症服之可瘳，狂躁用之即愈；搜除百病，安敛心神。况此服之，不伤元气，惟久病泻痢者不宜。大人每服三四钱，小儿五分至一钱皆可，俱用白滚汤或葱汤空心化服。候行二三次，随饮稀粥，自然爽健，精神调和，

---

① 顿（dùn），南通口语，"置放"的意思，此处与"炖"相通，即"放炭炉上加热"。下一"浮顿"有"离罐寸半许""炭火"加热的交代。

脏腑津液顿生，百病如失。

又煅过硝石六两，加朱砂三钱，青黛一钱，冰片一钱五分，共碾细末，照前筛纸上，再用纸盖一层，四边以戒尺压紧，勿令走气，候三日外取起密收，又名阳春紫雪。最治失心忘志，癫痫健忘，小儿急惊，大人异症，每服五分至一钱，俱用淡竹叶、灯心汤化服，屡有奇效，不可尽述。玄明粉乃神仙保命，服食每一斤加生熟甘草末一两，葱汤化服二三钱，令人悦泽容颜，轻身耐老矣。

人中黄　金汁制取第一百四十三

人中黄制法：

用毛竹一段，两头留节，一头钻一小孔，用粉草磨为细末，从孔灌满，以木条塞紧孔眼，用砖扎之，沉入大粪池内；半年取起，长流水浸一日，带竹风干，磁罐收贮。大人每服二钱，小儿每服三四分，凉水调服。

取金汁法：

用大毛竹一连二节，用刀劈去外青一半，用砖扎节中，沉入大粪池内，一年后取起，以长流水浸一日，取起钻开节孔，内蓄粪清，磁罐收贮。凡遇有中砒毒、河豚、伤寒阳毒发狂、疔疮、痧症，毒气入里，烦躁口干，渴欲饮水，脉大有力者，并宜此药。

炼金顶砒法第一百四十四

用铅一斤，小罐内炭火煨化，投白砒二两于化烊铅上炼，烟尽为度；取起冷定打开，金顶砒结在铅面上，取下听用。

炼消石法第一百四十五

用洁净朴硝半斤，罐内炭火熔化，煎干煅红，住火冷定，取出即成消石，罐收听用。利实火、不利虚火也。

取蟾酥法第一百四十六

用蟾不拘大小，其酥俱有。用阔铜镊，镊蟾眉棱高肉上微紧，拔出酥来，凝聚镊里，多则刮下，阴干听用。其取过之蟾，避风二日，仍送青草园中，自然不伤其生；如取之便见风，下水俱成破伤风，颠狈而死。

[考订者按]取蟾酥的阔铜镘，形状如蛤壳，有弹性，镘取蟾酥可集聚。陈氏重视采集蟾酥后对蟾蜍的保护。这样的工具形制一直延续到现在，仅材质不同。

制附子法第一百四十七

大附子一两之外方用随数几枚，以童便浸渰（yān，通"淹"。）三寸，每日换便，浸至夏三、冬五，再换童便，煮尽二香为度，去皮脐，线穿阴干，或日中晒硬亦可，收藏听用。

升白灵药法第一百四十八

水银二两，用铅一两化开，投入水银听用。火硝二两，绿矾二两，明矾二两，共碾为末，投入锅内化开，炒干同水银碾细，入泥护阳城罐①内，上用铁盏盖之，以铁梁、铁兜左右用烧熟软铁线上下扎紧，用紫土盐泥如法固口，要烘十分干燥为要，架三钉上，砌百眼炉，先加底火二寸，点香一枝，中火点香一枝，顶火点香一枝；随用小罐安滚汤在傍，以笔蘸汤搽擦盏内，常湿勿干。候三香已毕，去火罐，待次日取起，开出药来，如粉凝结盏底上，刮下灵药，收藏听用。

【按语】凡疮久不收口，用此研细掺上少许，其口易完，若入于一概收敛药中，用之其功奇甚捷。

制寒食面法第一百四十九

用白面一斤，外再以面半斤调稠厚，擀成薄片二块，将前面包合于中，周围捏紧合口。于清明正日，蒸熟挂透风处阴干，用面包藏，越久越效。

逐日人神歌第一百五十

初一十一二十一，大拇鼻柱手小指。
初二十二二十二，外踝发际外踝位。
初三十三二十三，股内牙齿足股肝。
初四十四二十四，腰间胃脘阳明手。
初五十五二十五，口舌遍身阳明足。
初六十六二十六，手掌胸前又在肠。

---

① 阳城罐，又称"嘟噜罐"，系煅药容器，用耐火土烧制的小型坩埚。产于山西省晋城市西阳城，故名。

初七十七二十七，内踝气冲及在膝。
初八十八二十八，手腕股内并在阴。
初九十九二十九，在尻在足膝胫后。
初十二十三十日，腰背内踝足跌觅。
此为太古相传，针灸莫犯为吉。

十二时人神歌第一百五十一

子踝丑腰寅在目，卯面辰头巳手熟，
午胸未腹申在心，酉背戌头亥股续。

尻神歌诀第一百五十二

尻神所在有根由，坤内外踝圣人留，
震宫牙端分明记，巽位还居乳口头，
中宫肩骨连尻骨，面目还从乾上游，
手膊兑宫难砭灸，艮宫腰项也须休，
离宫膝胁针难下，坎肘还连肚脚求，
为医精晓尻神诀，万病无干禁忌忧。

此图一岁起坤，二岁起震，逐年顺飞九宫，周而复始，行年到处，则所主症切忌针灸，慎勿犯之，否则变生他病。

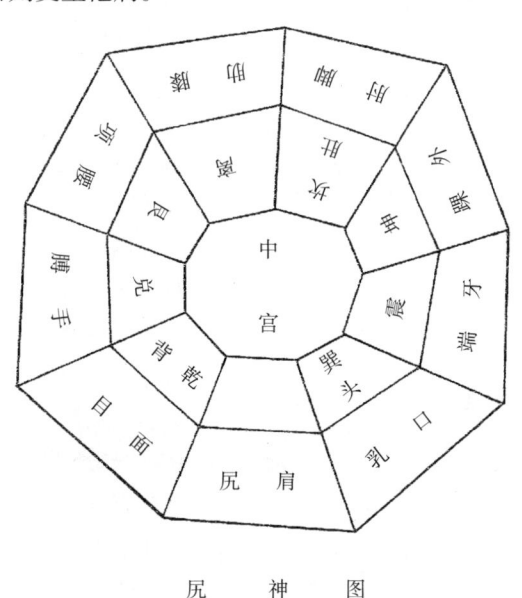

尻　神　图

制炒诸药第一百五十三

前方诸药，未注炮炙，今开于后，凡药必尊雷公炮炙，入药乃效。如未制生药入煎，不为治病，反为无益，譬如人食肴馔，不用烹炮，生食者岂不害人，当熟思之。

人参润色明亮、坚实为主，轻匏不堪

天门冬汤泡，去心	麦门冬去心
生地黄酒浸	熟地黄酒蒸
白术米泔浸，炒	苍术米泔浸，炒
黄芪蜜水拌，炒	甘草消毒生用，补托炙熟
酸枣仁炒，研	远志汤泡，去心，微炒
五味子炒，研	肉苁蓉去鳞，酒洗
牛膝酒洗	破故纸炒
当归酒洗	白芍微炒黄色
白蒺藜去刺	玄参去根
香附童便浸，炒	柴胡去芦
黄芩酒炒	黄连解毒生用，止呕姜汁拌炒
龙胆草酒炒	知母盐水拌，炒
瓜蒌仁去壳，去油	贝母去心
陈皮去白	桔梗微炒
防风去芦	干姜炒黑
附子童便浸煮	半夏姜汁水煮
川乌汤泡，去皮	草乌汤泡，去皮尖
巴戟汤泡，去心，微焙	南星煨，有为末入牛胆内者
威灵仙去根	仙茅米泔浸蒸，去皮
三棱汤泡	泽泻蒸
大黄实人生用，虚人炙用	海藻酒洗
昆布酒洗，切丝	牡丹皮去秸
王不留行炒，碾	牛蒡子炒碾
连翘去梗，碾	金银花去梗叶
牵牛子生用，炒用	地骨皮去梗
肉桂去粗皮	茯苓去匏粗皮
枸杞子去蒂	琥珀布包捶碎，灯心同碾，研如面细
山栀碾，炒焦	黄柏盐水拌，炒

山茱萸去核 　　　　　　　　杜仲盐水拌，炒，断丝

桑皮蜜水拌，炒 　　　　　　辛夷去蒂

乳香去油，为末 　　　　　　没药去油，为末

枳壳麸皮炒 　　　　　　　　厚朴姜汁制炒

巴豆去油为霜 　　　　　　　皂荚去皮弦，子煨

五倍子去蛀，末，炒 　　　　莲肉泡去皮心

山楂去核 　　　　　　　　　桃仁泡去皮尖

杏仁泡去皮尖，微炒 　　　　芒硝汤煮提净

石膏煅，碾末 　　　　　　　雄黄透红明亮

硫黄去脚 　　　　　　　　　硇砂净明洁白

硼砂白色透明 　　　　　　　砒霜白色明亮者，有生、煨两用

自然铜醋煅七次 　　　　　　黄丹水飞，炒紫

龙骨生用，煅用 　　　　　　牛黄轻虚色黄

麝香去毛皮 　　　　　　　　犀角镑末

羚羊角镑末 　　　　　　　　龙齿煅，存性

蜂蜜炼去白沫 　　　　　　　蝉蜕去土

斑蝥川米炒，去翅足 　　　　僵蚕去丝，微炒

全蝎酒洗去毒 　　　　　　　蜈蚣炙去头足

蚯蚓翻去腹土 　　　　　　　田螺去壳，晒干

牡蛎煅，研 　　　　　　　　石决明煅

珍珠豆腐内煮数滚，布包捶碎，同灯心碾末

人中白煅，研

以上药品，凡本书内应用制炒炮炙者录之，不炮炙者未录。

医家五戒第一百五十四

一戒　无论病家大小、贫富，有请便往，勿得迟延、厌怠。药金勿计较轻重，一例尽心施治，自然生意日增，不伤方寸。

二戒　凡视妇女及孀妇、尼僧等，必候侍者在旁，然后入房诊视，倘侍者偶不在旁，更宜谨避嫌疑，真诚诊视。归对妻子，亦不可妄谈闺阃。

三戒　不得出脱病家珠珀、珍贵等物送家合药，暗中调换。如果该用，令彼自制，庶无疑谤。

四戒　凡为医者，勿耽嗜好，恐志虑纷驰。勿晏起，勿无事他出，致就诊者守候无时。切脉必当用意，写方务要依经，切不可杜撰配方，受人批驳。

五戒 凡娼妓及私伙家请看，亦当视如良家子女，勿存他意儿戏，以取不正之名，视毕便回。贫窭者，药金可璧，病愈不可再往。

医家十要第一百五十五

一要 先明儒理，然后习医，或内或外，勤读古书，手不释卷，一一参明融化，得之于心，应之于手，临证时自无差谬。

二要 选买药品，必遵雷公炮制，或依方修合，或随症加减。汤散取办于临时，丸丹预制于平日，膏药愈久愈灵，线药越陈越好，药不吝珍，施必获效。

三要 凡乡井同道之士，不可傲慢轻侮，年尊者恭敬之，有学者师事之，名重而自高者逊让之，技精而未显者荐拔之，如此自无谤怨。

四要 治家须与治病同，人不惜元气，斫伤太过，则百病生。医不顾来源，靡费太过则百用窘。能治家然后养生有资，不致视病人为奇货。

五要 人之受命于天。医者受人谢仪，当知天道顺逆；顺取者吉，逆取者凶。人缘相庆，是谓顺取。勒索厚资，是谓逆取。天即因其顺逆为报应，不可不儆。

六要 凡里中亲友人情，如婚丧、疾病、庆贺，及馈送来往之礼，不可求奇好胜。每餐只可一鱼一菜，一则省费，二则惜禄，至病人之家，尤不可苛求饮食。

七要 贫窭之家，及游食僧道、衙门差役人等，凡来看病，不可要他药钱，只当奉药。贫窭至极者，当量力资助，不然，有药无食，活命亦难。

八要 凡有所蓄，随其多寡，便当置买产业，以为根本。不可收买玩器不急之件，浪费钱财。医本仁术，有余则以施药可也。

九要 凡店中所用医药器具，俱要精备齐整，不得临时缺少。又古今前贤，及近时名公新刊医书，必寻究参阅，以进学问，诚为医家之本务也。

十要 凡奉官衙所请，必当速去，毋得怠缓，要诚意恭敬，告明病源，开具药方，病愈之后，不得图求匾礼，亦不得请托人情，致生罪戾。闲不近公，自当守法。

以上五戒十要，乃保身保家守成之法，当置座右，朝夕省览，贤能子孙，遵而行之，可以成家立业，若不听言，必有饥寒不足之忧，悔何及矣。

[考订者按] 朱良春先生在《〈外科正宗〉超凡发明　五戒十要传遍寰宇——纪念陈实功先生诞辰460周年》一文中说："这'五戒十要'大海内外具有相当的影响力。1985年美国乔治敦大学主编、西方伦理学者参编的《生物伦理学大百科全书》称《外科正宗》是'列证最详，论治最精的外科之著'，还强调指出'17世纪初，由中国明代医学家陈实功撰写的《医家五戒十要》一文，总结了中国古代医学传统的医德规范，应当看作是目前世界上成文最早的医学道德法典'。"

开割铍针　喉针形第一百五十六

铍针,古之多用马衔铁为之,此性软不锋利,用之多难入肉,今以钢铁选善火候铁工造之,长二寸,阔二分半,圆梗扁身,剑脊锋尖,两边芒利,用之藏手不觉,入肉深浅自不难也。如脓深欲其口大,直针进而斜针出,划开外肉,口则大矣,喉针长六寸,细柄扁头,锋尖,刺喉脓血者皆善。

[考订者按]中华中医药学会编著的《中国中医药学科史》,在口齿、咽喉科一节介绍说:"陈实功所撰的《外科正宗》中,详细描述了用于刺血排脓治疗咽喉脓肿的喉针形态,'喉针长六寸,细柄扁头,锋尖,刺喉脓血者皆善。'书中还记载了食道异物取出的方法,'误吞针刺哽咽疼痛者用乱麻筋一团,搓龙眼大,以线穿系,留线头在外汤湿,急吞下咽,顷刻扯出,其针头刺入麻中同出;如不中节,冉吞冉扯,以出为度。'"是谓"学科的成熟"。(中国科学技术出版社,2014年8月第1版,77-78页)

补遗方第一百五十七

第四百二十九方:密陀僧散[原创](又名汗癍散、汗癍粉)

(外用)

　　　　　密陀僧散治汗癍　硫黄雄黄蛇床子
　　　　　又治粉刺白癜风　轻粉石黄醋调佳

治汗癍面痣,紫白癜风,黑白癍痕,雀癍粉刺。

硫黄　雄黄　蛇床子各二钱　石黄　密陀僧各一钱　轻粉五分

为细末,醋调搽患上。或用黄瓜蒂蘸药搽。

第四百三十方:归脾汤

　　　　　归脾汤用参术芪　归草远志茯神随
　　　　　木香龙眼酸枣仁　姜枣亦煎益心脾

治脾经失血少寐,发热盗汗;或思虑伤脾,不能摄血,以致妄行;或健忘怔忡,惊悸不寐;或心脾伤痛,嗜卧少食;或忧思伤脾,血虚发热;或肢体作痛,大便不调,或经候不准;或瘰疬流注,不能消散溃敛。

白术　人参　茯神　黄芪　远志　枣仁　当归　龙眼肉各一钱　木香　甘草炙,各五分

加姜枣,水煎,食远服。

【注释】本方源自南宋·陈自明《妇人良方》,抄自明·薛己《校注妇人良方》卷

二十四方。据现代实验研究：可升高烫伤休克动物的血压，促进休克期肠管收缩运动的恢复，改善消化道症状，使呼吸加强加快，血糖上升，有助于抗休克。(《中医大辞典》)

[考订者按] 以上两方为陈氏补遗，仅列药物、服法，未述其他。下列补遗方剂根据书中陈氏临诊应用未加详述的补充，以臻完备。

第四百三十一方：四物汤

　　　　四物汤用当归芍　养血生血干地黄
　　　　再加川芎兼和血　疮疡诸症用之当

治疮痈溃疡，瘕聚坚痛，风寒内搏，血下过多，少腹作痛，时作寒热。

干生地　当归　白芍　川芎各等分

上为粗末，每服三钱，水一盏半，煎八分。

【注释】本方抄自《太平惠民和剂局方》。

[考订者按] 冉雪峰曰："此方为调补血分，平妥之要方。大抵由《金匮要略》胶艾汤脱化而出，故方注有加艾、加胶之说。特本方较胶艾汤为平缓耳……至破瘕聚，疗坚痛，除冷积，去寒热，及瘕块硬发等症。虽一部分可由治疗的功效推出，究非所长，而《局方》主治条文，胪叙并举，学者须加明辨，毋为所惑也。"陈氏将此方设为治疗溃疡、咽喉、悬痈、下疳、脏毒、结毒等应用方。

第四百三十二方：隔蒜灸法

（外用）

治一切疮毒，大痛或不痛，或麻木，如痛者灸至不痛，不痛者灸至痛，其毒随而散，盖火以畅达，拔引郁毒，此从治之法也，有回生之功。

大蒜去皮，切三文铜钱厚，安疮头上，用艾壮于蒜上灸之，三壮，换蒜复灸，未成者即消，已成者也杀其大势，不能为害。若疮大，用蒜捣烂摊患处，将艾铺上烧之，蒜败再换。如不痛，或不作脓，及不发起，或阴疮，尤宜多灸。

【注释】此法抄自明·汪机《外科理例》，陈氏选为"脑疽应用方"，因未做详细介绍，故列之。另，"隔蒜灸"出《备急千金要方》，取3毫米左右的鲜大蒜片，以细针穿刺数孔，上置艾炷放在穴上施灸。一般每次五至七壮。适于疮疖初起，毒虫咬伤，瘰疬，肺结核等。

第四百三十三方：提肩散

治风热乘肺、肩背强直作痛。

羌活　防风　藁本　川芎　白芍各七分（5味药均炒）　黄连（酒炒）五分　黄芩五分　甘草四分

水二盏，加生姜三片煎服。气虚加人参五分；汗多，加炙黄芪一钱；血虚加当归、地黄各五分；有湿，加防己、苍术、薏苡仁各五分。

【注释】陈氏"治病则例歌第八"："提肩散治胳膊强直作痛。"未列应用方，故补遗。此方出明·万全《保命歌括》卷十五。冉小峰曰："提肩散治肩背强直作痛，以祛风、活血、消炎为立法，适合炎症反应明显的患者服用，凡表现'红肿痛'者适之。"（以下凡用短句以方论治者，均出自《治病则例歌》）

第四百三十四方：神效当归膏

（外用）

治烫火伤，焮赤疼痛，毒气壅盛，腐化成脓。又白屑风外用润之。

当归　黄蜡各一两　麻油四两

先油煎当归至焦黄色，去滓，次入蜡，急搅之放冷，入瓷盒内。每用摊涂帛子盖患处。

【注释】方出《太平惠民和剂局方》卷八。陈氏"白屑风第八十四"提及"以当归膏润之"，未列，故补遗。冉小峰曰："这是一种较早的油腊软膏，用当归是为促进患处局部血液循环，增加人体对炎症的抵抗力和吸收。"

第四百三十五方：破棺丹

治疮热极，汗多，大渴，便秘，谵语，或发狂，结肠之症。

芒硝　甘草各二两　大黄（半生半熟）二两五钱

为末，炼蜜为丸，如弹子大，每服一丸，食后童便酒下，白汤亦可。

【注释】本方源自元·罗天益《卫生宝鉴》卷十三方，其剂量、服法略有不同，主治仅述治疮肿。本方抄自《外科理例》。陈氏应用此方治"疮疡狂躁"。

第四百三十六方：香连丸

治热痢，下痢赤白，日夜不止，肛门灼痛。

宣黄连　青木香（今之广木香）

炼蜜为丸，如梧桐子大，每服二三十丸，日二次。

【注释】本方抄自宋·唐慎微《经史证类备急本草》卷七引《兵部手集方》。陈氏曰："香连丸为脏腑泻痢通用。"

第四百三十七方：甘露饮

治胃中客热，牙宣口气，齿龈肿烂，时出脓血，目赤肿痛，口舌生疮，咽喉肿痛，疮疹黄疸，肢体微肿，胸满气短，二便秘涩，或时身热。

枇杷叶　熟地黄　天门冬　炒枳壳　茵陈蒿　干地黄　麦门冬　石斛　炙甘草　黄芩各等分

为粗末，每服二钱，水煎，临卧服。

【注释】本方抄自《太平惠民和剂局方》卷六方。陈氏曰："治口齿腐烂相当。"

第四百三十八方：六和汤

治心脾不调，呕吐泄泻，冒暑伏热烦闷，或成痢疾等症。

砂仁　半夏　杏仁　人参　炙甘草各一两　茯苓　藿香叶　白扁豆（姜汁略炒）各二两　香薷　厚朴（姜汁制）各四两

为粗末，每服四钱，加生姜三片，大枣一枚，水煎，不拘时服。

【注释】本方抄自《太平惠民和剂局方》卷二方。陈氏曰："六和汤和脾止吐泻。"

第四百三十九方：滋肾丸（又名通关丸）

功能清下焦湿热，助膀胱气化。治热蕴膀胱，尿闭不通，小腹胀满，尿路涩痛。

黄柏（酒洗）　知母（酒洗）各一两　肉桂五分

为细末，泛水为丸，梧桐子大，每服一百丸，空腹白汤送下。

【注释】本方抄自金·李杲《兰室秘藏·小便淋闭门》方。陈氏曰："滋肾丸治下元肾虚不固。"

第四百四十方：复元活血汤

治跌打损伤，瘀血留于胁下，痛不可忍。

柴胡半两　天花粉　当归各三钱　红花　甘草　炮穿山甲各二钱　大黄（酒浸）一两　桃仁（酒浸，去皮尖）五十个

为粗末，每服一两，水、酒煎去滓，食前服，以利为度。

【注释】本方源自金·李杲《医学发明》卷三方。陈氏曰："寻常坠堕，轻者以复元活血汤调之。"（跌仆第五十八）冉先德曰："方中当归、桃仁、红花为君，养血散瘀，去旧生新；大黄、山甲为臣，破瘀通络，荡涤败血，引以下行外出；柴胡为佐，疏泄肝胆之气，气行血行，通则不痛，则胁痛可止；甘草为使，缓急而合诸药。合有活血祛瘀，推陈出新之效，（清）张秉成《成方便读》曰：'去者去，生者生，痛自舒而元自复矣。'故有'复元活血汤'之名。"陈氏赞曰"复元汤跌仆称强"，亦经历临床应用之效果。

第四百四十一方：天水散（又名六一散）

治暑湿身热，心烦口渴，小便不利，及三焦湿热，小便淋痛。

滑石六两　炙甘草一两

为细末，每服三钱，加蜜少许，温水调下，日三次。

【注释】本方源自金·刘完素《宣明论方》卷十方，即益元散第一方。冉小峰曰："六一散是著名的防暑成药。近代药学研究多侧重植化，其实矿物药和动物药内也蕴藏着不少精华，有可能对现代医学做出巨大的贡献，因为某些微量元素是人体所不可缺少的，石膏、滑石的清热作用究竟如何，所以有必要在这方面开展研究。"陈氏在"痈疽治法总论"中说："天水散、五苓散俱可合用，务使二便通利以杜其源。"

第四百四十二方：猪胆汁导

导便法之一。用猪胆汁加入醋少量，和匀，灌入肛门内。适用于病后或老年、新产，因肠胃津液不足，大便秘结，体虚不任攻下者。

【注释】汉·张机《伤寒论·辨阳明病脉证并治》猪胆汁方，大猪胆一枚，泻汁和醋少许，以灌谷道中，如一食顷，当大便出。陈氏在"痈疽治法总论"中云："有元气素虚者，（便秘）或兼猪胆汁导亦得，通利为度。"在"救自刎断喉法"："如大便结燥，用猪胆汁导，不可利药利之。"乃经验之谈。

第四百四十三方：生脉散（又名人参生脉散、生脉饮）

功能益气敛汗，养阴生津。治气阴两伤肢体倦怠，气短口渴，汗多脉虚；或久咳肺虚，气阴两亏，干咳少痰，食少消瘦，虚热喘促，气短自汗，口干舌燥，脉细弱。

人参五钱　麦门冬　五味子（原方此二味无剂量）。水煎服。

【注释】原载唐·孙思邈《备急千金要方》名"生脉饮"，后金·张元素《医学启源》卷下治则详述如上。冉雪峰曰："此方酸甘化阴，重在滋液扶正，旧名生脉饮。方中人参、麦冬、五味子三药均取滋润，何必作散，故名饮不名散。本方中人参、麦冬，均甘凉清沁，为浊中之清，脉因本病而液质亏，宜复脉，脉因外邪而气泽损，宜本方，各有主治适应，或谓四逆复脉二方，均用甘草，在培中焦谷气，此方欲得下焦天癸之元气以生之，故不借甘草之缓，而取五味之酸，此中分标，学者须明辨细参。"陈氏"治病则例歌"中云："生脉散接虚羸脉来微细"，作为外科对症下药颇中肯綮。

第四百四十四方：竹叶石膏汤

主治伤寒病解，虚羸少气，气逆欲吐等症。

竹叶二把　石膏一斤　半夏半斤（洗）　麦门冬一升　人参三两　甘草二两　粳米半升

上七味以水一斗，煮取六升，去滓，内粳米，煮米熟汤成，去米。

温服一升，日三服。

【注释】《伤寒论》方。冉雪峰曰："查此方乃治病瘥后，胃阴衰少，兼郁虚热之方，与原书上条理中丸，治胃中有寒，为一寒一热之对待，方意竹叶、石膏清热，人参、麦冬、甘草、粳米补虚。清热不用芩、连苦寒者，无实热也，补虚不用芪、术浓郁者，防其虚而不受也，半夏降逆和胃，协大队甘凉润沃之品，以强制而潜滋之，为瘥后阴伤郁虚热的剂。"陈氏于《治病则例歌》中云："竹叶石膏汤治虚烦、身热者何须疑虑。"

第四百四十五方：史国公药酒

主治半身瘫痪、四肢顽麻、骨节酸痛、风寒湿痹等证。

虎胫骨（今以狗骨代） 炙鳖甲　川牛膝　枸杞子　干茄根　当归　萆薢　防风　秦艽　松节　蚕沙　羌活　无灰酒

将上述药材倒入黄酒浸泡。随量服用，早晚各一次，不可间断。

【注释】本方抄自王肯堂《证治准绳》。陈氏治鹤膝风，自创先天大造丸外，用史国公药酒，"每常服之，终年亦可转重新轻，移步行履，尚可图也。"

第四百四十六方：五苓散

主治发汗后不解，烦渴饮水，小便不利及水入即吐，名曰水逆等证。

泽泻一两六铢　猪苓十八铢　血术十八铢　茯苓十八铢　桂半两（去皮）

上五味，为末。白饮服方寸匙，日三服，多饮暖水，汗出愈。

【注释】《伤寒论》方。冉雪峰曰："查此方化气行水，化机鼓荡，一片神行，其灵妙与桂枝汤相埒（埒读作 liè。相等。《史记·平准书》：'故吴诸侯也，以即山铸钱，富埒天子。'）。"陈氏于痈疡外科中，针对"小便不利"参用天水散、五苓散，主"二便通利"。

附录（一） 朱良春：陈实功先生的生平及其《外科正宗》

中医外科起源久远，历代均有名家和著述，而以明代为最盛。因为明代的外科，在总结前人的经验基础上，大大向前发展了一步，著述之富，论述之精，是历代难以比拟的，其中尤以陈实功氏贡献最大。其所著之《外科正宗》，更为精湛，迄今仍不失为中医外科工作者的必读良书。

一、博施济众，服务桑梓

陈实功（1555—1636），字毓仁，号若虚，江苏崇川（今南通市）人。幼年体弱善病，后遂钻研《素问》《难经》、青囊诸书，医术精进，医名大噪，尤擅外科，大江南北求治者甚众，南通、扬州两地之外科大症，经其治愈者尤多，因这一带素称"鱼盐之地"，疮疡较为多见，由于他辨证精详，用药切当，巧施刀圭，屡奏殊功，所以在人民群众中享有很高的声誉，一直为远近病家所称颂。陈氏在其所著《外科正宗自序》所说："余少日即研精此业，内主以活人心，而外悉诸刀圭之法，历四十余年，心习方，目习症，或常或异，辄应手而愈。"此非自诩虚夸之词，而是真实可信的。

明·邵潜编纂《州乘资》在"陈实功"名下记曰："（崇川）有桥曰通济，久而圮，则又易木以石，行者称便，尤敦伦笃谊。"说的是现在南通南濠河的长桥原名"通济桥"，熙熙攘攘，南北通衢，是城内城外来往的交通要道。嘉靖三十三年（1554）为防止倭寇入侵，改为木结构吊桥。因常年操作，已破损，年久失修。曾有募捐集资，但屡为州官中饱私囊，未能很好地修复。陈公见状义不容辞，捐出改筑石桥，于明天启元年（1621）修成。后人亦称此桥为"纪功桥"，以缅怀陈氏之盛德。又因所用石条超长，俗称"长桥"。

清·乾隆《通州志·卷十五·义行传》说陈氏"孝友好善，其天性也……家素饶，置义宅赡族，山路石梁，建药王庙，增置养济院义田；至于施棺瘗骨，焚券赈饥诸义举，不可更仆数"。充分反映了陈氏宅心仁厚，急公好义，博施济众，痌瘝在抱，令人钦敬。同书《卷三·山川》还载有"涧桥在南门外一里……天启四年（1624）陈实功易石，又一里曰段家桥，二里曰永丰桥，东路三里曰白塘桥，俱实功建"。可见陈氏关心群众和地方公益，主动出资周济贫民，修桥补路，不遗余力。

《海曲拾遗·卷一·祠墓》载："陈公祠，祀义士陈实功，附药王庙。又，浏河有陈老相公庙，为公专设……香火最盛。"这是后人对其道德学问无限崇敬和深切怀念的体现。

陈氏不仅医术精湛，而且医德高尚，他的"医家五戒""十要"可以说是论述医德的专章，对后世有极大的影响，特别是对处理同道之间的关系，他都亲切地加以训诲，确当地予以引导："凡乡井同道之士，不可傲慢轻侮，年尊恭敬之，有学者师事之，名重而自高者逊让之，技精而未显者荐拔之。"这种襟怀坦白、谦逊好学、尊敬他人、克制自己的思想作风，是值得我们学习的，同道之间，要相互尊重；新老之间，要尊老爱新；上下级之间，要尊上爱下，我们要把"同行妒业，文人相轻"的坏习气，彻底的清除掉，绝对不应该自矜己能，目空一切，诋毁他人，炫耀自己，否则将是无知、无德的表现，令人齿冷了！《生命伦理学大百科全书》称陈氏的"医家五戒十要"是"世界上最早成文的医学道德法典"。可见其影响之深远。

二、医理精湛，技术超群

外科学在明清时代，有了巨大的发展，逐步形成三个学术流派。一是以陈实功《外科正宗》为代表的"正宗派"；二是以王洪绪《外科证治全生集》为代表的"全生派"；三是以高秉钧《疡科心得集》为代表的"心得派"。三派在学术上各有特色，其中以陈氏"正宗派"的主张，最为全面。因此，对后世的影响也更为深远。

《外科正宗》是陈实功根据自己精湛的医学理论和40多年来丰富的临证经验，结合具体病例，系统整理而成，其叙述既简明扼要，又具体详尽，正如他在《外科正宗自序》中所说："合外科诸证，分门逐类，统以论，系以歌，殿以法，则微至疥癣，亦所不遗。而论之下从以注，见阴阳虚实之原委也；方之下括以四语，见君臣佐使之调停也；图形之后，又缀以疮名十律，见病不可猜、药石之不可乱投也，他若针灸、若炮炼、若五戒十要……之说，不啻详哉其言之也。"

陈氏具有较为深厚的内科基础，又擅长外科技术，所以他治疗外科疾患是内外并重，服药与手术同施的。他强调"内之证或不及其外，外之症则必根于其内也""痈疽虽属外科，用药即同内伤"。在内治法上特别重视调理脾胃，他于"痈疽治法总论"里着重指出："盖脾胃盛者，则多食而易饥，其人多肥，气血亦壮；脾胃弱者，则少食而难化，其人多瘦，气血亦衰。命赖以活，病赖以安，外科调理脾胃尤关紧要""盖疮全赖脾土，调理必要端详"。这是符合《内经》"得谷者昌，失谷者亡""后天以胃气为本"的论点的。陈氏对肿疡治疗，以消、托、补三法为主。肿疡初期以汗、下、温、清、行气、和营之消法为主；肿疡后期及溃疡早期以扶正托毒、透脓托毒、排脓托毒之托法为主；溃疡后期以补气血、调脾胃、益肝肾等补法为主，这是用整体观念和动态观念作指导的辨证论治精神的体现，是陈氏学术思想的主要特点之一。

其次，断根泄毒，毋使内攻，是陈氏学术思想的又一特点。他指出："开户逐贼""使毒外出为第一""凡欲消疮，先断根本，次泄毒气，使毒自衰，无得内攻为好"。因此，他倡用腐蚀药（如三品一条枪、大红膏等）、药线和刀针清除顽肉死肌，疏通脓管，使毒外泄。还用竹筒拔吸脓液，使脓毒去净，促使顽疮恶疽尽早痊复，大大提高了疗效，缩短了疗程。

第三个特点是，解放思想，开创了许多外科手术，如气管缝合、鼻痔摘除、下颌骨脱臼的整复、截趾手术，在中医外科的发展史上是一个很大的飞跃。

第四个特点是，敢于创新，他创造了许多新疗法，如用枯痔散、挂线等法治疗痔疮，迄今仍在应用；用火针、枯瘤法等治疗瘰疬、肿瘤等，有较好的疗效。

综上所述，"正宗派"所以受后世重视，是有其丰富内容和卓越成就的。

三、正宗巨著，垂训后人

《外科正宗》共四卷，自痈疽原委论至补遗方论，计分157类，卷一总论痈疽的病源、诊断与治疗；卷二至卷四论各种外科疾病一百多种，将病因、症状、预后、治疗法则、具体方药和手术，一一列载，层次井然，有条不紊，诚中医外科学中正宗之良书也。因此，清代医学评论家徐灵胎氏曾逐条加以评述，并在其自序中指出："此书所载诸方，大段已具；又能细载病名，各附治法，条理清晰，所以凡有学外科者，问余当读何书，则令其先阅此书，以为入门之地。"由此可见，这是一部"列症详，论治精"的外科专著。

《外科正宗》的内容是十分丰富的，以上仅是举其要者而言。由于该书内容，理论密切联系实际，内治、外治相结合，实用性和科学性很强，所以在陈氏62岁（1617）完成这部书后，立即刻印问世，崇祯四年（1631）又镂板广为流行，受到历代医家的重视和引用,《外科正宗》陈氏正版清康熙年间刻印4次，乾隆年间刻印4次，嘉庆年间刻印2次，道光年间刻印4次，还有流传到日本后，在日本宽文、宝永、宽政年间有3次刻印。到清末总共有23次刻印，另有抄本散落民间。

另清·张鹭翼《重订外科正宗》十二卷本，至清末有25次刻本，乾嘉年间就有12次刻印。《徐评外科正宗》十二卷本至清末有17次刻印，光绪年间就有13次刻印。

中华人民共和国成立以后，也多次印行了这部书，如1955年上海锦章图书局石印了《校正外科正宗》十二卷，四册；1956年人民卫生出版社影印了崇祯四年的版本；1964年11月及1973年6月该社又排版和重印了这部名著，发行量为1.95万册，流传甚广，在中医界影响很大，深受欢迎，《外科正宗》成为中医外科医生的必读之书。外科专业医生根据《外科正宗》的理论和经验，应用于临床经验的报道，不少是在原有基础上又有了新的发展和提高，这说明陈氏的学术经验是十分珍贵的，渊远流长，影响深远，是中医学领域中的一枝奇葩。当然，由于陈氏受当时历史条件限制，书中尚夹杂一些封建糟粕的内容，如造孽报病等，应该批判地接受。

四、承先启后，贵在吾侪

陈公离开我们已有350年，其宗支后裔已遍寻无着，在南通留下来的遗迹也不多了。城南马家巷故居，后为李姓所有，又改为旅舍，已面目全非；濠阳小筑里原有古柏两株，据传为陈氏手植，亦已因年久枯朽被挖除。硕果仅存，我们还能看到的只有两件遗物。

一是陈公研药的瓷乳钵：器高11.8cm，口径24.7cm，白釉青花有"卐"字纹饰，镌有"陈若虚记"4个正体大字，环绕器腹外壁，是一件典型的万历年间的青花瓷器，流散在民间已久，被当作香炉使用。后又被出售给收购旧货的小贩。嗣后被老中医徐鑑衡睹及，乃购而藏之。后又转赠予妇科喜仰之老医师，1958年捐献给南通博物苑，现已成为国家一级文物。

二是剑山的炼丹台，据乾隆《五山全志·卷三·山水》载："炼丹台二。一在剑山东南朝阳庵故址右，广寻丈，高过之，昔有方士陈若虚炼丹于此遇仙。"《五山胜迹记》及《崇川咫闻录·卷三·山川录》也有同样的记载，陈氏在此炼丹是可以相信的，但遇仙则系后人神化而已。

陈氏在中医外科学上的成就，是十分可贵的，是中华民族的骄傲，是中医学的光荣，我们要在党的中医政策的指导下，承先启后，继往开来，将陈氏学术经验，加以继承和发扬，使中医外科学发挥更大的作用，这是我们义不容辞的责任。

（原载《新中医》1988年第一期）

附录（二） 陈实功先生研读古医籍及引用方剂一览

陈实功先生在"医家十要"中以"勤读古书，手不释卷"为"十要"之首。又曰："古今前贤，及近时名公新刊医书，必寻究参阅，以进学问，诚为医家之本务也。"诚如先生在《外科正宗自序》中所说："今古治外者岂少良法神术哉！""百千万症，局于数方，以之疗常症，且不免束手，设以异症当之，则病者其何冀焉？"考订者不才，在查阅《中医大辞典》等工具书及相关资料后，核定《外科正宗》临床应用方剂共446首，其中引用古医籍有122首，这些方剂可证先生"寻究参阅"的精深功夫，先生成书以"正宗"为名梓行，先生为一代外科宗师，其医术、医德、医风值得当今每位为医者所效法的。现将先贤陈实功先生研读于《素问》《灵枢》《难经》等以外的古医籍及引用方剂摘录如下。

（汉）张仲景《伤寒论》文蛤散、理中汤、五苓散、竹叶石膏汤、猪胆汁导。

《金匮要略》肾气丸。

（南齐）龚庆宣《刘涓子鬼遗方》大黄汤。

（唐）孙思邈《备急千金要方》小续命汤、生脉散、独活寄生汤、犀角地黄汤。

（唐）王　焘《外台秘要》黄连解毒汤。

（唐）蔺道人《仙授理伤续断秘方》大成汤、五积散。

（唐）甄立言《古今录验》小续命汤。

（宋）杨士瀛《仁斋直指方论》四虎散、脏连丸。

（宋）陈师文等《太平惠民和剂局方》十全大补汤、黄芪六一汤、人参养荣汤、逍遥散、琥珀膏、加味逍遥散、苏子降气汤、大防风汤、失笑散、加味四君子汤、清心莲子饮、八正散、连翘饮子、四顺清凉饮、加味二陈汤、升麻葛根汤、四物汤、神效当归膏、甘露饮、六和汤。

（南宋）李迅《集验背疽方》猪蹄汤。

（宋）许叔微《普济本事方》二神丸、红棉散。

（宋）赵佶《圣济总录》四顺汤。

（南宋）陈自明《校注妇人大全良方》四生丸、归脾汤。

（南宋）严用和《济生方》当归饮子、葶苈散、紫菀茸汤。

（宋）东轩居士《卫济宝书》。

（宋）唐慎微《经史证类备急本草》香连丸。

（南宋）陈言《三因极一病证方论》加味败毒散、麻黄左经汤、神应养真丹。

（南宋）王璆《是斋百一选方》太乙紫金丹。

（金）张元素《医学启源》当归拈痛汤、生脉散。

《洁古家珍》五倍子散。

（金）刘完素《宣明论方》防风通圣散、知母茯苓汤、天水散。

《素问病机气宜保命集》内疏黄连汤、雄黄散。

（金）李杲《内外伤辨惑论》补中益气汤。

《东垣试效方》普济消毒饮。

《医学发明》复元活血汤。

《兰室秘藏》龙胆泻肝汤、散肿溃坚汤、健步丸、圣愈汤、滋肾丸。

（金）张璧《云岐子脉诀》黄连泻心汤。

（元）罗天益《卫生宝鉴》托里温中汤、破棺丹。

（元）沙图穆苏《瑞竹堂经验方》内托千金散。

（元）齐德之《外科精义》苦参丸。

（元）杨清叟《仙传外科集验方》冲和膏、回阳玉龙膏、真君妙贴散。

（元）许国祯《御药院方》黍米寸金丹。

（元）朱震亨《丹溪心法》八珍汤、六郁汤、加味胃苓汤。

（元）葛可久《十药神书》花蕊石散、独参汤（一）、独参汤（二）。

（元）危亦林《世医得效方》排脓散（一）。

（明）陶华《痈疽神验秘方》竹叶黄芪汤。

（明）董宿、方贤《奇效良方》涤痰汤、内托羌活汤。

（明）方谷《医林绳墨》提肛散。

（明）虞抟《医学正传》荆防败毒散、六郁汤。

（明）魏直《痘疹全书·博爱心鉴》保元汤。

（明）孙一奎《赤水玄珠》大腹子散。

（明）万全《幼科发挥》胡麻丸。
　　　　《保命歌括》提肩散。
（明）李梴《医学入门》内托酒煎汤、内托羌活汤、护心散、内托芪柴汤。
（明）李时珍《本草纲目》田螺水、雷火神针。
（明）叶文龄《医学统旨》益气养荣汤。
（明）窦梦麟《疮疡经验全书》。
（明）龚廷贤《云林神彀》大连翘饮。
　　　　《万病回春》香砂六君子汤、赴筵散。
（明）薛己《外科枢要》栀子清肝汤。
　　　　《外科发挥》附子六物汤、排脓散（二）、香附饼、薏苡仁汤。
（明）王肯堂《证治准绳》乳香黄芪散、内补黄芪汤、史国公药酒。
（明）汪机《外科理例》托里消毒散、人参黄芪汤、托里养荣汤、托里定痛散、蟾酥丸、木香流气饮、托里养荣汤、清咽利膈汤、金锁匙、牛蒡子汤（一）、人参五味汤、栀子仁汤、加味理中汤、疡科流气饮、三因胜骏丸、当归郁李汤、芎归汤（一）、芦荟丸、内补黄芪汤、隔蒜灸法。

附录（三） 陈实功先生临床治验索引

痈疽治验

（1）男　五十余　背心生疽　拔法加桑木灸法　两月余痊愈
（2）老妇　近七旬　背疮　自往讨治　铍针放脓血　内服补养
（3）监生　年过五旬　背疽　铍针放脓治疗中误饮冷水，辗转峻补
（4）乡官　年逾七旬　背疽　铍针放脓　用照药每日一次
（5）庠生　六十余　背疽　照药　挺脚刮去恶血　内服托药　膏贴
（6）老年人　患疽　其疮贯脊　铁筒膏箍　炭火盖护　百日而安
（7）老人年过六旬　背疽　根脚泛肿　延他医视之　陈氏预言告诫变证一出死
（8）男　六十二　右搭　病家违补托之法　延至二月气绝身亡　有述评
（9）男　近六旬　背生热疖二十余处　一疮小毒大　讳疾忌医　失治

脑疽治验

（1）男　项疽　先用黄连救苦汤　桑木灸　人参养荣汤　腐肉脱下
（2）监生　项疮　隔蒜灸　中途变症　铍针剪割　另加峻补
（3）男　项疮初起即避医　复请予治　拔法　插蟾酥条　内托调理
（4）六旬妇　项间患疽　诊治时有独到要诀　相量日数　精巧在眼力
（5）壮年妇　项疮正对前口　顶高脚活　予曰药消则不能　针消则可取
（6）男　耳后生疽十余日　面惨鼻煽　手冷气促　脉散大无根　内败症也
（7）妇人　正对口　诊脉微数无力　内虚症　铍针刺插蟾酥条·月余愈
（8）妇人　肥胖　项疮　病笃乱投医　陈氏有评

疔疮治验

（1）监生　右颧下生疔　形如鱼目　肺经受毒　外治内服　月余而愈
（2）监生　服助阳药　左颧生疔色黑　外治后早、中、晚三服汤丸
（3）妇人　腮发一疔已经走散　苦苦哀求　挽救危症　陈氏时年三十三
（4）妇年轻　生白刃疔　不信予言　延请别医　自误死　真可惜也
（5）少妇　颧下生疔　疙瘩作痒　自灸　误治　自误

脱疽治验

（1）男　右足小趾脱疽　先灸后针刺　内外兼治　峻药攻利得安
（2）客商　右足次趾脱疽　利刀手术　后神灯照法　综合施治
（3）中年妇女　右食指脱疽兼失荣症　术前术后精心调治
（4）男仆　冬月足十趾受冻而紫　嘱其桑木火灸　内服健脾养血药　得愈
（5）侍女十二岁　裹足　致双足前半段黑腐　虽经调治　终身残疾
（6）男　右足小趾缝生黄栗泡　脉细数无力　断为败症　强辞不治

瘰疬治验

（1）男　项核肿痛　表散消核剂内服　外贴琥珀膏　月余而安
（2）男　仲冬渡江　次日头、面、耳、项俱肿　内服治寒热　脓熟用针
（3）妇人　忧郁成核半年　先服药和肝益气　后用火针线药
（4）室女　肝经凝结筋缩之病　陈氏论病颇详　配合治疗始愈
（5）男　年近三十　项生数核　延他医　药误致死
（6）壮年妇　左项生核半载　渐至鸡卵大　庸医不辨虚实　药误致死

鬓疽治验

（1）男　患鬓疽三日　用内服药　退表症　托疮毒　补气血　渐敛而愈
（2）男　患鬓疽五日　属肝经湿热　先灸　清肝　贴膏　脓溃肿消
（3）男　鬓间小疮　外形如粟　未病作渴　庸医误治　口噤昏愦　无救
（4）男　肿焮　误用凉药　经陈氏治　托疮毒　后补益　二月得愈
（5）妇人　表里俱实　用防风通圣散　后用银针点破敷药　脓溃而安
（6）男　患鬓疽　顶高根活　用针挑破　蟾酥饼盖贴　脓出肿消

咽喉治验

（1）男　咽喉肿痛　荆防败毒散加味　玄参解毒汤　共5剂而安
（2）男　咽喉肿痛　痰涎壅盛　先清稠痰　后黄连解毒汤　二剂

（3）男　咽肿口噤　针刺少商　桐油钱探吐　针刺内服　对症施治
（4）妇　体肥　语声无危象　针刺毒血　金锁匙去稠痰　清咽利膈汤
（5）男　咽喉肿痛　朝以补中益气汤　晚以四物汤　服加童便
（6）妇人咽痛　诊脉细微　虚火假症　理中汤二服　补中益气汤数服
（7）男　咽痛　清咽利膈不应　防风通圣散二服　喉脓胀痛　下针便愈

时毒治验

（1）男　耳项肿痛　荆防败毒散　寒退热存　连翘消毒饮加减数剂愈
（2）男　头面俱肿　针刺咽喉去恶血　随症情变　五次用不同方剂
（3）男　牙根肿痛　次传腮、项　荆防败毒散　针刺　搽冰硼散等法
（4）男　冬月耳面赤肿　三阳蕴热症也　用药遵经云"用寒远寒"
（5）妇人　冬月面肿咽痛　脉洪数有力　黄连解毒汤加玄参　三剂痊愈
（6）男子　鬓间肿硬　擅自用药　又延医被误　辞不可治　有述评

瘿瘤治验

（1）男　臀瘤五年　断为黑粉瘤　三品一条枪插入　经治月余而敛
（2）男　腮上生瘤半年　粉瘤　插前药半月而愈
（3）义乌兵士　肩上生小瘤五枚三月余　针破挑出红虫　调治而愈
（4）妇人并一女　耳后、发际各生粉瘤半年余　用针破之插药
（5）妇人　腰间肉瘤　溃后出小蛔虫　调补百日渐愈
（6）妇人　气冲穴生瘤　红紫坚硬　血瘤　辞不可治　陈氏详述

肺痈治验

（1）义官　肺痈　其痰有脓　用桔梗汤　排脓散　四顺散等愈
（2）男　久嗽　咳脓痰　先用知母茯苓汤　又以清金宁肺丸　得愈
（3）男　劳伤　日久咯吐脓血　虚火假症　先用童便　后用紫菀茸汤等
（4）男　患嗽半年　因郁将成肺痿　用清金二母汤等　调理百日而安
（5）男　好饮　致肺壅热成痈　葶苈散　紫菀茸汤等　二月而愈
（6）男　咳嗽发热　痰中白血　脉细微而数　肺痈所忌　辞不治

流注治验

（1）男　风寒表散未尽　两腮肿痛　小柴胡汤加味热退　二陈汤加味
（2）男　劳伤受寒　背生三肿　寒热交作　至夜尤甚　保安　万灵丹洗浴　膏敷
（3）妇人　因怒胁下结肿　肝气郁结　木香流气饮　十全大补汤　调理

（4）男　暴怒髀生肿块　补中益气汤　益气养荣汤　八珍汤　香附饼灸
（5）孀妇　项间、乳上各肿一块　用归脾汤等　半月脓熟　针后脓清
（6）男　腰后微肿　治当扶植根本　内医误治　辞不敢治　有述评

乳痈治验

（1）妇人　因怒左乳肿痛　寒热交作　人参败毒散　加牛蒡子汤　三服安
（2）妇人　左乳　结核　似痛非痛　潮热　逍遥散　八珍汤　外用阿魏化痞膏
（3）妇人右乳疼痛　肿如复碗　托里消毒　又十全大补加香附愈
（4）妇人　暴怒　左乳结肿疼痛　自服药肿痛反作　正虚邪实　补益两月愈
（5）男　年过五旬　左乳结肿　内医所惑　病情加重　构成内损　辞不治
（6）妇人　左乳结核　三年后成乳岩　辞不治　另两妇女亦病危不治

附骨疽治验

（1）男　中寒未尽内虚　大腿肿痛　五积散　托里药　脓熟针之
（2）男　劳碌遇寒　腿痛　中脘湿热　开结导引　半夏佐经　附子六物汤
（3）六旬老人　纵欲肾虚　不能步履　外贴追风逐湿膏　内服三因胜骏丸　愈
（4）男　右腿肿痛两月　二老医俱称无脓　患者昏沉　术后出脓　独参汤
（5）男　房事后阴寒　腿痛　至夜尤甚　不能步履　大防风汤　六剂痊安
（6）男　当风睡卧　左腿肿痛　保安万灵丹　洗浴发汗　暖肾通络
（7）监生　欲后受寒　腿痛　杂药妄进　病剧　腿愈肿形缩小　陈氏详述

肠痈治验

（1）男　小腹胀痛　里急后重　时时下脓　小肠痈　薏苡仁汤　排脓
（2）幼妇　产后腹胀如蛊　昏愦　家属已弃不治　陈氏主动请诊治愈
（3）妇人　小腹肿痛　小便如淋　缘由误餐生冷　脓尚未成　大黄汤下之
（4）妇人　小产　过劳　小腹肿痛月余　肠痈已成　薏苡仁汤下脓　调理
（5）妇人　腹胀如鼓　转侧腹有水声　针刺脐上突顶出脓　调治月余

脏毒治验

（1）男　肛门肿突　红紫痛甚　内消沃雪汤　珍珠散调搽　内服凉血地黄汤
（2）妇人　产后肛门坠肿　枳壳、紫苏煎汤熏洗　搽珍珠散　服四物汤
（3）男　炎夏饮酒　肛门结肿坚硬　形色紫黑　黄连解毒汤　脏连丸
（4）妇人　肛门肿突　坚硬痛极　神灯照法　内消沃雪汤　珍珠散调搽
（5）男　内痔便血　脱肛不收　黄连除湿汤　外涂珍珠散　补中益气汤

295

（6）监生　每纵膏粱　积毒大肠　脉空数无力　决不可治　陈氏述评

痔疮治验

（1）男　患痔六年　酒色劳役　痔肿疼苦　枯痔散外用　生肌散亦掺
（2）男　痔肿作痛　内疏黄连汤　又四物汤加味　脏连丸收功
（3）男　患痔肿痛　洗痔枳壳汤常用　内服防风秦艽汤　六味地黄丸加味
（4）男　内痔虚坠下血　四物汤加味　当归郁李仁汤、脏连丸攻虚　述评精到
（5）男　患痔十余年　穿溃疼苦　插三品一条枪　生肌凤雏膏搽　一月敛口
（6）男　内痔便血　面色痿黄　补中益气加峻补　陈氏按语　颇中肯綮

下疳治验

（1）男童　玉茎外皮浮肿　解毒清肝罔效　当行从治法　一服肿痛退
（2）男　肿痛发寒热　荆防败毒散　二服即退　复以龙胆泻肝、四物加味消
（3）男子　四十　小便涩痛　朝以八味丸　午用八珍汤　三因胜骏丸收功
（4）男　茎头腐烂　外以珍珠散　内服木通汤　更服四物汤加味而痊
（5）男　初婚　玉茎伤损出血　葱汤浸洗　珍珠散掺　四物汤加味渐愈
（6）男　皮肿发热疼甚　外敷如意金黄散　内服龙胆泻肝汤　得愈

鱼口便毒治验

（1）男　左胯肿痛　人参败毒散一剂表症退　山甲内消散二剂痊消
（2）男　横痃　肿痛坚硬　九龙丹一服　大便利肿痛减　又一服消
（3）男　患此十余日　火针出紫血　外用膏贴　服托里消毒散愈
（4）男　溃口大不敛　十全大补汤加味　外搽玉红膏　月余而敛
（5）男　先痔疮　后发横痃　擅自服药　几经周折　攻坚克难　始愈

囊痈治验

（1）男　寒中肾囊　保安万灵丹一服　洗浴出汗　内服外敷　数次痊消
（2）男　囊肿甚大　以铍针去黄水　导水消肾丸并楂补补肾丸　服之不作
（3）男子初犯　肿甚胀痛　针刺出脓　十全大补加味　十余剂收敛
（4）老人　素有疝气　因怒伤肝　疼痛　陈氏论病有主末　治有权宜
（5）男　肿痛　坚硬无脓　蟾酥锭末掺　三日腐脱　内外兼施而安
（6）男　阴囊牵引小腹痛　五积散　更以八珍汤加味　数服而愈

悬痈治验

（1）男　结肿四日　九龙丹一服　其肿渐消　又四物汤加味而愈
（2）男　患此十余日　龙胆泻肝汤　托里消毒散　又十全大补汤
（3）男　患此肿甚　内脓已成　即针之　以十全大补汤　调理三月
（4）男　素有痰火　结肿疼痛　溃后必难收敛　辞不治

臀痈治验

（1）男　臀痈　四日后痛并作寒　针刺出紫血　内外兼治　托里药收功
（2）男　臀痈　焮痛发热　托里消毒散加味　脓溃　十全大补汤　半月敛
（3）男　臀痈　坚硬不溃　罹寒凉之过　十全大补汤　透脓散　脓熟针之
（4）男　暑月患臀痛　暴饮凉水　疱毒内陷　六脉虚细　辞治　至夜而死

杨梅疮治验

（1）男　患杨梅疮　筋骨疼痛　用保安万灵丹　痛减　归灵汤　草薢汤等　始愈
（2）男　小便白浊作痛　不信发时疮　请他医又复请治　倾心百日平
（3）女人　为夫生疮受袭　人参败毒散等　内服外治　两月疮渐干
（4）庠生　患霉疮　求速愈　辞不敢治　延他医治　均误　共三例

结毒治验

（1）男　熏药　六年后腿骨痛　雷火针　服仙遗粮汤　三月而敛
（2）男　玉茎结毒　阳物已损七八　方士误治　陈氏不舍其根本　得愈
（3）男　患结毒　至夜尤甚　以补中益气汤加土茯苓　十余剂痊
（4）男　自膝下腐烂　伏枕半年　内外兼治　重用土茯苓　能步履
（5）妇人　患结毒　头疼手腕痛　天麻饼子　二陈兼四物　月余而愈
（6）男　头额腐烂　外搽解毒紫金膏　内服草薢汤　两月余而敛　附一治验
（7）妇人　咽间损坏半年　结毒紫金丹　外吹结毒灵药　一月内痊安
（8）男　咽喉腐烂　给治　彼以为缓　用熏药照之　口烂　三月而死

多骨疽治验

（1）男　上腭肿痛月余　百日外方出细骨　十全大补吹生肌散
（2）男　左上膊结肿　年余破流稀脓　又半年多骨　内服外治　月余敛
（3）男　臁骨肿痛二年　多骨疮也　十全大补汤加味　神灯照法　有述评
（4）女　左口上牙根突肿　坚如石不痛　后三年始痛　补益　兼漱口敛

阴疮治验

（1）妇人　阴器肿痛　晚寒热交作　龙胆泻肝又四物汤兼小柴胡　服之愈

（2）妇人　无辜发热月余　阴挺　补中益气加味　煎汤熏洗　倍参、术效良

（3）妇人　阴中痒　五心烦热　四物汤加味　银杏散纳阴中痒渐止

（4）妇人　阴部肿痛　以四物汤加角针　又透脓散　出臭脓疼痛止

（5）妇人　肝经风湿　阴器浮肿痒甚　消风散加味　蛇床子汤洗　愈

（6）妇　孀居十余载　阴器蚀烂延及内脏　虽经尽力　终不痊而死

[**考订者按**]上列25种病证148则治验。《灵枢·寿夭刚柔》云："立形定气，而后以临病人，决死生。"先贤陈实功奉医经之旨，不能治愈的外科疾病确证为绝症的"辞不敢治"，这是对病人及其家属的正确态度。

附录（四）　主要参考用书

《外科正宗》明·陈实功编著。人民卫生出版社，1964年第1版。
《中医大辞典》李经纬，余瀛鳌，蔡景峰等主编。人民卫生出版社，2006年第2版。
《中药大辞典》江苏新医学院编。上海人民出版社，1977年第1版。
《肘后备急方》晋·葛洪撰，梁·陶弘景补阙。明万历二年（1574）剑江李栻刻本。人民卫生出版社，1956年第1版。
《本草纲目　金陵本　新校正》明·李时珍著，钱超尘等校。上海科学技术出版社，2008年第1版。
《医宗金鉴·外科心法要诀》清·吴谦等编。人民卫生出版社，1973年第1版。
《中医文献辞典》余瀛鳌，李经纬主编。北京科学技术出版社，2000年第1版。
《历代名医良方注释》冉小峰等编著。科学技术文献出版社，1983年第1版。
《中国中医古籍总目》薛清录主编。上海辞书出版社，2007年第1版。
《中国医籍考》〔日〕丹波元胤编。人民卫生出版社，1983年第2版。
《中国医籍字典》上海中医学院中医文献研究所编。江西科学技术出版社，1989年第1版。
《经史百家医录》钱远铭主编。广东科技出版社，1986年第1版。
《简明中医语词辞典》达美君主编。上海科学技术出版社，2004年第1版。
《州乘资》明·邵潜撰著。南通市图书馆藏，弘光乙酉（1645）刻本影印。
《中国分省医籍考》郭霭春主编。天津科学技术出版社，2015年第1版。
《三三医书集验背疽方》宋·李迅撰著。中国中医药出版社，1998年第1版。
《国医大师朱良春全集·杏林贤达卷》朱良春著。中南大学出版社，2017年第1版。
《海外中医珍善本古籍丛刊提要》郑金生，张志斌著。中华书局，2017年第1版。
《中医源流与著名人物考》张志远编著。中国医药科技出版社，2015年第1版。
《慈禧光绪医方选议》陈可冀等编著。中华书局，1981年第1版。
《徐评外科正宗校注》戴祖铭校注。学苑出版社，1997年第1版。

附录（五） 方剂索引

二 画

二矾汤　347方
二神丸　054方
二蛟散　387方
十全大补汤　033方
十全流气饮　144方
七贤散　207方
七星剑　071方
八正散　240方
八仙糕　052方
八珍汤　034方
人中白散　410方
人参五味汤　150方
人参养荣汤　036方
人参黄芪汤　037方
人参清神汤　078方
九龙丹　247方

三 画

三白散　382方
三圣散　341方
三因胜骏丸　197方
三品一条枪　103方

三香膏　355方
三黄二地汤　220方
土大黄膏　360方
下乳天浆散　182方
大成汤　325方
大防风汤　193方
大红膏　101方
大连翘饮　405方
大保安汤　063方
大黄汤　204方
大腹子散　199方
山甲内消散　246方
千里健步散　201方
飞龙阿魏化坚膏　426方
小保安汤　062方
小续命汤　192方

四 画

天水散　441方
天麻饼子　340方
木香补肾丸　255方
木香饼　183方
木香流气饮　163方
五利大黄汤　127方

五苓散　446方

五宝散　277方

五香散　397方

五积散　184方

五倍子散　223方

五福化毒丹　413方

太乙紫金丹　077方

牙疼方　319方

止血四生汤　321方

少阴甘桔汤　120方

中和汤　311方

内托千金散　059方

内托安神散　079方

内托羌活汤　185方

内托酒煎汤　188方

内托芪柴汤　187方

内托黄芪散　214方

内补黄芪汤　038方

内固清心散　008方

内消沃雪汤　002方

内消散　006方

内疏黄连汤　003方

牛角散　419方

牛蒡子汤（一）　132方

牛蒡子汤（二）　175方

牛蒡甘桔汤　294方

升麻散坚汤　092方

升麻葛根汤　404方

升麻解毒汤　264方

化疔内消散　073方

化斑解毒汤　367方

化腐紫霞青　032方

乌龙针　424方

六军丸　140方

六郁汤　164方

六和汤　438方

文蛤散　400方

火针法（一）　102方

火针法（二）　250方

双解复生散　005方

五　画

玉肌散　377方

玉真散　323方

玉容丸　376方

甘露饮　437方

石珍散　373方

龙胆泻肝汤　237方

归灵汤　265方

归脾汤　430方

田螺水　224方

史国公药酒　445方

四生丸　358方

四虎散　022方

四物汤　431方

四顺清凉饮　334方

四顺散　148方

生肌凤雏青　231方

生肌玉红膏　031方

生肌散（一）　229方

生肌散（二）　286方

生脉散　443方

失笑散　208方

仙遗粮汤　271方

瓜蒌子汤　210方

立马回疔丹　069方

玄参清肺饮　146方

301

玄参解毒汤　112方
宁肺丸　155方
宁肺桔梗汤　147方
必胜散　300方
加味二陈汤　385方
加味太一膏　030方
加味四君子汤　217方
加味败毒散　200方
加味胃苓汤　388方
加味逍遥散　107方
加味理中汤　158方
加味遗粮汤　262方
加味藿香散　087方
加减八味丸　055方
加减鼠粘子汤　415方
圣愈汤　043方

六　画

芎归二术汤　272方
芎归内托散　298方
芎归汤（一）　219方
芎归汤（二）　292方
芎归养荣汤　097方
灰米膏　394方
托里和中汤　040方
托里定痛散　049方
托里建中汤　041方
托里消毒散　011方
托里清中汤　039方
托里温中汤　042方
当归饮子　351方
当归郁李汤　218方
当归拈痛汤　186方

吕祖一枝梅　427方
回阳三建汤　017方
国阳玉龙膏　024方
回乳四物汤　179方
回毒银花散　060方
先天大造丸　173方
竹叶石膏汤　444方
竹叶黄芪汤　016方
冲和膏　025方
冰硫散　392方
冰蛳散　098方
冰硼散　125方
汗斑方：密陀僧散　429方
导水消肾丸　253方
阳春酒　064方
阴阳二气丹　081方
防风必效散　266方
防风秦艽汤　215方
防风通圣散　129方
防风解毒汤　085方
如圣金刀散　329方
如意金黄散　021方
红花散瘀汤　248方
红铅造化丹　056方
红棉散　380方

七　画

麦冬平肺饮　145方
麦钱散　403方
花蕊石散　328方
芩连二母丸　134方
芩连二陈汤　090方
芦荟丸　242方

芦荟消痔饮　409 方
苏子降气汤　124 方
杖后针刺排脓血　333 方
束毒金箍散　074 方
还元保真汤　258 方
连翘消毒饮（一）　086 方
连翘消毒饮（二）　128 方
连翘散　113 方
护心散　009 方
护痔膏　226 方
针刺法　412 方
针砭法　408 方
牡丹皮汤　206 方
灸乳肿妙方　180 方
灸偏坠法　254 方
疔毒复生汤　070 方
辛夷清肺饮　306 方
补中益气汤　035 方
阿魏化痞散　337 方
附子八物汤　165 方
附子六物汤　190 方

八画

苦参丸　302 方
苦参汤　383 方
取鼻痔秘法　308 方
枇杷叶丸　374 方
奇授藿香汤　322 方
肾气丸　161 方
固本养荣汤　285 方
败铜散　401 方
知母茯苓汤　153 方
和气养荣汤　296 分

和荣散坚丸　425 方
金液戊土丹　84 方
金锁匙　115 方
金鲤汤　159 方
金蟾脱甲酒　267 方
乳香法纸　356 方
乳香黄芪散　013 方
肥皂方　315 方
炙粉草膏　257 方
单油膏　282 方
治乳便用方　181 方
治喉乌龙散　118 方
治暴失音　122 方
参术膏　051 方
参苓内托散　110 方

九　画

珍珠散　244 方
赴筵散　418 方
荆防败毒散　126 方
荜茇散　318 方
茴香草散　309 方
茯苓佐经汤　189 方
枯矾散　393 方
枯痔散　227 方
枯瘤方　141 方
柏叶散　369 方
栀子仁汤　157 方
栀子清肝汤　108 方
柳花散　417 方
胡连追毒丸　234 方
胡连闭管丸　235 方
胡粉散　372 方

胡麻丸　312方
点药方　269方
胃爱丸　053方
胃脾汤　423方
香连丸　436方
香附饼　168方
香砂六君子汤　046方
复元活血汤　440方
顺气归脾丸　135方
保元大成汤　044方
保元汤　414方
保安万灵丹　004方
追风如圣散　391方
追风逐湿膏　203方
独参汤（一）　045方
独参汤（二）　327方
独胜膏　366方
独活寄生汤　195方
疮科流气饮　166方
洗药方　029方
洗痔肿痛方　230方
洗痔枳壳汤　222方
洗痒疮方　354方
活血化坚汤　094方
活血散瘀汤（一）　205方
活血散瘀汤（二）　260方
活血散瘿汤　139方
祛风换肌丸　379方
神功内托散　014方
神仙碧玉膏　276方
神应异功散　050方
神应养真丹　196方
神妙拔根方　066分
神效当归膏　434方

神效吹喉散　119方
神授卫生汤　001方
除湿胃苓汤　368方
结毒灵药方　279方
结毒紫金丹　278方

十　画

顽癣方　362方
顽癣必效方　361方
顽癣浮萍丸　363方
起痔汤　228方
真君妙贴散　023方
桐油钱　117方
桃花散　330方
夏枯草汤　093方
破棺丹　435方
柴胡清肝汤　105方
柴胡葛根汤　293方
逍遥散　095方
唤痔散　225方
铁布衫丸　331方
铁桶膏　026方
铅回散　281方
铅粉散　072方
秘传敛瘤膏　142方
透脓散　015方
健步丸　198方
脏连丸　233方
脓窠又方　365方
狼毒膏　349方
疳疮简便方　245方
益气养荣汤　089方
凉血地黄汤（一）　213方

凉血地黄汤（二） 346方
凉荣泻火汤 288方
凉膈清脾饮 395方
凉膈散（一） 114方
凉膈散（二） 316方
消风脱甲散 273方
消风清燥汤 386方
消风散 350方
消疔简便方 076方
消毒犀角饮 406方
海艾汤 378方
海藻玉壶汤 138方
涤痰汤 154方
润肌膏 399方
诸疮一扫光 353方
调元肾气丸 137方
调中二陈汤 326方
调中大成汤 170方
调和荣卫汤 162方
通气散 131方
通气散坚丸 136方
通治瘰疬方 096方
通经导滞汤 167方
桑木灸法 065方
绣毯丸 352方
验方人中黄 402方

十一画

理中汤 116方
黄芩清肺饮 375方
黄芪内托散（一） 249方
黄芪内托散（二） 261方
黄芪六一汤 171方

黄连泻心汤 411方
黄连除湿汤 212方
黄连救苦汤 057方
黄连解毒汤 068方
萆薢汤 283方
菊花清燥汤 299方
乾坤一气汤 338方
梅花五气丹 061方
硇砂散 307方
排脓内托散 012方
排脓散（一） 152方
排脓散（二） 209方
救生散 390方
蛇床子汤 348方
蛇床子散 364方
铜粉丸 428方
银杏无忧散 421方
银杏散 289方
银粉散 243方
猪胆汁导 442方
猪蹄汤 028方
麻风药酒方 303方
麻黄佐经汤 191方
鹿角散 178方
羚羊角散 422方
羚羊清肺汤 342方
清中散 317方
清心莲子饮 239方
清阳散火汤 310方
清肝导滞汤 236方
清肝芦荟丸 133方
清肝渗湿汤（一） 251方
清肝渗湿汤（二） 287方
清肝渗湿汤（三） 238方

305

清肝解郁汤（一）　109 方
清肝解郁汤（二）　177 方
清金二母汤　156 方
清金宁肺丸　149 方
清胃散　344 方
清咽利膈汤　111 方
清音嚼化丸　121 方
清神散　082 方
清热消风散　007 方
清凉甘露饮　336 方
清脾甘露饮　371 方
清震汤　047 方

十二画

琥珀黑龙丹　143 方
琥珀蜡矾丸　010 方
琥珀膏（一）　100 方
琥珀膏（二）　174 方
煮拔筒方　027 方
煮线方　232 方
散血葛根汤　172 方
散肿溃坚汤　091 方
散瘀拈痛膏　332 方
葱白甘草汤　389 方
葶苈散　160 方
粟壳散　221 方
硫黄不二散　280 方
雄黄散　339 方
雄黄藜芦散　291 方
雄硫散　304 方
提肛散　216 方
提肩散　433 方
紫土散　343 方

紫白癜风搽剂　314 方
紫菀茸汤　151 方
紫雪散　407 方
紫霞膏　099 方
蛤粉散　416 方
黍米寸金丹　018 方
鹅黄散（一）　270 方
鹅黄散（二）　384 方
普济消毒饮　130 方
滋阴八物汤　256 方
滋阴九宝饮　259 方
滋阴内托散　252 方
滋阴除湿汤　295 方
滋肾丸　439 方
滋肾保元汤　297 方
滋荣散坚汤　088 方
隔蒜灸法　432 方
犀角地黄汤　320 方

十三画

塌痒汤　290 方
蒜肚方　398 方
楝果裘　345 方
雷火神针　202 方
蜈蚣钱　357 分
鼠粘子汤　106 方
解毒大青汤　075 方
解毒天浆散（一）　058 方
解毒天浆散（二）　263 方
解毒木通汤　241 方
解毒泻心汤　370 方
解毒泻脾汤　420 方
解毒济生汤　080 方

解毒雄黄散　359方
解毒紫金青　275方

十四画

碧云散　284方
槟苏散　194方
雌雄四黄散　313方
雌雄霹雳火　083方
罂粟膏　335方
熏发背奇方　019方
熏洗结毒方　274方
漱药方　301方
翠云散　268方
翠云锭　396方

十五画以上

聪耳芦荟丸　381方

敷药方　020方
噙化丸　123方
镇风散　324方
薏苡仁汤　211方
橘叶散　176方
醒脾汤　169方
醒脾益胃汤　048方
瘰疬酒药方　104方
擦麻风病面生紫块疙瘩　305方
蟾酥丸　067方

共446方

按惯例"方剂索引"标明页码，如今用方剂编号查阅更加方便。

后　　记

　　整理并编撰《外科正宗考订》的动议，得从2015年初春说起，那天是3月13日（农历正月二十三），受朱良春老师诚邀，到他府上嘱我协助他整理《国医大师朱良春全集·杏林贤达卷》，计划中，5月份整理明末南通中医外科名家陈实功材料。朱老提供了曾在《新中医》杂志上刊登的《陈实功先生的生平及其〈外科正宗〉》文章，热议先贤在中医外科学术上的成就，在老师的提议中，他认为陈实功先生有扎实的研读医古籍的功底，所采用的原创方剂占了很多比例，并形成系列。那年正巧是陈实功先生诞辰460周年，文章定为"《外科正宗》超凡发明，五戒十要传遍寰宇"。老师鼓励我，如在文章中最后一段所述："陈实功先生在中医外科学上的成就十分可贵，不仅是中华民族的骄傲，更是中医学的光荣，让南通人倍感自豪。"能够将《外科正宗》进一步整理发掘，也是一项对弘扬中医外科学有实际意义的工作。

　　读过《外科正宗》，都感觉先贤陈实功对自己的身世没有明确交代。据清末南通状元张謇《啬翁自订年谱》记载，其三叔父张彭庚（字茂华）"清咸丰朝买陈宅居之"。同治三年（1864），12岁的张謇记录"药王庙庭有皂角树，余用泥匠垩帚，大书'指上生春'四字于扁鹊神龛之后背，字大一尺七八寸"，少年张謇的此举，庙中姓朱的砚工逢人便告"张氏第四子能书"。张謇，南通人称"张四先生"，晚年有《重题药王庙壁（有序）》诗一首，序中提到"庙为明朝处士陈若虚实功建。陈善医。庙与家隔一墙耳，祀神农、扁鹊、华佗及汉张机，晋王叔和，梁陶弘景，唐孙思邈，金刘完素，明缪仲淳，元朱丹溪，金李东垣，明汪石山及薛立斋十人"，均为陈实功崇拜的偶像。1925年4月2日，《通海新报》副刊载张謇五言诗一首，序曰"故药王庙前有鸡栖树，数百年物也，六十年前尝嬉戏其下，今庙徙，建因树斋，诗以纪之"可证药王庙已迁建。今因树斋仍存，为张謇研究中心办公之地，隔壁曾是陈宅，已被张謇胞兄张詧改建为"濠阳小筑"（建成于1917年），另有一番风景存焉。

后记

仔细阅读陈实功先生《外科正宗自序》，有这样的两段话："虽徹及岐黄之灵……自叩之灵台，则其思虑垂竭矣"。又："此业终吾之身……可不一广其传，而仅韬之肘后乎？"他告诉人们，虽经刻苦努力，求取中医外科之精髓，但还没有达到应该追求的目标；至于"此业终吾之身"句，与序末"谨唯命"联系起来读，父辈嘱其撰著，陈氏其年62岁，是经过深思熟虑带有强制性的要求，书中偶见"此法家传，屡经有验"相类似的句子，陈氏三代的中医外科也就到实功（字毓仁，号若虚）便戛然而止。事实确如此，究属何因？不可随便臆测。

南通人街谈巷语将"修桥补路"作为首善，平素习俗将医生尊为"先生"。康熙十三年（1674）《通州志》有"州南多圮梁，实新其半"，圮（音"痞"）梁，即毁坏的桥梁。陈实功先生捐款建桥的有涧桥、段家桥、永丰桥、白塘桥及通济桥5座，通济桥捐款改建于天启元年（1621），现称为长桥（因石条超长故名）。乾隆十九年（1754）《通州直隶州志》载出自传说，"苏州抚军慕天颜之母患'搭手'日久不愈，经陈氏用'沧浪草'治之转危为安，慕巡抚重金酬谢，陈氏拒收，将酬金转为捐款建桥。"今据潘荣胜主编《明清进士录》（中华书局2006年3月出版）第785页载曰："慕天颜（1624—1696），字拱极，号鹤鸣，甘肃静宁人，为清顺治十二年（1655）三甲196名进士，康熙间，累官至江苏巡抚。"捐款建桥之事与慕巡抚无关，实属讹传，必须予以纠正。

21世纪初，南通市有关部门在长桥西北堍一块空地立陈实功铜质雕塑坐像。我路过长桥对此情景，我心中有话不吐不快。于是2005年下半年《南通广播电视·紫琅苑》副刊辟《南通精神大家谈》专栏，我用笔名"莘荭"，在11月17日刊登《要重视"一个指头"》短评，其中提出"陈实功的塑像，作为明代外科宗师，生前捐助了一座桥，（过路人）不敢说就是指长桥，即使是也不至于还请他来作为守桥卫士吧？作为南通人又于心何忍呢！"短短几句话引起市领导同志的重视，不多时将这塑像搬迁到西边河畔，还在坐石右下有紫红色石版，末句记曰"其故居遗址亦在附近"，给游人瞻仰并赋予塑像真正的意义。

纵观自古以来中医外科著作，据不完全统计有500多种，《外科正宗》有初刻本、重订版和徐评版3种，全部总的刻版次数可以算得上独占鳌头。

明·邵潜《州乘资》记载"（狼山）总兵王公扬德尤重之（即《外科正宗》初版），……畀（bi币，给予）公，公弗敢私，即参订而付之梓"，此段经记录了明崇祯四年（1631）经陈实功修改增补的版本由来，不知是何情由竟剔除了原撰的《自序》擅用了山东王象晋的序言，列卷首，人民卫生出版社《出版说明》指出"济南王象晋序一篇，因与本书关系不大，故删。"本书亦尊人卫版以崇祯刻本为蓝本。

陈实功先生的《外科正宗自序》是经过深思熟虑的，他概述了撰著此书的缘由，书中内容纲领性地作了综述，"合外科诸证，分门逐类，统以论，系以歌，殿以法，则微至疥癣，亦所不遗"，充分体现了一位外科医家缜密的、严谨的且逻辑综合的思维，尤重病证、用药、治验和主治方的阐述。先贤陈公平日诊务异常繁忙中业余操劳写书很不容易的。

由于自序述及"惶悚逊谢"，是因里中诸君"各褒以言，而（欲）弁其端"而引用"韩康不二价"的典故，《外科正宗》的成书：是"谨唯命"的氛围下而撰，且不署授业长辈之名，这也是刻意为之。焉知距首刻168年后清张鹭翼重订《外科正宗》（也有书名为"详订外科正宗"）也剔除了陈氏的《自序》，且弁首正文216字，指谪"（《外科正宗》原著）方歌每多不合，如归脾之缺当归远志，补中益气之多麦冬五味，或方全而歌未全者难以枚举"，这完全是"泼脏水"的一番言辞，归脾汤方列《补遗方一百五十七》确实是缺二味药未列，补中益气汤是多了二味药，歌括中未述，全书仅此而已，用"难以枚举"说事，太过张狂无稽。张鹭翼此人无从查考，擅将陈氏原著4卷改成12卷，又如将卷一《痈疽七恶歌第七》裁为卷二，与《痈疽五善歌第六》截然分开，等等，明显不合章法。日本汉方医学者未将12卷本翻刻，确对粗劣的且不属原刻版本有严谨的区别对待。

清·徐大椿（1693—1771）生前曾著《（徐评）外科正宗》（也有的版本称作"徐批"），逝世后89年，于咸丰十年（1860）有海宁许楣校订刊印。所撰《徐叙》321字，其意上半段125字，下半段196字褒贬不一。如其所撰《医贯砭》乾隆六年（1741）首刻本。《四库全书提要》这样评曰："大椿攻击其书，不为无理，惟词气过激，肆言辱詈，一字一句，索垢求瘢，亦未免有伤雅道。且献可（指《医贯砭》著者赵献可）说不能多验……亦不必如是之诟争也。"据考，其撰评《外科正宗》滞后《医贯砭》26年，虽其年届古稀，其评也可供参考。

《外科正宗》之著有个鲜明的特点，即此书是综合诸多学科而成，其中有外科病名学、外科诊断学及外科应用方剂学，这三门主课，正是陈公谨遵"一广其传"之旨，决非"仅韬之肘后"，也是深受读者欢迎的内涵所在。

笔者的考订。考，主要是稽考和研求，如据《崇川各家诗钞汇存》记载"万历十六年戊子（1588），通州大疫大饥，饿莩载道。"可证"岁荒之极"这一年陈公救治疔疮走黄的中年妇女，陈公时年33岁。又如导水消肾丸主治内容中有"俗称沙痣是也"句，这沙痣乃刻板工匠将"沙痣"（"痣"仅见《康熙字典》）擅改为"痣"。订，主要在考核正定，兼带评议。如披针订正为"铍针"，血蚓订正为"血竭"等。另外，选取冉小峰主编《历代名医良方注释》冉氏父子仨（冉雪峰、冉小峰、冉先德）对《外科正宗》中原创外科主治方剂给予品评，虽摘录40余首，乃作为考订的补充，有益的阐发。还有其他考订事宜可阅看书中内容。

鸣谢：

△中国中医科学院荣誉首席研究员、中医史学泰斗李经纬教授为本书作序。

后记

△著名中医文化学者、书法家卢祥之教授为本书题写书名。

△浙江省名中医、主任中医师李亚平先生，上海中医药大学杂志社副编审吴庆晏先生，北京中医药大学副研究员邱浩先生，原海安市中医儿科主治医师刘华骅先生，他们利用业余时间，积极搜集并提供有关《外科正宗》各种版本影印件资料。

△朱良春老师的女儿朱婥女士，还有南通中医药文化博物馆办公室张茜女士为彩页提供有关珍贵照片。南通市摄影家协会好友陆军先生提供陈实功先生塑像照片。

△热心关注，并在小型群聊陈实功中医外科理论和实践的四川华西中医药研究所所长吴传先生，且同修私淑朱良春学术经验的蔡其龙、姬红兵、梁燕明三位先生及吕楠女士。

敬祝以上各位工作愉快，身体健康！

徐慎庠
2022年3月2日写于勉思居